Georg Wilhelm Stein d. Ä. (1737-1803) in Kassel

Beiträge zur Wissenschafts- und Medizingeschichte

Marburger Schriftenreihe

Herausgegeben von Irmtraut Sahmland

Band 8

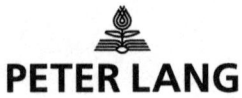

PETER LANG

Nina Lükewille

Georg Wilhelm Stein d. Ä. (1737-1803) in Kassel

Ein früher Repräsentant der akademischen Geburtsmedizin

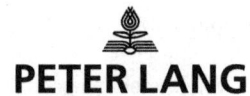

PETER LANG

Bibliografische Information der Deutschen Nationalbibliothek
Die Deutsche Nationalbibliothek verzeichnet diese Publikation
in der Deutschen Nationalbibliografie; detaillierte bibliografische
Daten sind im Internet über http://dnb.d-nb.de abrufbar.

Zugl.: Marburg, Univ., Diss., 2019

Umschlagabbildung:
Georg Wilhelm Stein der Ältere.
Quelle: Stein, Georg Wilhelm der Jüngere (1819):
Was war Hessen der Geburtshülfe, was die Geburtshülfe Hessen?
Gelegenheitsschrift bey Georg Wilhelm Stein´s Abgange von Marburg nach
Bonn. Mit dem Brustbilde Georg Wilhelm Stein´s des ältern. Marburg.

Gedruckt auf alterungsbeständigem, säurefreiem Papier.
Druck und Bindung: CPI books GmbH, Leck

D4
ISSN 2198-0152
ISBN 978-3-631-80121-5 (Print)
E-ISBN 978-3-631-80726-2 (E-Book)
E-ISBN 978-3-631-80727-9 (E-Book)
E-ISBN 978-3-631-80728-6 (E-Book)
DOI 10.3726/b16355

© Peter Lang GmbH
Internationaler Verlag der Wissenschaften
Berlin 2020
Alle Rechte vorbehalten.

Peter Lang – Berlin · Bern · Bruxelles · New York ·
Oxford · Warszawa · Wien

Diese Publikation wurde begutachtet.

www.peterlang.com

Danksagung

An dieser Stelle möchte ich meinen besonderen Dank nachstehenden Personen entgegenbringen, ohne deren Mithilfe die Anfertigung dieser Promotionsschrift niemals zustande gekommen wäre:

Mein Dank gilt zunächst Frau Prof. Dr. Sahmland, meiner Doktormutter, für die Betreuung dieser Arbeit, die unendliche Geduld und die mehrmalige Ermutigung, als ich schon beinahe aufgeben wollte. Der rege Austausch auf intellektueller und persönlicher Ebene wird mir immer in Erinnerung bleiben.

Ferner danke ich Herrn Dr. Murk für die Hilfe beim Lesen der alten Schriften im Staatsarchiv Marburg.

Des Weiteren möchte ich Herrn Manfred Sinning dafür danken, dass er seine genealogische Forschung mit mir geteilt hat. Daneben gilt auch Frau Sabine Gassmann für die Hilfe in der lateinischen Sprache und Frau Maria Juchem im Rahmen der Korrekturen im Englischen mein Dank.

Auch Herrn Werner Schmidt möchte ich für die Durchsicht und Korrektur meiner Arbeit danken.

Tief verbunden und dankbar bin ich meinem Ehemann Thomas für seine liebevolle Unterstützung und sein Verständnis sowie die zur Fertigstellung häufig notwendige Betreuung unserer beiden über alles geliebten Kinder. Dasselbe gilt für meine Schwiegereltern, Gisela und Aloys Lükewille, die mich immer in meinem Vorhaben unterstützt haben.

Mein ganz besonderer Dank aber gilt meiner Mutter, Ursula Radau, die mir meinen bisherigen Lebensweg ermöglichte und der ich diese Arbeit widme.

Inhaltsverzeichnis

1 Einführung und Zielsetzung der vorliegenden Arbeit

Georg Wilhelm Stein zählt zu den ersten und sehr bedeutenden Geburtshelfern in Deutschland und hat es bis über die Landesgrenzen hinweg zu erheblichem Ansehen gebracht. Er wurde in einer Zeit Geburtshelfer, in der sich politisch motiviert im Zusammenhang mit der sogenannten „Wohlfahrtspflege" (mit dem Ziel der Reduktion der Säuglingssterblichkeit und der Verbesserung der Sicherheit lediger Wöchnerinnen) die Akademisierung des Faches der Geburtshilfe überall im europäischen Umfeld vollzog und somit die traditionelle Hebammenkunst mit der akademischen Geburtsmedizin konfrontierte. Dabei wurden mit sogenannten Accouchirhäusern Institutionen geschaffen, in denen vor allem mittellose Frauen entbunden wurden. Stein selbst war viele Jahre als Leiter des Kasseler Accouchirhauses, später auch als Leiter des Marburger Accouchirhauses tätig. Im Falle einer Einrichtung an einem Universitätsstandort dienten diese Institutionen neben der Ausbildung von Hebammen auch der akademischen Ausbildung der männlichen Geburtshelfer in Form des neuartigen Bedside-Teachings, sodass die in den Accouchirhäusern vorwiegend armen Patientinnen dort auch der Lehre dienen sollten. Darüber hinaus wurde die Lehre der Hebammen zentralisiert und neu hierarchisiert, was immer wieder zu Konflikten führte. Diese Prozesse sind aus Gender-orientierter wie institutionsgeschichtlicher Perspektive vielfach dargestellt worden. Die in diesen Arbeiten zum Teil sehr einseitigen Wertungen, ebenso aber die in älteren Studien skizzierte medizinische Erfolgsgeschichte gilt es, kritisch zu hinterfragen.

Eine biografische Aufarbeitung mit dem Fokus auf die Person Georg Wilhelm Steins des Älteren aus einer dezidiert medizinhistorischen Perspektive soll daher die verschiedenen Facetten Steins, die durch die unterschiedlichen Themenschwerpunkte vorliegender Studien durchaus auch widersprüchlich erscheinen, zu einem Gesamtbild zusammenfügen und kritisch neu bewerten. So begegnet Stein uns nicht nur als berühmter Geburtshelfer, er übte darüber hinaus politische Funktionen als Leiter des Collegium Medicum, der führenden Institution der landgräflichen Medizinalbehörde, aus und engagierte sich als Freimaurer. In diesem Zusammenhang muss auch die damalige politische Situation, insbesondere der Machtwechsel von Friedrich II. zu Wilhelm IX. dargestellt werden, da dieser an mehreren Stellen Steins Leben umfänglich tangierte.

Da gegenüber seiner Marburger Jahre (1792–1803) die hauptsächliche Schaffensphase in Kassel war, konzentriert sich die Arbeit auf diese Zeit.

Eine ausschließlich medizinhistorische Betrachtung, die Stein im Rahmen der Entwicklung des Faches angemessen berücksichtigt, ist somit neben den bereits vorhandenen perspektivischen Arbeiten ein weiteres Desiderat der Forschung. Es sollen sowohl die Primärquellen als auch die zum Teil widersprüchliche Sekundärliteratur ausgewertet werden, um Stein als wichtigen Repräsentanten der Geburtshilfe seiner Zeit zu kontextualisieren. Insbesondere das umfassende Werk Steins selbst sowie die Rezeption desselben sind hinsichtlich der Rekonstruktion eines differenzierten Bildes seines Wirkens als Geburtshelfer zu analysieren. Es werden auch Quellen berücksichtigt, die bereits in Studien ausgewertet wurden, die ihren thematischen Schwerpunkt auf Themenbereiche wie die Einrichtung der Geburtshäuser und die Ablösung und Verdrängung der Hebammen durch männliche Geburtshelfer legten. Nun sollen diese und einige neue Quellen zur Hand genommen werden, um herauszuarbeiten, wie Stein einzuordnen ist als Person, Forscher und Geburtshelfer. Wo gab es Gemeinsamkeiten, wo Unterschiede zu seinen Zeitgenossen, seinen Lehrern, Kollegen und Schülern? Wie war das Verhältnis Steins zu seinen Patientinnen und den Hebammen? Wo lagen Unterschiede in der privatärztlichen Tätigkeit und in der Tätigkeit im Accouchirhaus? Was kann die Auswertung seiner zahlreichen Erfindungen über die Person Steins aussagen?

Die Arbeit zielt auch auf eine kritische Auseinandersetzung mit den bislang über Stein vorliegenden Forschungsbeiträgen.

1.1 Aktueller Forschungsstand

Eine aktuelle biografische Arbeit zu Georg Wilhelm Stein existiert nicht. Dennoch gibt es zahlreiche Autoren, die sich seiner Person gewidmet haben. Insbesondere für die Marburger Zeit Steins sind die Arbeiten Metz-Beckers zu nennen, neben zahlreichen Aufsätzen insbesondere das Werk „Der verwaltete Körper".[1] Sie kritisiert hier zu Recht die zu diesem Zeitpunkt schlechte Forschungslage bezüglich des im 18. und 19. Jahrhunderts einsetzenden Prozesses der Verdrängung der Hebammen und der Akademisierung des Faches der Geburtshilfe. Insbesondere fokussierte sie auf die bis dahin vernachlässigte kulturwissenschaftliche Betrachtung dieses Umbruchs jenseits einer noch weitgehend vorherrschenden reinen medizinhistoriographischen Fortschrittsgeschichte. Dabei widmet sich Metz-Becker der Sicht der Patientinnen im Sinne der Frauen- und Geschlechterforschung. Doch auch Stein selbst gerät bezüglich

---

1 Metz-Becker, Marita: Der verwaltete Körper. Die Medikalisierung schwangerer Frauen in den Gebärhäusern des frühen 19. Jahrhunderts. Göttingen 1997

der von ihm durchgeführten Kaiserschnitte, aber auch als Leiter der Accouchiranstalt in Marburg und als Verfechter der Levretschen Zange in den Fokus der Forschungen. In diesen Abhandlungen und drastischer noch in den Texten Ute Freverts werden den ersten Geburtshelfern wie Stein dem Älteren Experimentierfreudigkeit ohne Rücksicht auf die Schwangeren und diesbezüglich auch eine gewisse Inhumanität sowie Herrschsucht gegenüber den traditionell in der Geburtshilfe agierenden Hebammen vorgeworfen: *„Hier [gemeint: im Geburtshaus] konnten sie [gemeint: männliche Accoucheure] hemmungslos ausprobieren, welche Techniken am besten geeignet waren, die Gebärmutter bei ihrer Arbeit anzutreiben."*[2] Auch von einer Ablösung der Hebammen ist die Rede.[3]

Diese Darstellungen, in denen die Frauen und Hebammen als Opfer der in die Geburtshilfe drängenden männlichen Accoucheure dargestellt werden, werden in neueren Aufsätzen Metz-Beckers[4] sowie in den Darstellungen Schlumbohms[5] um die Handlungsspielräume der Hebammen und Patientinnen erweitert und so zum Teil revidiert.

Christina Vanja nimmt das Thema unter dem Aspekt der politischen Motivation für die Entstehung des Kasseler Accouchirhauses auf.[6] Noch expliziter mit der Person Steins setzt sie sich in einem etwas später erschienenen Aufsatz auseinander. Vanja widerspricht deutlich der Sicht der o.g. AutorInnen, indem sie anhand einzelner Handlungsweisen und Schriften Steins aufzeigt, dass sich an diesen weder Operationswut noch Inhumanität nachweisen lassen: *„Trotz aller Problematik, die bereits dem Ansatz der neuen Geburtshilfe innewohnte, nämlich dem medizinischen Fortschritt ebenso zu dienen wie den Gebärenden und ihren Kindern, bestätigt die Geschichte der Kasseler Accouchiranstalt keinesfalls das jüngst von Hans-Christoph Seidel wiederholte Verdikt Ute Freverts, die frühen Entbindungsanstalten hätten vor*

---

2 Frevert, Ute: Frauen und Ärzte im späten 18. und frühen 19. Jahrhundert – zur Sozialgeschichte eines Gewaltverhältnisses. In: Kuhn, Annette; Rüsen, Jörn: Frauen in der Geschichte II. Fachwissenschaftliche und fachdidaktische Beiträge zur Sozialgeschichte der Frauen vom frühen Mittelalter bis zur Gegenwart. Düsseldorf 1982, S. 177–210; S. 198

3 Vgl. ebd.

4 Metz-Becker, Marita: Hebammen und medizinische Geburtshilfe im 18./19. Jahrhundert. In: Pasternack, Peer: Die Hochschule. Journal für Wissenschaft und Bildung. Halle-Wittenberg 2013, S. 33–42

5 Schlumbohm, Jürgen: Lebendige Phantome. Ein Entbindungshospital und seine Patientinnen 1751–1830. Göttingen 2012

6 Vanja, Christina: Institutionen aufgeklärter Wohlfahrt und mittelalterlicher Karitas. In: Wunder, Heide; Vanja, Christina; Wegner, Karl-Hermann: Kassel im 18. Jahrhundert. Residenz und Stadt. Kassel 2000, S. 104–142

14

allem als Experimentierfeld gedient, auf dem Männer ›hemmungslos ausprobieren [konnten], welche Techniken am besten geeignet waren, die Gebärmütter bei ihrer Arbeit anzutreiben‹. Solche Inhumanität bestätigen weder die Texte Georg Wilhelm Steins noch die Verhaltensweisen der betroffenen Frauen."[7]

Darüber hinaus existieren Schriften neueren Datums von Brian Hibbard[8], Michael Kowalski[9] und Andrea Linnebach[10], die den Fokus auf die geburtshilflichen Instrumente, Sammlungen und Privatmuseen der damalig tätigen Accoucheure richten.

Auch als Freimaurer tauchte Stein der Ältere bei Forschungen Adolf Kallweits[11] auf, dessen Buch bezüglich der medizinhistorischen Fragestellung zwar eine unkritische erfolgsorientierte Geschichtsschreibung wiedergibt, gleichzeitig aber umfangreiche Transkriptionen der Steinschen Korrespondenzen enthält. Neuere die Freimaurerei betreffende Publikationen finden sich bei Ortrud Wörner-Heil[12] und Irmtraut Sahmland[13]. Letzterer Aufsatz bietet als Teil der Soemmerring Forschungen, ebenfalls wie die Publikationen Eberhard Meys mit dem Thema der medizinischen Fakultät des Collegium Carolinum[14], an dem auch

---

7   Vanja, Christina: Das Kasseler Accouchier- und Findelhaus 1763 bis 1787: Ziele und Grenzen vernünftigen Mitleidens mit Gebärenden und Kindern. In: Schlumbohm, Jürgen; Wiesemann, Claudia (Hrsg.): Die Entstehung der Geburtsklinik in Deutschland 1751–1850. Göttingen, Kassel, Braunschweig. Göttingen 2004, S. 96–126; S. 117

8   Hibbard, Brian: The obstretician´s armamentarium. Historical obstetric instruments and their inventors. San Anselmo 2000

9   Kowalski, Michael: Künstliche Hände. Geschichte und Schicksal geburtshilflicher Instrumente und Sammlungen. In: Ruisinger, Marion Maria: Auf Leben und Tod. Zur Geschichte der Entbindungskunst. Ingolstadt 2009, S. 35–44

10   Linnebach, Andrea: Das Museum der Aufklärung und sein Publikum. Kunsthaus und Museum Fridericianum in Kassel im Kontext des historischen Besucherbuches (1769–1796). Kasseler Beiträge zur Geschichte und Landeskunde. 3. Bd. Kassel 2014

11   Kallweit, Adolf: Die Freimaurerei in Hessen Kassel. Königliche Kunst durch zwei Jahrhunderte von 1743–1965. Baden-Baden 1966

12   Wörner-Heil, Ortrud: „Extreme Familiarität und Gleichheit". Freimaurerlogen in Kassel von 1766 bis 1794. In Wunder, Heide; Vanja, Christina; Wegner, Karl-Hermann: Kassel im 18. Jahrhundert. Residenz und Stadt. Kassel 2000, S. 229–261

13   Sahmland, Irmtraut: Soemmerring als Freimaurer und Rosenkreuzer in Kassel. In: Wenzel, Manfred: Samuel Thomas Soemmerring in Kassel (1779–1784). Beiträge zur Wissenschaftsgeschichte der Goethezeit. Stuttgart/Jena/New York 1994, S. 353–422; S. 355

14   Mey, Eberhard: Die medizinische Fakultät des Collegium Carolinum in Kassel 1709–1791. In: Wenzel, Manfred: Samuel Thomas Soemmerring in Kassel (1779–1784). Beiträge zur Wissenschaftsgeschichte der Goethezeit. Mainz 1994, S. 25–73

Stein tätig war, ausführliche aktuelle Forschungsergebnisse – allerdings mit dem Fokus auf die Person Samuel Thomas Soemmerrings. Erst kürzlich erschien eine weitere Studie Meys die Medizinerausbildung am Collegium Carolinum in Kassel betreffend, die auch Stein selbst im Rahmen seiner Lehrtätigkeit skizziert.[15]

Die vorliegende Arbeit soll nun eine Lücke schließen, indem sie möglichst umfassend die Kasseler Zeit Steins sowie dessen Werke analysiert und so hinterfragt, wie er hier sowohl bezüglich seiner Rolle gegenüber den Hebammen als auch gegenüber seinen Patientinnen zu verorten ist.

Hierbei bietet die sehr dichte und quellenbasierte Studie von Schlumbohm zum Geburtshelfer Osiander d.J. in Göttingen[16] eine wertvolle Orientierung für die vorliegende Arbeit. Osiander war zuvor ebenfalls aus kulturwissenschaftlicher Sicht in ähnlich eindeutiger Weise wie Stein d.Ä. bewertet worden. Schlumbohm entwirft in seiner Arbeit ein äußerst differenziertes und vielschichtiges Bild des Geburtshelfers. Einschränkend muss bemerkt werden, dass diese Arbeit zwar als Orientierung dienen kann, die Quellenlage aber sicherlich nicht vergleichbar ist.

Neben den o.g. neueren Publikationen gibt es umfassendes Material in Form von Primärquellen. Insbesondere Stein selbst war neben der praktischen Geburtshilfe Autor zahlreicher Schriften. Auch die bei anderen zeitgenössischen Autoren zu findenden Rezeptionen dieser Schriften können zur Auswertung herangezogen werden. Daneben existieren im Staatsarchiv Marburg sowohl Patientenverzeichnisse als auch Hinweise auf die Besoldung und Karriere Steins. Auch eine Gerichtsakte bezüglich eines Streits mit einer Hebamme ist hier zu finden.

Die vorhandenen Quellen sowie die Sekundärliteratur sollen anhand der historisch-kritischen Methode ausgewertet werden. Bezüglich der Gliederung der Arbeit erscheint aufgrund der biografischen Herangehensweise ein weitestgehend chronologisches Vorgehen sinnvoll.

Natürlich muss einschränkend bemerkt werden, dass sich anhand der vorliegenden Quellen kein lückenloses Bild rekonstruieren lässt. Dennoch soll versucht werden, ein Bild Georg Wilhelm Steins zu skizzieren – als einen seine Zeit nachhaltig prägenden Geburtshelfer, den Gründer der ersten geburtshilflichen Kliniken in Kassel und Marburg, Autor von zahlreichen geburtshilflichen Schriften und Erfinder

---

15 Mey, Eberhard: Medizinerausbildung am Collegium Carolinum Kassel. In: Aumüller, Gerhard; Sahmland, Irmtraut [Hrsg.]: Karrierestrategien jüdischer Ärzte im 18. und frühen 19. Jahrhundert. Symposium mit Rundtisch-Gespräch zum 200. Todestag von Adalbert Friedrich Marcus (1753–1816). Beiträge zur Wissenschafts- und Medizingeschichte. 4. Bd. Frankfurt (Main) 2018, S. 97–130
16 Schlumbohm: Lebendige Phantome, 2012

verschiedener Instrumente, aber auch als Forscher, dessen Positionierung zur Arbeit der Hebammen und zum Umgang mit seinen Patientinnen analysiert werden soll.

1.2 Allgemeiner historischer Kontext

Das folgende Kapitel soll keine umfassende Darstellung der hessischen Geschichte, sondern vielmehr eine Skizzierung der für das Leben Georg Wilhelm Steins bedeutsamen geschichtlichen Zusammenhänge bieten.

Im Lebenszeitraum des am 3. April 1737 in Kassel geborenen und am 24. September 1803 in Marburg verstorbenen Steins erscheinen hier insbesondere zwei der Landesfürsten von außerordentlicher Bedeutung: Der von 1760 bis 1785 regierende Landgraf Friedrich II. sowie sein Nachfolger und Sohn Wilhelm IX., der die Geschicke des Landes mit Unterbrechung von 1785 bis 1821 leitete. Ein kurzer Einblick soll – aufgrund der nachhaltigen Wirkung desselben – auch in die Regentschaft Wilhelms VIII., des Vorgängers Friedrichs II., gegeben werden.

Dieser regierte in der kurzen Zeit von 1751 bis 1760, in der es zu zwei folgenschweren Ereignissen kam. 1756 begann der Siebenjährige Krieg, der noch nachhaltige Folgen für Hessen in Form verheerender anhaltender Armut haben sollte. *„Verwüstung und Armut, Not und Elend, Sittenlosigkeit und Rohheit, die sind ganz kurz die charakteristischen Züge des Hessenlandes und -volkes am Ende der 7-jährigen Kriegszeit [...]"*[17]

Darüber hinaus fiel in diese Zeit die Konvertierung des Erbprinzen Friedrich, die den Landgrafen dazu zwang, die sogenannte Assekurationsakte vom 19. Oktober 1754 zu unterzeichnen, in der er alle Entscheidungen in kirchlichen Angelegenheiten dem Geheimen Ministerium und dem Konsistorium übertrug. Außerdem übertrug der Landgraf die Grafschaft Hanau unter Übergehung des Erbprinzen unmittelbar auf seinen ältesten Enkel.[18]

Der Siebenjährige Krieg war von unbeständigem Erfolg gekennzeichnet. So wechselten allein Kassel und Marburg fünfmal die politische Regierung. Schließlich mussten die Belagerer am 1. November 1762 endgültig die Stadt verlassen.[19]

---

17 Stein, Karl: Das Waisenhaus in Kassel („Das grosse Casslische Armen-, Waysen- und Arbeitshaus, auch Accouchir- und Findelhaus") von seiner Entstehung bis zum Ende der Kurhessischen Herrschaft 1690–1866 – Ein Beitrag zur Geschichte des Fürsorge-, Erziehungs- und Schulwesens in Kurhessen, Kassel 1923, S. 95

18 Vgl. Demandt, Karl: Geschichte des Landes Hessen. Zweite Auflage. Kassel 1980, S. 277 ff.

19 Balde, Joachim Heinrich; Biermer, Leopold: Medizin in Kassel. Daten, Fakten, Bilder. Kassel 1973, S. 49

Mitten im Krieg vollzog sich dann der Regierungswechsel von Wilhelm VIII. zu Friedrich II. Er regierte streng nach der Assekurationsakte, hielt das Bündnis zu Preußen und musste daher wie sein Vater vor den Franzosen das Land verlassen.

1763 aus dem Exil zurückkehrend widmete sich Friedrich einer „*aufge-klärten, zeitüblichen Reformtätigkeit*"[20], die direkte Folgen auch für Georg Wilhelm Stein den Älteren haben sollte. So reformierte der amtierende Land-graf insbesondere das Wohlfahrts- und Wirtschaftswesen, die Kultur- und Justizpflege. Er verbesserte und stärkte das Collegium Carolinum und erhob die Kasseler Stadtschule zum Lyceum Fridericianum. Außerdem eröffnete er 1761 das Kasseler Entbindungs- und Findelhaus begann 1772 den Bau der Kasseler Charité. Insgesamt regierte der Landgraf, der den Prunk und Glanz liebte, ganz im Sinne der Aufklärung und trug so zu einer Medikalisierung bei, deren Grundideen er bereits in Braunschweig aus dem Exil heraus in sei-nen „*Pensées diverses sur les Princes*" niederschrieb: „*Je suis beaucoup pour qu'un Prince fasse de Nouveaux Etablissemens, des Maison d'Enfans trouvé, d'Orfelins, Pour les Foux des Hospiteaux, avec des Ecoles de Médecine et de Chirurgie, qu'il établisse des Académies, des Universités, des Ecole de Génie, d'Artillerie, des Collèges.*"[21]

Darüber hinaus lagen dem Landgrafen besonders die künstlerische und wis-senschaftliche Förderung am Herzen. So gründete er das Museum Fridericia-num als ersten modernen Museumsbau des Kontinents.

Auch architektonisch verfolgte Friedrich II. ehrgeizige Ziele. Die nutz-los gewordenen Festungsanlagen wurden entfernt, er ließ seinen Archi-tekten Simon Louis Du Ry Altstadt und Oberneustadt mit Friedrichs- und Königsplatz verbinden.[22] „*Kassel wandelte sich zu einer der schönsten Städte Mitteleuropas.*"[23]

Politisch kam es in der Regierungszeit Friedrich II. zum Abschluss eines ein-zigen Subsidienvertrages mit England, in dessen Folge er heute wegen seines

---

20 Demandt: Geschichte, 1980, S. 281
21 Zitiert nach Mey: Medizinerausbildung, 2018, S. 101
22 Balde; Biermer: Medizin in Kassel, S. 49
23 Homburg, Herfried: Ein gesunder Zufluchtsort für Kranke: die Charité. In: Balde, Joachim Heinrich; Homburg, Herfried; Schäfer, Wolfgang; et al.: 200 Jahre Charité – Städtische Kliniken Kassel. Beiträge zur Entwicklungsgeschichte des Krankenhaus-wesens von 1785 bis 1985. Kassel 1985, S. 7–48; S. 10

„*Soldatenhandels*" im Krieg gegen die amerikanischen Unabhängigkeitsbestre-
bungen von Historikern zwiespältig beurteilt wird.[24] Folgendermaßen bewertet
Karl Demandt die Regentschaft Friedrichs II.: „*Das Urteil über Landgraf Friedrich II. und Hessen in seiner Zeit bestimmte daher nicht allein der üble Soldatenhandel. Wenn man den Landgrafen auch des Mangels großer Eigenschaften,
kleinlichen Eigensinns, grober Sinnlichkeit und egoistischer Prachtliebe bezichtigte,
so ist doch auch zu erwägen, daß ihn die Assekuranzakte weitgehend entmachtet
und auf Gebiete abgedrängt hatte, in denen er sich verlor.*"[25]

Eine deutlich weniger prunkvolle Hofhaltung begann mit dem Regierungs-
antritt von Landgraf Wilhelm IX. Er beendete in Hinblick auf sein Ziel des Spa-
rens aber nicht nur die prunkvolle Hofhaltung, sondern kürzte auch sehr schnell
die Ausgaben für die Förderung der Wissenschaft und Künste, konkret löste er
das Collegium Carolinum auf und veränderte das durch seinen Vater architektonisch so gelungene Stadtbild Kassels kaum noch.[26]

Neben seiner Sparsamkeit zeichnete ihn aber auch aus, dass er alles Französische untersagte – zuerst die französische Mode bei Militär und Zivilgesellschaft, die
französische Komödie und das Ballett, schließlich war er aber auch erklärter Gegner
der französischen Revolution. Dies hatte zur Folge, dass er innenpolitisch immer
schärfere Regelungen zur Unterdrückung freiheitlicher Denkungsweise einführte.
So verbot er die kantische Philosophie an der Universität Marburg und verfügte
1791 die Auflösung aller geheimen Gesellschaften – einschließlich der Freimaurer.[27]

Insgesamt begleiten Georg Wilhelm Stein also zwei völlig unterschiedliche
Regierungszeiten. Die zwar politisch recht unbedeutende, durch die aus heutiger Sicht durchaus zwiespältig zu beurteilende mit Soldatenhandel finanzierte
Regentschaft Friedrichs II. kennzeichnete hier die erste Periode. Dieser för-
derte im Sinne der Aufklärung Wissenschaften, Architektur, sowie seine eigene
prunkvolle Hofhaltung, medikalisierte dabei aber auch die Wohlfahrtspflege im
Sinne einer „*medizinischen Polizey*", die aufgrund des massiven Pauperismus am
Ende des Siebenjährigen Krieges notwendig geworden war. Die durch Sparsamkeit und durch große Skepsis gegenüber jeglicher französischer Einflüsse und
aufklärerischer Ideen gekennzeichnete Regentschaft Wilhelms IX. stellte hierzu
einen Wendepunkt auch in Steins Leben dar.

Beide Landgrafen trafen Entscheidungen, die den Lebensweg Steins direkt
beeinflussen sollten.

---

24 Vanja: Kasseler Accouchier- und Findelhaus, 2004, S. 96
25 Demandt: Geschichte, 1980, S. 284
26 Vgl. Balde; Biermer: Medizin in Kassel, 1973, S. 63
27 Vgl. Demandt: Geschichte, 1980, S. 284 ff.

1.3 Geburtshilfe zu Lebzeiten Georg Wilhelm Steins des Älteren

Die *„Medikalisierung"* der Geburtshilfe erscheint als eine der zentralen Begriff-
lichkeiten, die die Obstetrik zur Lebzeit Steins umschreiben. Dabei beinhaltet
dieser Begriff verschiedene Ebenen, sowohl die *„Verdrängung der Volksmedizin"*,
indem Hebammen nun zentral in Accouchirhäusern von akademisch gebildeten
Geburtshelfern ausgebildet wurden, als auch eine dadurch bedingte *„Verwissenschaftlichung der Medizin".*[28] Darüber hinaus hat dieser Begriff eine politische Komponente. So wurde durch die Gründung der Accouchirhäuser dem
Verlangen der Regierung nach *„medizinischer Wohlfahrtspflege"* mit dem Ziel
der Reduktion der Säuglings- und Müttersterblichkeit sowie des Kindsmords
entsprochen. Konkret hieß dies, dass das Fach der Geburtshilfe, das bis in das
16. Jahrhundert ausschließlich von Frauen ausgeübt und über erfahrungsbasier-
tes Lernen sowie die Weitergabe des Erlernten von Hebamme zur Hebamme
ausgeübt wurde, etwa ab dem 16. Jahrhundert über verschiedene Hebammenverordnungen immer mehr reglementiert und begrenzt wurde.[29] Dieser Prozess
lief in Deutschland uneinheitlich ab, in einigen Städten wie Regensburg gab es
sehr früh Hebammenverordnungen, andere insbesondere ländliche Gegenden
traten erst sehr viel später in diesen Prozess ein. Paradoxerweise lernten die
ersten Geburtshelfer insbesondere die Praxis der Obstetrik vornehmlich von
Hebammen, die sie nach den nun schon lange existierenden Hebammenverordnungen eigentlich supervidieren sollten.[30]

Doch selbst die Betreuung durch eine Hebamme war bis 1700 keineswegs
Usus. Insgesamt war der Beistand für Schwangere und Wöchnerinnen nicht einheitlich geregelt, so galt teilweise die Geburt als natürlicher Vorgang, der zunächst
einmal keiner besonderen Hilfe bedurfte und oftmals nur durch Verwandte
begleitet wurde, die zum Teil abergläubische Zeremonien abhielten. Gleichzeitig
gab es einige Hebammen, die durch ihre Beobachtungsgabe beachtliche geburtshilfliche Fertigkeiten erwarben.[31] Zu diesen zählte auch die von Stein immer

---

28 Metz-Becker: Verwalteter Körper, 1997, S. 11
29 Vgl. Kowalski: Künstliche Hände, 2009, S. 35. Für Regensburg, in der bereits 1452 die
    erste Hebammenverordnung erlassen wurde, wurde bereits ab 1555 vorgeschrieben,
    in schwierigen Fällen nach einem Arzt zu rufen. Vgl. hierzu: Niedermeyer, Hans: Die
    Regensburger Hebammenordnung von 1452. In: Verhandlungen des Historischen
    Vereins für Oberpfalz und Regensburg 115. Regensburg 1975. S. 253–266
30 Vgl. Metz-Becker: Verwalteter Körper, 1997, S. 38
31 Vgl. Hader, Sigrid: Geburtshilfe in Frankreich im Spiegel ihrer Einrichtungen (1500–
    1900). Dissertation. Köln 1988, S. 1

wieder zitierte Hebamme Siegemundin, die eine Schlinge und Führungsstab zur Wendung entwickelte, die lange nach ihrer Schaffenszeit Verwendung fanden. Zu dieser Zeit wurden Ärzte eher in Notfällen hinzugezogen.[32] Diese verfügten aber nicht über eine strukturierte geburtshilfliche Ausbildung, konnten bei Notfällen zum Teil nur mit der Embryotomie oder dem Kaiserschnitt nach Versterben der Frauen als ultima Ratio helfen.

Besonders in Frankreich und England gab es bereits in der ersten Hälfte des 18. Jahrhunderts auch männliche Accoucheure (in England auch „Man-midwife"), deren Hilfe am Kreißbett gerade in gehobenen Kreisen als schicklich galt. Bereits im 17. Jahrhundert hatten sich Hendrik van Deventer (1651–1724) in den Niederlanden und François Mauriçeau (1637–1709) in Frankreich einen Namen als Geburtshelfer gemacht. Zu dieser Zeit lag die Geburtshilfe in Deutschland noch nahezu ausschließlich in weiblicher Hand.[33] Die unterschiedliche Entwicklung hinsichtlich der Erschließung der geburtshilflichen Lehren und Praxis im europäischen Vergleich fasst Heinrich Fasbender in seinem umfassenden Werk zur Entwicklung der Geburtshilfe folgendermaßen zusammen: *„Frankreich behauptet in der geburtshülflichen Beziehung die hohe Stellung, die es seit der Mitte des 16. Jahrhunderts innegehabt, bis in das 19. Jahrhundert hinein weiter. Von der Mitte des 18. Jahrhunderts an tritt England, welches bis dahin zur Förderung des Faches wenig getan und in der ersten Hälfte des genannten Jahrhunderts eine deutliche Abhängigkeit von niederländischen Lehren erkennen lässt, durch eigene glänzende Leistungen, vor allem in der Grundlegung der Geburtsmechanik in die erste Reihe, an Frankreichs Seite. Beide Länder rivalisieren auf dem neuen, durch das Bekanntwerden der unschädlichen Kopfzange erschlossenen Arbeitsfelde, in der Erkenntnis, dass dieses Instrument eine Reformation der Geburtshülfe bedeute, wie im 16. Jahrhundert die Wiedereinführung der Wendung auf die Füsse. […] Die Niederlande, welche mit Deventer allerdings geburtshülflich ihren Höhepunkt erreichten, behaupten weiterhin eine achtenswerte Stellung. In Deutschland herrschen bis über die Mitte des 18. Jahrhunderts vielfach die Lehren Deventers. […] Mit dem 19. Jahrhundert, besonders der zweiten Hälfte, übernimmt Deutschland eine führende Rolle. […]"*[34]

---

32 Vgl. Schlumbohm: Lebendige Phantome, 2012, S. 11
33 Vgl. Spitzer, Beatrix: Der zweite Rosengarten, eine Geschichte der Geburt. Hannover 1999, S. 106
34 Fasbender, Heinrich: Geschichte der Geburtshilfe. Jena 1906, S. 244

Dabei wurde zunehmend auch eine Akademisierung durch die Lehre an den Universitäten vorangetrieben. In der ersten Hälfte des 18. Jahrhunderts wurde der theoretische Unterricht in der Geburtshilfe ins Vorlesungsprogramm der deutschen Universitäten aufgenommen. Solange die „weibliche Geburtshilfe" allein vorherrschte, hatten sich die Studenten, nach denen sich die Professoren häufig in ihrer Stoffauswahl richteten, kaum für diese Materie interessiert.[35] Zunächst wurde die Geburtshilfe häufig im Verbund mit der Chirurgie und der Anatomie gelehrt, erst langsam kam es zu einer Spezialisierung. Hierbei kam der Institutionalisierung durch die Gründung von Geburtshäusern eine herausragende Rolle zu.[36] Dabei gilt als die älteste Entbindungsabteilung Europas das Hôtel Dieu in Paris, die bezeichnenderweise von einer Hebamme geleitet wurde. Ärzte konnten sich hier nur in Ausnahmefällen schulen lassen.[37] „In Paris wurde im Jahr 1630 am Hôtel Dieu ein Accouchement eingerichtet, wo unter Leitung der Oberhebamme, – um 1670 war es […] Mme Du Tertre –, in dreimonatigen Kursen Hebammenschülerinnen ausgebildet wurden. Bei schweren Geburten wurden Chirurgen vom Collège de St. Côme zugezogen, von denen zwei auch an den Prüfungen der Hebammen beteiligt waren."[38] Die nächste – insbesondere für die deutsche Geburtshilfe wichtige – Anstalt wurde durch Johann Jakob Fried (1689–1769) 1728 in Straßburg gegründet. 1751 schließlich wurde der erste Lehrstuhl für Geburtshilfe in Deutschland in Göttingen mit Johann Georg Röderer (1726–1763) besetzt, ebenfalls verbunden mit der Gründung einer Accouchiranstalt.[39] Im Schneeballprinzip wurden nun in ganz Deutschland vergleichbare Institute gegründet, so in Kassel (1761), Altona (1765), Mannheim (1766), Braunschweig (1768), Bruchsal und Detmold (1774), Dresden und Fulda

---

35 Eulner, Hans-Heinz: Die Entwicklung der medizinischen Spezialfächer an den Universitäten des deutschen Sprachgebietes. (Studien zur Medizingeschichte des neunzehnten Jahrhunderts. 4. Bd.) Stuttgart 1970, S. 283

36 Eine Ausnahme bildet hierbei England. Hier spielten Hospitäler in der Entwicklung kaum eine Rolle, obwohl auch dort früh ein männlicher Beistand zur Geburt üblich wurde.

37 Vgl. Schlumbohm, Jürgen; Duden, Barbara; Gélis, Jaques; Veit, Patrice: Rituale der Geburt. Eine Kulturgeschichte. München 1998, S. 22 (Einleitung)

38 Hakemeyer, Uta; Keding, Günther: Zum Aufbau der Hebammenschulen in Deutschland im 18. und frühen 19. Jahrhundert. In: Beck, Lutwin: Zur Geschichte der Gynäkologie und Geburtshilfe. Aus Anlaß des 100jährigen Bestehens der Deutschen Gesellschaft für Gynäkologie und Geburtshilfe. Heidelberg 1986, S. 63–88; S. 70

39 Vgl. Metz-Becker: Verwalteter Körper, 1997, S. 33

(1775), Magdeburg (1777), Würzburg und Jena (1779).[40] Das politische Motiv in der Gründung der Anstalten war neben der Reduktion der Säuglings- und Müttersterblichkeit insbesondere die Abwendung der Gefahr des Säuglingsmordes.[41] Darüber hinaus konnte durch die Aufnahme mittelloser Schwangerer die Ausbildung in dem sich immer mehr spezialisierenden Fach durch das in den Accouchirhäusern häufig erstmals umgesetzte bedside-teaching vorangetrieben werden, da in diesem Umfeld die Hilfeleistung durch männliche Accoucheure vereinfacht wurde – schließlich brach man hierdurch gesellschaftliche Tabus. Zunächst gab es große Vorbehalte – sowohl dem männlichen Accoucheur als auch der Institution des Geburtshauses gegenüber. Durch verschiedene Anreize wie die Möglichkeit, die Neugeborenen im Findelhaus versorgen zu lassen oder die Befreiung von der Fornicationsstrafe bei unehelich Schwangeren sollten diese in die Accouchirhäuser geleitet werden. Schließlich wurde der Einfluss der Ärzte aber insbesondere durch die Einführung der Geburtszange gestärkt. *„Mit der Erfindung der Geburtszange und ihrem ausschließlichen Gebrauch durch Geburtshelfer schrumpfte der Zuständigkeitsbereich der Hebamme, und übrig blieb die Betreuung der Spontangeburt. Die Geburtszange kann daher auch als Machtinstrument gewertet werden, das die Kluft zwischen Hebammen und Geburtshelfern vergrößerte."*[42] Dabei kam es bei einigen männlichen Accoucheuren zu einer regelrechten Operationswut[43], allerdings kann eine relativ hohe Streubreite in der Indikationsstellung der Zangengeburt attestiert werden: *„Lucas Joh. Boer hat unsterbliche Verdienste um die ›natürliche Geburtshülfe‹. [...] Allerdings darf man nicht vergessen, dass in England die expektative Richtung bereits vor ihm vertreten wurde von Harvey an bis auf Smellie und William Hunter. Niemand hatte aber bis dahin in solcher Ausdehnung und mit einer so zielbewussten Festigkeit den Naturkräften prinzipiell den Geburtshergang überlassen, wie dies von Boer geschehen ist. So kam er mit seinen Grundsätzen in den denkbar schärfsten Kontrast zu Fried. Benj. Osiander, der [...] mit Ueberbietung selbst der aktiven Tendenz der französischen Geburtshülfe die »Entbindungskunst« bis zum Aeussersten vertrat."*[44] Natürlich vollzog sich der Wechsel der Zuständigkeiten nicht ohne Konflikte. Es entwickelte sich unter den wissenschaftlich gebildeten Accoucheuren eine Polemik gegen die angeblich ignoranten und abergläubischen Hebammen, wobei

---

40 Vgl. Hakemeyer; Keding: Hebammenschulen, 1986, S. 76
41 Vgl. Vanja: Kasseler Accouchier- und Findelhaus, 2004, S. 122 f.
42 Spitzer: Zweiter Rosengarten, 1999, S. 111
43 Vgl. Frevert: Frauen und Ärzte, 1982, S. 197
44 Fasbender: Geschichte der Geburtshilfe, 1906, S. 270

die männlichen Geburtshelfer mittels des gedruckten Wortes das Erfahrungswissen der Hebammen radikal abwerteten und ihnen unterstellten, durch ihre
Hilfeleistungen sogar Schaden anzurichten. Gleichzeitig ging es den Ärzten aber
nicht darum, die Hebammen aus ihrem Wirkungskreis zu verdrängen, sondern
darum, als übergeordnete Autorität die Ausbildung und die Arbeit der Hebammen zu kontrollieren sowie die Begleitung nicht natürlicher Geburten sowie die
lukrative Betreuung von bessergestellten Privatpatientinnen.[45]

Die Geburtshilfe war also insbesondere im 18. Jahrhundert einem markan-
ten Wandel unterworfen, den die Geschichtsschreibung schon aus verschiedenen Sichtweisen beleuchtet hat. Die lineare Geschichtsschreibung, die seit dem
19. Jahrhundert die neuen Erkenntnisse der Ärzte und der Hebammen und die
damit einhergehenden in dieser Zeit entstandenen Erfindungen – als wichtigste
zu nennen ist hier die Geburtszange – im Sinne eines Fortschrittsdenkens als
aneinandergereihte Verbesserungen darstellte, gilt heute lange als überholt.
Die sich entwickelnde Spezialdisziplin der Geburtshilfe und die damit einher-
gehende Professionalisierung des medizinischen Personals galt dabei lange
als Errungenschaft der modernen Medizin. *„Oft stellt diese Art der Geschichtsschreibung die Vergangenheit in den Dienst der Gegenwart: Es ging darum, den
Fortschritt zu immer vollkommenerer Beherrschung der Geburt darzustellen. Als
direkte Folge der Verwissenschaftlichung und Professionalisierung der Geburtshilfe
erscheint dann die radikal verminderte Todesgefahr für Mutter und Kind [...].“*[46]

Hier setzt die Kritik von Forschern wie Ute Frevert oder Marita Metz-Becker
an: *„Die Forschungslage zum Thema ist denkbar schlecht. Die historischen Wissenschaften der geisteswissenschaftlichen Fakultäten nahmen sich bislang medizinhistorischer Fragestellungen kaum an, da die Ärzteschaft selbst im Rahmen der
an der Medizinischen Fakultät angesiedelten Medizingeschichte die Erforschung
dieser ihrer Geschichte, des Gesundheitswesens und des Ärztestandes betrieb. Die
Medizinhistoriographie rekurrierte dabei zunächst auf eine eng gefaßte Ereignis-
und Disziplinengeschichte, die ihr die Entwicklung der Heilkunde als kontinuier-
licher Fortschritt von der Antike bis heute erscheinen ließ. Am Beispiel berühmter
Ärzte oder epochemachender Entdeckungen kam sie so zu einem linearen Entwi-
cklungsprozeß, aus dem der soziale, wirtschaftliche und kulturelle Kontext häufig
ausgeblendet war. Mit diesem eher unkritischen Geschichtsverständnis wurde die
Fortschrittsgläubigkeit ideologisch gefestigt und eine kritische Hinterfragung jenes
Postulats erschwert.“*[47]

---

45 Schlumbohm; Duden; Gélis; Veit: Rituale, 1998, S. 22
46 Ebd., S. 12
47 Metz-Becker: Verwalteter Körper, 1997, S. 10

Der nun entstehende sozialkritische Blick auf die historischen Begebenheiten führte – angeregt durch Impulse wie die der feministischen Bewegung – zu einer geradezu kontradiktorischen Geschichtsschreibung. *„Das neue durch den »ärzt-lichen Blick« gewonnene Wissen bedeutete vor allem Macht für seine Träger; Män-ner, nämlich Ärzte, eigneten sich das Wissen der »weisen Frauen« und Hebammen teils an, teils verdrängten sie es und eröffneten so den Weg zur Medikalisierung der Geburt. Die traditionelle von Frauen bestimmte Geburt wurde zum Leitbild in den aktuellen Debatten. – Paradoxerweise blieb diese kritische Betrachtung zunächst in ihrem Gegenstück in vielem verhaftet; ja sie kann als dessen spiegelbildliche Umkehrung aufgefaßt werden. Beidemal erscheint der Verlauf der Entwicklung als geradlinig, die Geschichte wird kanalisiert in dichotome Gegensätze: Frauen versus Männer, Tradition versus Wissenschaft, Natur versus Technik.“*[48] Insgesamt eröff-nete dieser Zugangsweg aber neue, interessante Fragestellungen und Blickweisen auf die Thematik. So rückten die Perspektiven der Patientinnen und der Heb-ammen in den Vordergrund der Darstellungen.

In neueren Werken zur Geschichtsschreibung der Geburtshilfe der damaligen Zeit gilt aber auch dieser Zugangsweg als überholt.[49] *„Unhaltbar geworden ist so die Vorstellung von dem einmaligen großen Bruch zwischen traditioneller und moderner Geburt. An die Stelle einer einlinigen Fortschrittsgeschichte der Medi-kalisierung und Professionalisierung oder aber einer Geschichte der Entmachtung der Frauen durch männliche Experten tritt mehr und mehr eine vielfältige, man-nigfach gebrochene und widersprüchliche Geschichte der kulturellen Ordnungen und sozialen Praktiken der Geburt. […] Der oft als überhistorisch angenommene Gegensatz zwischen Männern und Frauen, Ärzten und Hebammen löst sich bei sorgfältiger Betrachtung auf in vielfältig gelagerte und unterschiedlich ausgehan-delte oder ausgefochtene Felder von Konflikt, aber auch Kooperation.“*[50]

Insgesamt erscheinen die historischen Kontexte vielschichtig. So bemerkt Schlumbohm richtigerweise, dass die – als wichtiger Entwicklungsschritt in allen Phasen der Geschichtsschreibung oftmals beleuchteten – Geburtshäuser deutlich weniger einheitlich zu sehen sind, als bisher gedacht.[51] Und ebenso

---

48 Schlumbohm; Duden; Gélis; Veit: Rituale, 1998, S. 13
49 Vgl. ebd., 1998, S. 12 f.
50 Ebd., S. 13
51 Schlumbohm, Jürgen: Die Schwangeren sind der Lehranstalt halber da: Das Entbin-dungshospital der Universität Göttingen, 1751 bis ca. 1830. In: Schlumbohm, Jürgen; Wiesemann, Claudia (Hrsg.): Die Entstehung der Geburtsklinik in Deutschland 1751–1850. Göttingen, Kassel, Braunschweig. Göttingen 2004, S. 31–62; S. 31

wie die Entstehung der Geburtshäuser weder als zweifelloser Fortschritt noch als Versinnbildlichung der Entmachtung der Hebammen und des dem wissenschaftlichen Fortschritt dienenden Missbrauchs von mittellosen Frauen dargestellt werden kann, kann man „den Accoucheur" der damaligen Zeit egalisierend beschreiben. In dieser Dissertation soll daher auch die Verschiedenheit der Akteure dieses medizinhistorischen Umbruchs fassbar gemacht werden.

Die Deutungsvielfalt der Geschehnisse wird besonders greifbar, wenn man eine medizinhistorische Abhandlung aus der damaligen Zeit exemplarisch für die Meinung der Nachkommen Steins untersucht. So betont Stein der Jüngere – als ein selbst tätiger Geburtshelfer – mitnichten nur die Notwendigkeit der Reglementierung der Hebammen, wie dies in der heutigen Geschichtsschreibung oftmals in den Vordergrund der Darstellungen rückt. Vielmehr sah er eine wichtige Errungenschaft darin, die Geburtshilfe einer Hand – nämlich der des Accoucheurs – zuzuführen, statt in schwierigen Fällen entweder den Arzt oder den Chirurgen hinzuzuholen: *„Die mildere, die schonendere, Hülfe, wann anders eine, war da bey dem so gen. Arzt, die entscheidendere bey dem Chirurg: wer von beyden aber, und welche Art der Geburtshülfe also, in jeglichem Fall an die Reihe kam, das hing nicht davon ab, was – wann irgend was – nöthig gewesen wäre, sondern wer von beyden, Arzt oder Chirurg, gesucht worden, und welcher insbesondere seinen Platz behauptete oder unverrichteter Sache dem andern Platz machte."*[52]

---

52 Stein, Georg Wilhelm d. J.: Was war Hessen der Geburtshülfe, was die Geburtshülfe Hessen? Gelegenheitsschrift bey Georg Wilhelm Stein's Abgange von Marburg nach Bonn. Mit dem Brustbilde Georg Wilhelm Stein's des ältern, Marburg 1819, S. 10 f.

2 Zur Biografie G. W. Steins

2.1 Herkunft

Georg Wilhelm Stein wurde am 3. April 1737 in Kassel geboren.[53] Seine Eltern waren Johann Nikolaus Stein (12.1695–22.7.1757), Kammerdiener des Fürsten und Vorgesetzter der Hofschneider des Landgrafen Wilhelm VIII., und die deutlich jüngere Luise Charlotte (20.4.1719–11.11.1784), geb. Berner. Zum Zeitpunkt ihrer Hochzeit war Luise Charlotte gerade erst 17 Jahre alt, wohingegen Johann Nikolaus bereits 41 Jahre alt war. Der Grund der Hochzeit könnte die Ende 1736 bereits bestehende Schwangerschaft von Luise Charlotte gewesen sein. Wenig überraschend erscheint bei diesem Altersunterschied, dass Luise Charlotte ihren Ehemann um mehr als 25 Jahre überlebte.

Georg Wilhelm Stein hatte insgesamt acht Geschwister.

Im Alter von drei Jahren verlor er seinen gerade erst zweijährigen Bruder Franz Heinrich (14.12.1738–17.1.1740).

Zu diesem Zeitpunkt lebte aber bereits sein kleinerer Bruder Nikolaus Karl (1.10.1739–11.5.1813). Aus dessen erster Ehe mit seiner Cousine Louise Charlotte Königer sollte Georg Wilhelm Steins späterer Neffe Georg Wilhelm Stein der Jüngere hervorgehen, der später in die Fußstapfen seines Onkels trat. Steins Bruder Nikolaus Karl heiratete nach dem frühen Tod seiner ersten Frau ein zweites Mal. Er war „Administrator und Oberfaktor der fürstlichen Spiegel- und Glasscheiben-Factorei auf dem Meßhause" in Kassel sowie Administrator des Kasseler Kunstmagazins.

Das vierte Kind der Steins, Johann Nikolaus, wurde 1741 geboren und starb bereits mit 19 Wochen.

Es folgte mit Sophie Wilhelmine (1.4.1742–15.(21.?)9.1802) Steins erste Schwester, die ihren Vetter und Major Nikolaus Friedrich Klingender heiratete.

Der Sechstgeborene war Johann Dietrich (12.1.1744–11.12.1828). Er wurde später zunächst Hofverwalter in Babenhausen, danach erhielt er das Lehnsgut in Nordhausen. Er heiratete Ottilie Sybille Catharina Grünwald aus Babenhausen.

Es folgte Francisca Maria (25.4.(1.5.?)1745–unbekannt), die den Hofmusicus Johann Caspar Michel heiratete.

---

53 Creuzer, Georg Friedrich: Memoria Georgii Wilh. Steinii, Medicinae, Chirurgiae Artisque Obstetriciae Doctoris et Professoris P.O. Marburg 1803, S. 3

Der kleinere Bruder Theodor (10.7.1746–16.7.1746) starb nach nur 6 Tagen. Steins dritte Schwester Dorothea Charlotte (22.(26.?)6.1749–unbekannt), heiratete später den Gymnasialprofessor und Syndicus in Hanau, Johann Balthasar Hundeshagen.[54]

Von den Geschwistern blieb also nur der erstgeborene Georg Wilhelm ledig. Dies ist aus Sicht seines späteren Lebensweges durchaus erstaunlich. So konnte eine Eheschließung sowohl die Aufnahme in gesellschaftliche Kreise erleichtern als auch – gerade in dem zu Steins Zeit noch *„ungewohnten Fach der Geburtshilfe und der Weiberkrankheiten"* – mehr Vertrauen zu seinen Patientinnen schaffen.[55]

Die Steins gehörten wie viele Kasseler dieser Zeit der reformierten Kirche an.

Aufgrund der Funktion des Vaters als Kammerdiener und Vorgesetzter der Hofschneider fand das frühe Leben Steins am Kasseler Hof statt. Dort herrschten finanzielle Missstände vor. So sah sich der ältere Bruder des Fürsten Wilhelm VIII. in seiner Funktion als König von Schweden auf ständige Geldüberweisung aus seiner Landgrafschaft angewiesen. Darüber hinaus beeinflussten auch familiäre Probleme das Leben am Hof. Wilhelms erstgeborener Sohn starb bereits im Alter von einem Jahr, seine Tochter wurde nur dreiundzwanzig Jahre alt. Das Verhältnis zu seinem Nachfolger Friedrich war unter anderem durch dessen Konvertierung zum Katholizismus konfliktreich und stark belastet.[56] Aus diesen Gründen gab es in der Zeit Wilhelms VIII. keine große und glänzende Hofhaltung. Der Fürst *„bezog nicht einmal das alte landgräfliche Residenzschloss in Kassel, sondern lebte und regierte in seinem Palais an der Frankfurter Straße."*[57]

Möglicherweise lernte Stein hier aber bereits wichtige Umgangsformen. So galt seit 1682 bis 1727 eine in diesen Jahren nur wenig veränderte Hofordnung, nach der z.B. das Morgen- und Abendgebet vorgeschrieben, sowie das Fluchen und Schwören bei Strafe verboten waren.[58]

---

54 Die Angaben beruhen auf dem schriftlichen Austausch mit dem Nachkommen Steins und Ahnenforscher Manfred Sinning. Diesem möchte ich an dieser Stelle herzlich für seine Hilfe danken.

55 Vgl. Schlumbohm: Lebendige Phantome, 2012, S. 19

56 Vgl. Löwenstein, Uta: Höfisches Leben und höfische Repräsentation in Hessen-Kassel im 18. Jahrhundert. In: Zeitschrift für hessische Geschichte und Landeskunde 106, Kassel 2001, S. 37–50; S. 46 f.

57 Vgl. ebd., S. 47

58 Ebd., S. 43

Hinsichtlich Steins Herkunft kann sein späteres Amt als Professor und Arzt insgesamt als deutlicher sozialer Aufstieg gewertet werden.

2.2 Schulzeit

Stein besuchte zunächst das Casselische Paedagogeum und ab 1755 das Collegium Carolinum.[59] Über seine Zeit am Casselischen Paedagogeum ist wenig bekannt. Es finden sich lediglich allgemeine Aussagen über den Zustand und die Lehrinhalte der Schule. So umfassten die Fächer um 1700 Latein, Griechisch, Hebräisch, Religion, Logik, Rhetorik, Deutsch, Arithmetik, Geschichte, Geometrie und Methodik. Die Unterrichtssprache war Latein.[60] Darüber hinaus finden sich in den Unterlagen über die städtische Schule Aussagen darüber, dass Anfang bis Mitte des 18. Jahrhunderts sowohl ein Niveauverfall zu verzeichnen war, der mit einer undisziplinierten Schülerschaft zu assoziieren war, als auch ein baulicher Verfall, der dazu führte, dass die von Stein besuchte Schule über dem Brückentor an der Fulda wenige Jahre später (1775) niedergerissen wurde.[61]

Der erfolgreiche Übergang zum Collegium Carolinum war indes nicht selbstverständlich, sondern nur durch gute Leistungen im Paedagogeum möglich.[62]

Das Collegium Carolinum war als Vorbereitungsschule für die Universität 1709 von Landgraf Karl gegründet worden.[63] Dieses war aufgrund der Unzulänglichkeiten der Lateinschulen in der Vorbereitung auf die Universität und die dadurch „zwischen den beiden Bildungsstufen klaffende Lücke"[64] notwendig geworden.

Dabei sollten vor allem Kenntnisse in den Fächern Mathematik, Physik und Anatomie vermittelt werden, um die Schüler auf die drei Höheren Fakultäten

---

59 Vgl. Hirsching, Friedrich Carl Gottlieb: Historisch-literarisches Handbuch. Bd. 13. Kassel 1809, S. 169

60 Vgl. Schlung, Franz: Sozialgeschichte des Schulwesens in Hessen-Kassel, Kassel 1987, S. 75 ff.

61 Ebd., S. 81f.

62 Vgl. Creuzer: Memoria, 1803, S. 3

63 Gercke, Peter; Naumann, Friedericke: Aufklärung und Klassizismus in Hessen-Kassel unter Landgraf Friedrich II. 1760–1785: Ausstellung aus Anlass des 200jährigen Bestehens des Museum Fridericianum 1779–1979 Kassel, Orangerie, 7. Juli bis 7. Oktober 1979. S. 151

64 Hartwig, Theodor: Mitteilungen aus der Geschichte des Collegium Carolinum in Cassel. Sonderdruck der Zeitschrift des Vereins für hessische Geschichte und Landeskunde. 41. Bd. Kassel 1908, S. 10

(Theologie, Jura und Medizin) vorzubereiten.[65] Die durchschnittliche Schulzeit betrug zwei Jahre. So verließ auch Stein bereits 1756 das Collegium Carolinum wieder, um mit 19 Jahren sein Studium an der Universität Göttingen zu beginnen.

Besonders am Herzen lag ihm während der Zeit am Collegium Carolinum der Unterricht der Mathematik, Logik und Physik (hierzu gehört nach der Terminologie der Zeit der gesamte Bereich der Naturwissenschaften)[66] durch Johann Gottlieb Stegmann. Dies bestätigt Creuzer in der anlässlich des Todes Steins verfassten Erinnerung: *„Und er begann dem Lehrbetrieb jener Akademie, dann aller Professoren beizuwohnen, ganz besonders dem [Lehrbetrieb] von Stegmann, den er in Logik, in Physik und Mathematik hörte."*[67] Stegmann selbst war 1754 von der Universität Rinteln nach Kassel berufen worden, nachdem seit dem Tod seines Vorgängers Professor Wolfart 1726 die naturwissenschaftliche Professur unbesetzt geblieben war. Neben vielfachen Experimenten entwarf Stegmann auch zahlreiche Gerätschaften, die z.T. von Kasseler Mechanikern gebaut wurden.[68] Der Kontakt zwischen Stein und Stegmann blieb erhalten. Unter anderem war er später an der Entwicklung von Steins Milch- und Brustpumpe beteiligt.

Diese wichtigen Lehrjahre waren sicherlich die Basis für Steins Leidenschaft für physikalische Gesetze, die er als Grundlagen für vielerlei Erfindungen in der Geburtshilfe nutzte.

Leider können kaum Aussagen über Wegbegleiter Steins in diesen Jahren getroffen werden. So sind Studentenverzeichnisse erst ab 1774 erhalten. Lediglich eine Liste mit einem zahlenmäßigen Überblick der jährlichen Studienanfänger aus dem Jahre 1779 weist darauf hin, dass zu Steins Studienzeit durchschnittlich etwa 10 Studenten pro Jahr ihr Studium am Carolinum begonnen haben.[69]

Für Stein bildete – wie für viele andere – die Zeit am Collegium Carolinum den Beginn seines sozialen Aufstiegs. Die Mehrzahl der Studenten am Collegium Carolinum waren zwar Söhne des führenden Bürgertums, als Sohn eines

---

65 Vgl. Mey, Eberhard: Der zukünftige Gelehrte und der Hofmann. Lehrangebot und Studenten am Collegium Carolinum in der Regierungszeit Friedrichs II. In: Wunder, Heide; Vanja, Christina; Wegner, Karl-Hermann (Hrsg.): Kassel im 18. Jahrhundert. Residenz und Stadt. Kassel 2000, S. 191–211, S. 192

66 Ebd., S. 199

67 Creuzer: Memoria, 1803, S. 4: *Atque illius academiae tum professorum omnium scholis adesse coepit, tum Stegmanni praecipue, quem ille in Logica, in Physica et Mathesi adhibuit.*

68 Vgl. Mey: Zukünftiger Gelehrter, 2000, S. 199

69 Vgl. ebd., S. 202

Hofhandwerkers war Stein aber keinesfalls allein. So waren „*die Väter der Studenten Brühl, Böttger und Stein, die alle später selbst Professoren am Collegium Carolinum wurden, Hofstuckateur, Hofschreiner und Hofschneider. Leider gibt es keine Nachrichten darüber, inwieweit der Landgraf in diesen Fällen die Ausbildung am Carolinum nahe legte bzw. ermöglichte.*"[70]

Dabei hatte Stein durchaus Glück. Nur einige Jahre nach seinem erfolgreichen Studium wurden 1774 Studienbeschränkungen erlassen, nach denen „*Kinder von Bürgern, Bauern und herrschaftlichen Livree-Bedienten [...] nur nach Vorlage hinlänglicher Attestate von deren Fähigkeiten, Talenten, und, daß sie sich zum erwählten höheren Stande schicken*"[71], zum Studium zugelassen wurden.

Der oben genannte Christoph Heinrich Böttger (1737–1781) wurde ein wichtiger Weggefährte Steins. Er besuchte gleichzeitig mit ihm das Collegium Carolinum, beide wechselten 1756 an die Universität in Göttingen und leiteten später zusammen das Accouchirhaus in Kassel. Seinen Schwerpunkt legte er aber auf die Einrichtung des Botanischen Gartens, darüber hinaus führte er botanische Exkursionen durch.[72] Stein nannte ihn in einer seiner Schriften „*mein[ein] Amtsgehülfe[n] und Herzensfreund*".[73] Er starb aber bereits 1781 lange vor Stein. Hinweise auf weitere Freunde aus der Studienzeit finden sich in der anlässlich des Todes Steins verfassten Erinnerung[74]: Karl Wilhelm Robert[75] und Johann Peter Bucher[76]. Letzterer war

---

70 Mey: Zukünftiger Gelehrter, 2000, S. 210
71 Ebd., S. 207
72 Mey: Medizinerausbildung, 2018, S. 105
73 Schotte, Johann Peter: Herrn George Wilhelm Stein, Professors der Entbindungskunst zu Cassel, Abhandlung von dem wechselseitigen Nutzen und Schaden des Wendungsgeschäfts, je nach Beschaffenheit des Geburtsfalles. Aus dem Lateinischen übersetzt. In: Baldinger, Ernst Gottfried: Magazin vor Ärzte. Zweites Stück, Göttingen 1775, S. 99–132; S. 116
74 Creuzer: Memoria, 1803, S. 4: *In quibus bonarum artium stadiis optimos condiscipulos nactus est, praeter Carolum Wilhelmum Robertum, cujus memoriam nuper commendavimus, Joannem Petrum Bucherum nostrum, qui vir doctissimus, in summo magistratu, cui idem etiamnum plaudentibus bonis omnibus praeest, jam hoc alterum funus vidit.*
75 Robert, Carl Wilhelm, geb. 21. März 1740 in Kassel. Deutscher Theologe, Jurist und Freimaurer.
76 Bucher, Johann Peter, geb. 10. August 1740 in Kassel. Studierte seit 1757 in Göttingen, wurde 1760 Hofmeister bei den Söhnen des regierenden Grafen von Bentheim-Steinfurt; 1763 zweiter Professor der Rechte am Gymnasium Academicum zu Steinfurt; 1771 Professor der Rechte am akademischen Gymnasium zu Hamm; 1772 dritter Professor der Rechte zu Rinteln; 1796 Professor der Rechte zu Marburg. Vielfach mit juristischer Praxis beschäftigt. Gestorben am 25. April 1820.

einer der vertrauteren Freunden von der Jugendzeit an bis zu dessen Tode in Marburg.[77]

Insgesamt erscheint die schulische Laufbahn Steins ein nicht ungewöhnlicher Weg für den Sohn eines Hofschneiders gewesen zu sein, gleichwohl musste er sich auf diesem Wege durch besondere Leistung für das Collegium Carolinum und später für die Universität qualifizieren.

2.3 Studium

Das Studium Steins lässt sich in zwei Abschnitte gliedern. Zunächst studierte er von 1756 bis 1760 nicht unweit seiner Heimatstadt Kassel an der Georgia-Augusta-Universität in Göttingen Medizin und Geburtshilfe, wobei er bereits in seinen ersten Jahren an der Universität einen besonderen Schwerpunkt auf die Geburtshilfe legte.[78] Als zweite Etappe seines Studiums ging Stein – wie damals üblich – auf gelehrte Reisen, die ihn nach Straßburg, Paris und Leiden führten.

2.3.1 Studium in Göttingen

Am 24. April 1756 immatrikulierte sich Georg Wilhelm Stein an der Georg-August-Universität Göttingen. So findet sich im Universitätsarchiv folgender Eintrag: *„24. April 1756, Georgius Wilhelmus Stein, Hasso Casselanus, med.“*[79]

Am 29. März 1760 wurde Stein zum Abschluss seines Studiums anlässlich seiner Inauguraldissertation *„De signorum graviditatis aestimatione“*[80] – also bereits jetzt einem dezidiert geburtshilflichen Thema – die Doktorwürde verliehen.[81] Dabei ist anzunehmen, dass Stein sich in seiner Dissertation wie viele seiner Kommilitonen auf die zusammen mit seinem Professor Johann Georg Röderer – um den es später noch ausführlicher gehen wird – erhobenen Erfahrungen in Göttingen bezieht und Röderer selbst – wie damals üblich – einen erheblichen

77 Vgl. Justi, Karl Wilhelm: Hessische Denkwürdigkeiten, Vierter und letzter Theil. Zweite Abtheilung. Marburg 1805, S. 92
78 Vgl. ebd., S. 88
79 Universitätsarchiv Göttingen [UA] Nr. 5038: Götz von Selle: Die Matrikel der Georg-August-Universität zu Göttingen 1734–1837, Hildesheim; Leipzig 1937
80 Von den Zeichen für die Abschätzung der Schwangerschaft
81 Vgl. Deutsche Biographie – Elektronische Allgemeine Deutsche Biographie (E-ADB), herausgegeben von der Historischen Kommission bei der Bayerischen Akademie der Wissenschaften und der Bayerischen Staatsbibliothek, Version Juli 2010: http://www. ndb.badw.de/adb.htm

Anteil an seiner Arbeit hatte.[82] Gleichzeitig kann trotz fehlender Überlieferung als nahezu sicher gelten, dass es eher um eine kostspielige Formalität ging als um den wirklichen Nachweis akademischer Eignung.[83]

Leider ist im Universitätsarchiv Göttingen kein Abgangszeugnis Steins erhalten. Auch die von Stein belegten Vorlesungen können nicht exakt rekonstruiert werden. Es finden sich aber in der anlässlich seines Todes verfassten Erinnerung und anhand der Vorlesungsverzeichnisse Hinweise, welche Lehrer Stein gehört hat. Anhand dieser Hinweise soll eine Darstellung seiner Studienzeit zumindest in Ansätzen versucht werden, auch wenn viele Quellen im Laufe der Jahre verloren sind.

2.3.1.1 Universität zu Göttingen und medizinische Fakultät

Die Universität Göttingen war als medizinische Ausbildungsstätte für Stein aus zweierlei Gründen attraktiv. Zum einen dürfte die geographische Nähe zu seiner Heimatstadt Kassel für die Wahl eine Rolle gespielt haben. Zum anderen hatte man bereits bei der Gründung der Universität Göttingen 1734 im Bereich der medizinischen Fakultät am Beispiel anderer Universitäten wie Halle und Leiden wahrgenommen, dass die Praxisnähe mit Anschluss der Universität an ein Hospital große Anziehungskraft auf die Studierenden hatte.[84]

Es setzte sich langsam die Auffassung durch, dass der Arzt am Krankenbett lernen müsse,[85] wobei in Göttingen bereits seit 1751 als erste stationär-klinische Bildungseinrichtung eine – wenn auch nur zwei Kammern umfassende – Entbindungsanstalt existierte, die – und das war ein Novum – im Gegensatz zu anderen bereits existierenden Entbindungsinstituten wie z.B. der Straßburger Gebäranstalt oder der Berliner Hebammenschule der Universität zugehörig war, von einem Professor geleitet wurde und vorwiegend der Ausbildung der Medizinstudenten dienen sollte.[86]

---

82 Vgl. Schlumbohm: Lebendige Phantome, 2012, S. 20
83 Vgl. ebd., S. 197
84 Vgl. Füssel, Marian: Lehre ohne Forschung. Zu den Praktiken des Wissens an der Universität der Frühen Neuzeit. In: Kinziger, Martin; Steckel, Sita: Akademische Wissenskulturen. Praktiken des Lehrens und Forschens vom Mittelalter bis zur Morderne. Basel 2015, S. 59–88; S. 81 f.
85 Vgl. Meinhardt, Günther: Die Universität Göttingen. Ihre Entwicklung und Geschichte von 1734–1974. Göttingen 1977, S. 26
86 Vgl. Von Bultzingsloewen, Isabelle: Die Entstehung des klinischen Unterrichts an den deutschen Universitäten des 18. Jahrhunderts und das Göttinger Accouchirhaus. In: Schlumbohm, Jürgen; Wiesemann, Claudia (Hrsg.): Die Entstehung der Geburtsklinik in Deutschland 1751–1850. Göttingen, Kassel, Braunschweig. Göttingen 2004, S. 15–30; S. 25

Durch den klinischen Unterricht sollten Medizinstudenten nach Göttingen gelockt werden.[87] Zuvor war *„eine dogmatische Orientierung der Ausbildung, die auf der Lektüre der großen Klassiker der Medizin beruhte"*[88], üblich gewesen. Es sollte so der wichtigsten Erwartung der Medizinstudenten, *„nämlich die einer stärkeren praktischen Ausrichtung des Unterrichts"*[89] insbesondere durch die Hervorhebung der Fächer entsprochen werden, die für einen anschaulichen Unterricht geeignet waren: Anatomie, Botanik und Chemie: *„Deshalb sollte die medizinische Fakultät über ein anatomisches Theater verfügen, in dem Studenten das Sezieren üben konnten, ebenso über einen wohleingerichteten botanischen Garten, in dem nach und nach eine Sammlung von seltenen Pflanzen zur Illustration der Vorlesungen anzupflanzen war, sowie über ein chemisches Laboratorium, in dem die Zubereitung der Medikamente gelehrt werden sollte."*[90]

Bei der Umsetzung der Forderungen wurde – berücksichtigt man die Kosten der Ausgaben – der Anatomie der Vorzug vor den anderen Fächern gegeben.[91] Für diese war 1738 ein besonderes Gebäude errichtet worden. Es lag am Botanischen Garten vor dem Weender Tor und maß 60 Fuß in der Länge und 30 Fuß in der Breite – also etwa 18 mal 9 Meter. Es enthielt fünf Zimmer, darunter einen *„Demonstrirsaal"*, der insgesamt 200 Zuhörer in sieben halbrunden übereinanderliegenden Rängen fassen konnte, einen Hörsaal, zwei Arbeitszimmer, eine Präparaten- und eine Injektionskammer.[92] Diese Anschaffung erscheint umso erstaunlicher, wenn man bedenkt, dass *„das Hauptwerk der Anatomie nur im Winter"* geschehen konnte. Darüber hinaus war Göttingens Einwohnern die anatomische Arbeit suspekt, vielfach stellten sie sich etwas Verwerfliches unter dieser Tätigkeit vor.[93] Dafür konnte aufgrund der großzügigen Räumlichkeiten im Winter jeder Student den gesamten Tag über selbst präparieren, wobei der jeweilige Leiter der Anatomie – zu Steins Zeiten Professor Johann Georg

---

87 Vgl. Von Bultzingsloewen: Klinischer Unterricht, S. 25

88 Ebd., S. 16

89 Ebd., S. 17

90 Ebd., S. 17

91 Vgl. ebd., S. 21

92 Vgl. Pütter, Johann Stephan; Saalfeld, Friedrich; Oesterley, Georg Heinrich: Versuch einer akademischen Gelehrten-Geschichte von der Georg-Augustus-Universität zu Göttingen. 1. Bd. Göttingen 1765–1838. Göttingen 1765, S. 233

93 Vgl. Gruber, Georg: Naturwissenschaftliche und medizinische Einrichtungen der jungen Georg-August-Universität in Göttingen. Göttingen 1955, S. 10

Röderer[94] – Hilfestellung gab. Nachmittags wurden dann im öffentlichen Hörsaal bereits fertige Präparate und *„physiologische Versuche"* gezeigt.[95] Um zu diesem Zweck genügend Präparate vorrätig zu haben, existierte eine königliche Verordnung, nach der *„im Durchschnitt von 6. Meilenweges um die Stadt herum, alle hingerichtete, verunglückte, todtgefundene, oder durch Selbstmord umgekommene Personen, sodann uneheliche Kinder und deren Mütter, ingleichen Arme, die ohnentgeldlich beerdigt werden müssen, oder die sonst, um ihren Körper nach dem Tode zu diesem Gebrauch zu geben, einige Pension genossen haben, und alle Verstorbene aus dem hiesigen Hospital auf die Anatomie geliefert werden müssen, womit es schon so weit gekommen, daß [...]jeden Winter 30 bis 40 Körper vorrhäthig gewesen."*[96] Dabei spielte neben dem Sezieren selbst die anatomische Sammlung sowie eine Sammlung chirurgischer und anatomischer Geräte als Unterrichtsmaterial in der Anatomie eine große Rolle.[97]

Neben der Anatomie war der 1739 errichtete botanische Garten eine weitere wichtige Institution der medizinischen Fakultät, der sich zwischen dem Weender und Atbaner Tor unmittelbar unter dem Wall befand. Auch er war in seiner Art innovativ, einerseits wegen seiner Größe, andererseits war er erst der dritte seiner Art nach dem von Gießen und Ingolstadt.[98] Im botanischen Garten fand sich zum einen ein stattliches Haus für den Direktor, zum anderen ein Gebäude für den Gärtner.[99]

Als weitere Institutionen der medizinischen Fakultät sind die Universitätsapotheke und ein Institut für die Wundärzte anzuführen.[100]

---

94   Röderer hatte von 1753 bis 1763 die Aufsicht und die Direktion der Anatomie inne.

95   Pütter; Saalfeld; Oesterley: Akademische Gelehrten-Geschichte, 1765, S. 234

96   Ebd., S. 234

97   Ebd., S. 234 f.: *„Und nachdem insonderheit durch Hallers und Roederers Vorsorge nach und nach eine ansehnliche Sammlung von merkwürdigen anatomischen Präparaten veranstaltet worden, so bestehet dieses Cabinet nunmehro aus drey Haupt-Abtheilungen: 1) Aus der Classe von osteologischen Präparaten, worunter die schöne Suite von skelets derer kleinsten Embryonen, verschiedene Skelete von Thieren, als Bären, allerley Vögeln, die mit Färberröthe gefüttert worden, und von vielen kränklichen Knochen, besonders merkwürdig sind; 2) aus der Classe der trockenen ausgesprützten Sachen von allen Theilen, die zur Fortpflanzung, zum Umlauf des Geblüts und zur Nahrung gehören; 3) aus der Sammlung derjenigen Sachen, welche frisch in Weingeist erhalten werden, unter welchen die Suite von den kleinsten Embryonen, die von einem Monath in dem vollkommenen Ey, bis zur Vollständigkeit, fast durch alle Grade durchgeht, eine der seltensten Sammlungen ist."*

98   Von Bultzingsloewen: Klinischer Unterricht, 2004, S. 17

99   Vgl. Gruber: Naturwissenschaftliche und medizinische Einrichtungen, 1955, S. 13 f.

100 Vgl. Pütter; Saalfeld; Oesterley: Akademische Gelehrten-Geschichte, 1765, S. 237

Neben der eher praktischen Ausrichtung der verschiedenen Fächer sollte aber auch klinischer Unterricht im Studium eine Rolle spielen. Dabei stand allerdings neben dem sehr kleinen Entbindungsinstitut keine weitere stationäre Einrichtung zur Verfügung. Damals war es üblich, dass die Professoren Vorlesungen in ihren Privatwohnungen abhielten. Daher wurde der klinische Unterricht in Form einer Poliklinik organisiert. Dabei wurde es den Studenten insbesondere durch die Professoren Johann Georg Röderer und Rudolf August Vogel (1724–1774) ermöglicht, klinische Erfahrung zu erwerben, indem sie diese zu Hausbesuchen begleiten durften. Darüber hinaus führte Vogel zweimal wöchentlich exemplarische Untersuchungen an armen Kranken durch, die er eigens dafür zu sich nach Hause kommen ließ. Diese Praxis führte Röderer Ende der 1750er Jahre fort.[101]

Stein hörte in Göttingen Vorlesungen der Professoren *„Zinn, Vogel, Richter, Brendel und besonders […] Roederer. In Physik hörte er Dr. Hollmann.“*[102] Auch die bis heute erhaltenen Vorlesungsverzeichnisse geben Aufschluss darüber, was zu Zeiten von seinem Studium an der Universität zu Göttingen gelehrt wurde. Dabei zeigt sich, dass von 1756 bis 1760 drei seiner Lehrer ihn kontinuierlich begleitet haben: Der Anatom Georg Gottlieb Richter (1694–1773), der Geburtshelfer Johann Georg Röderer und der Physiker und Theologe Samuel Christian Hollmann (1696–1787). Darüber hinaus lehrten von 1756 bis 1759 der Botaniker Johann Gottfried Zinn (1727–1759) und lediglich 1757 auch Johann Gottfried Brendel (1712–1758) an der medizinischen Fakultät der Universität. Nur einen kurzen Berührungspunkt mit dem die Universität gründlich prägenden Professor Rudolph August Vogel gab es im Wintersemester 1760.[103]

Johann Gottfried Zinn betreute in Göttingen seit 1753 den botanischen Garten.[104] Neben der Botanik machte sich Zinn um die Anatomie des Auges verdient. Seine Hauptwerke befassten sich mit dem Ziliarapparat, der Anatomie des Auges und der botanischen Sammlung in Göttingen. Tatsächlich tragen noch heute anatomische Strukturen des Auges seinen Namen: die Zonula Zinnii[105], die Zinn-Arterie[106] und der Zinn-Ring[107]. Darüber hinaus wurde eine Blume aus

---

101 Vgl. von Bultzingsloewen: Klinischer Unterricht, 2004, S. 22f.

102 Creuzer: Memoria, 1803, S. 5: *Zinnio, Vogelio, Richtero, Brendelio, praesertim Rödero. Physices doctore Hollmanno usus est.*

103 Vgl. Catalogus praelectionum publice und privatim in Academia Georgia Augusta habendarum. Göttingen 1756–1760. Online:http://resolver.sub.uni-goettingen.de/purl?PPN687592380

104 Vgl. Pütter; Saalfeld; Oesterley: Akademischen Gelehrten-Geschichte, 1765, S. 154

105 Fibrae zonulares

106 Arteria centralis retinae

107 Anulus tendineus communis

der Gattung der Korbblütler nach Zinn benannt: die Zinnie. Er starb jedoch sehr früh nach nur sechsjähriger Tätigkeit an der Göttinger Universität mit nur 32 Jahren.[108]

Rudolph August Vogel, dessen 21jährige Lehrtätigkeit auch die komplette Studienzeit Steins begleitete, prägte die Universität und die medizinische Lehre nachhaltig. Wie bereits angedeutet, führte er – neben Röderer – einen klinischen Unterricht an der Universität ein. Er richtete ein privates Klinikum ein und nahm seine Studenten am Sonnabend auch auf Hausbesuche zu interessanten Fällen mit. Als Entschädigung erhielten die Patienten, die sich zu diesen Lehrstunden bereit erklärten, ihre Arzneien umsonst. Dabei mussten alle Studenten sich an den Kosten beteiligen.[109]

Neben dem für diese Zeit innovativen klinischen Unterricht lehrte Vogel auch Chemie. Im Sommer führte er dazu Experimente in seinem „laboratorio", d.h. in seiner Privatwohnung, durch, im Winter lehrte er nach seinem eigenen Lehrbuch. Dabei führte er zur Lehre der Mineralogie auch Exkursionen in den Harz durch. Auch bei der Lehre der Chemie legte Vogel also – ganz dem Wunsche der Studenten entsprechend – großen Wert auf Praxisnähe.[110]

Zusätzlich zu diesen beiden Kernaufgaben lehrte Vogel auch gerichtliche Medizin, Wundarzney, Pharmazie und führte im Winter Operationen an Kadavern durch.[111]

Als weiterer wichtiger Lehrer Steins lehrte in Göttingen Georg Gottlieb Richter. Er stammte aus der Schule Boerhaaves, der in Holland bereits den klinischen Unterricht in einem Hospital hinter der Vrouwekerk[112] in Leiden eingeführt hatte. Er hielt seine Vorlesungen zum großen Teil in seiner Privatwohnung am Hardenberger Hof, dem heutigen städtischen Museum.[113] Seine Vorlesungen umfassten die Pathologie in Verbindung mit der Semiotik, Therapie und medizinische Praxis, Diätetik, medizinische Enzyklopädie und Wundarznei.[114]

---

108 Vgl. Deutsche Biographie – Elektronische Allgemeine Deutsche Biographie (E-ADB), herausgegeben von der Historischen Kommission bei der Bayerischen Akademie der Wissenschaften und der Bayerischen Staatsbibliothek, Version Juli 2010: http://www. ndb.badw.de/adb.htm
109 Vgl. Meinhardt: Universität Göttingen, 1977. S. 28 f.
110 Pütter; Saalfeld; Oesterley: Akademische Gelehrten-Geschichte, 1765, S. 291
111 Vgl. ebd., S. 292
112 Die Vrouwekerk ist eine gotische Kirche im Nordwesten Leidens.
113 Meinhardt: Universität Göttingen, 1977, S. 26
114 Vgl. Pütter; Saalfeld; Oesterley: Akademische Gelehrten-Geschichte, 1765, S. 289 ff.

Als weiterer Anatom lehrte Johann Gottfried Brendel an der Göttinger Universität. Auch er *„nahm [...] Studenten mit ans Krankenbett."*[115] Insbesondere Brendels rein physikalische Deutungsart von biologischen Vorgängen als Iatrophysiker könnten auch Stein, der Zeit seines Lebens versuchte, den Geburtsvorgang physikalisch zu erklären, in seiner Denkweise beeinflusst haben. Brendel wurde aufgrund seiner erfolgreichen Praxis 1756 vom Landgrafen Wilhelm VIII. als Leibarzt nach Kassel berufen.[116]

Der Physiker Samuel Christian Hollmann war – wie seine Kollegen – von der neuen Idee des praktischen Unterrichts angetan und gilt *„als erster Vertreter der praktischen Physik in Göttingen".* Er ließ dazu verschiedene Geräte nach Göttingen kommen oder in Göttingen nachbauen, unter anderem ein Mikroskop, auf das er so stolz war, dass er sich mit diesem malen ließ.[117]

Als wichtigster Lehrer Steins muss der Geburtshelfer Johann Georg Röderer gelten. Röderer arbeitete neben Brendel als Anatom, darüber hinaus betreute er nach seiner Berufung 1751 auf Vorschlag Hallers hin das oben erwähnte kleine geburtshilfliche Institut als erste stationäre Einrichtung der Universität. Er hatte in seiner Geburtsstadt Straßburg unter anderem an der 1728 gegründeten Gebäranstalt unter dem „Hebammenmeister" Johann Jakob Fried studiert. Hier wirkte Fried als ärztlicher Leiter der dortigen Hebammenschule. Es wurden dort auch Mediziner ausgebildet, obwohl die Gebäranstalt außerhalb der Universität angesiedelt war. Die Schule Frieds war Mitte des 18. Jahrhunderts ein wichtiges Modell für die Befürworter des klinischen Unterrichts geworden. Hier wurde die erste Generation deutscher Geburtshelfer ausgebildet, von wo aus sich die Lehre der Geburtshilfe auch durch das Wirken Röderers verbreitete.

Röderer brach dann 1747 zu gelehrten Reisen auf, wobei er ein Jahr in Paris verbrachte sowie mehrere Monate in London, Oxford und Leiden. Er traf dort auf Antoine Louis, William Hunter und William Smellie. In Paris hörte er ein ganzes Jahr lang verschiedene Vorlesungen, besuchte aber auch das große Hôtel-Dieu. In dem von Röderer außerdem besuchten niederländischen Leiden war eine der ersten Institutionen verortet, die universitären klinischen Unterricht bot und so internationales Aufsehen erregt hatte.

---

115 Meinhardt: Universität Göttingen, 1977, S. 27
116 Vgl. Pütter; Saalfeld; Oesterley: Akademische Gelehrten-Geschichte, 1765, S. 57
117 Vgl. Meinhardt: Universität Göttingen, 1977, S. 23; Schlumbohm: Lebendige Phantome, 2012, S. 14; Von Bultzingsloewen, Isabelle: Klinischer Unterricht, 2004, S. 25

Nach dieser Reise kehrte er 1749 nach Straßburg zurück und promovierte mit seiner Inauguraldissertation „De foetu perfecto".[118]

Bei seiner Antrittsrede als junger Professor der Geburtshilfe in Göttingen feierte er ausgiebig die Aufnahme der Geburtshilfe in den Kanon der universitären Fächer und betonte den Nutzen der Medizin für Gesellschaft und Staat. Um den Wechsel von der durch Hebammen geleiteten hin zur akademischen Geburtshilfe zu legitimieren, diffamierte Röderer die Hebammen als „unwissend, abergläubisch, arm, habgierig, unmoralisch, ja verbrecherisch."[119]

Insgesamt ist Röderer im Kreise der Geburtshelfer im 18. Jahrhundert eher als konservativ einzuordnen. Nach den Auswertungen seines Nachfolgers Friedrich Benjamin Osiander ließ er 88% der Geburten ihren natürlichen Lauf. Er stand für eine Geburtshilfe mit „weicher Hand" und sah sich in dieser Hinsicht in klarer Abgrenzung zu den Chirurgen, die mit ihren scharfen Instrumenten nur den Tod des Kindes evozieren konnten.[120] Dennoch führte er 1761 zweimal den Kaiserschnitt durch, eine zwar längst bekannte, aber selten vorgenommene Operation.[121]

Seine Erfahrungen fasste Röderer in seinem Lehrbuch „Elementa artis obstetriciae" zusammen, hierbei wies er vor allem auf die Bedeutung der pelvinen Conjugatenmessung an der Schwangeren hin[122] – eine Thematik, der Stein noch viel Aufmerksamkeit widmen sollte.

Insgesamt studierte Stein zu einer Zeit, in der in Göttingen im Bereich der medizinischen und geburtshilflichen Lehre der Weg frei wurde für mehr klinische und praktische Anleitung der Studierenden. Dies ist vor allem zwei Schulen zu verdanken. Zum einen kommen diese Einflüsse aus der Lehre Boerhaaves, die über Albrecht von Haller, Hallers Schüler Johann Gottfried Brendel und Georg Gottlieb Richter Einzug in die Göttinger Universität fand, zum anderen setzte insbesondere Johann Georg Röderer die Lehre seines Lehrers Johann Jakob Fried im Sinne eines praktischen geburtshilflichen Unterrichts fort. Dabei kam es insgesamt trotz aller Neuerungen zu Kompromissen. Insbesondere durch das

---

118 Vgl. Deutsche Biographie – Elektronische Allgemeine Deutsche Biographie (E-ADB), herausgegeben von der Historischen Kommission bei der Bayerischen Akademie der Wissenschaften und der Bayerischen Staatsbibliothek, Version Juli 2010: http://www.ndb.badw.de/adb.htm

119 UA Göttingen, Kur. 5408, fol. 58–62, 66–68, 86–88. Zit. nach Schlumbohm: Lebendige Phantome, 2012, S. 10–13

120 Vgl. Schlumbohm: Entbindungshospital Göttingen, 2004, S. 31 f

121 Meinhardt: Universität Göttingen, 1977, S. 28

122 Vgl. Gruber: Naturwissenschaftliche und medizinische Einrichtungen, 1955, S. 22

Fehlen einer stationären klinischen Einrichtung (bis auf zwei Zimmer für die Ausübung der Geburtshilfe mit niedrigen Fallzahlen) mussten sowohl Röderer als auch Vogel sich durch die Mitnahme Studierender zu Hausbesuchen im Rahmen von Polikliniken behelfen. Trotz des innovativen Unterrichts, den die medizinische Fakultät bot, war sie eine der kleineren Fakultäten der 1734 gegründeten Universität. So waren hier höchstens 50 Studenten immatrikuliert, was einem Ateil von 8,8% entsprach.[123]

Ein wichtiger Studienfreund und langjähriger Weggefährte Steins war Carl Gottlieb Wagler (1731–1777). So weisen einige Veröffentlichungen darauf hin, dass er mit dem späteren Braunschweiger Geburtshelfer engen fachlichen Austausch auch über die Studienzeit hinaus pflegte. Die Erfindung des Geburtsstuhls, der Brust- und Milchpumpe und des Baromacrometers seien ohne die Korrespondenz mit Wagler nicht möglich gewesen, schrieb Stein in den diesbezüglichen Programmen. Als Stein 1764 einen Ruf als Professor für Chirurgie nach Braunschweig erhielt, um seinen durch Krankheit geschwächten Freund und Kollegen Wagler zu entlasten, lehnte er jedoch ab.[124]

Der Besuch einer Universität war ein kostspieliges Unterfangen. Über die genauen Kosten, die auf einen Studenten zukamen, gibt Johann Stephan Pütter in seinem „*Versuch einer akademischen Gelehrten-Geschichte von der Georg-Augustus-Universität zu Göttingen*" einen Überblick. So waren die Kosten für Adelige im Mittel doppelt so hoch wie für Bürgerliche. Stein musste als Bürgerlicher demnach für die Einschreibung und die akademische Matrikel vier Reichstaler aufbringen, hinzu kamen jeweils fünf Reichstaler für eine medizinische Privatvorlesung und sogar zehn Reichstaler für praktische medizinische Lehrstunden. Darüber hinaus betrugen die Promotionskosten für einen Doktor der Medizin 117 Reichstaler. Zusätzliche Kosten waren für das anzumietende Zimmer, Verpflegung, Holz und Kleidung aufzubringen. Für den spezifischen geburtshilflichen Unterricht im Accouchirhaus finden sich Hinweise auf weitere Zusatzkosten: „*Freilich mussten, wie schon von Haller vorgesehen, die Studenten einen wesentlichen Teil zu den Kosten der Anstalt beitragen: Je drei Taler pro*

---

123 Mit 61,6% der Göttinger Studenten war die juristische Fakultät führend, 26,2% der Studenten waren an der theologischen, 8,8% an der medizinischen und 3,4% an der philosophischen Fakultät eingeschrieben. Vgl. Gruber: Naturwissenschaftliche und medizinische Einrichtungen, 1955, S. 22

124 Vgl. Beisswanger, Gabriele: Das Accouchierhospital in Braunschweig 1767 bis 1800: Tempel der Lucina oder Pflanzschule für Ungeziefer? In: Schlumbohm, Jürgen; Wiesemann, Claudia (Hrsg.): Die Entstehung der Geburtsklinik in Deutschland 1751–1850. Göttingen, Kassel Braunschweig, Göttingen 2004, S. 127–143; S. 131

Semester.[125] Insgesamt muss man im Fall Steins davon ausgehen, dass er sein Studium zumindest teilweise durch ein Stipendium sowie die „*Freytische*" der Stadt finanzieren musste, wenn man seine Herkunft als Sohn eines Hofschneiders und die Anzahl seiner Geschwister berücksichtigt. Letztlich kann darüber aber nur gemutmaßt werden.

2.3.1.2 Universität in Zeiten des Siebenjährigen Krieges

Während des Studiums Steins wütete von 1756 bis 1763 der Siebenjährige Krieg auch in Göttingen, wobei die Stadt durch die Franzosen besetzt wurde. Erstaunlicherweise legen mehrere Quellen die Vermutung nahe, dass der Krieg wenig im Alltag der Universität veränderte.

Als Kabinettskrieg war der Krieg ohnehin durch eine geringe Beteiligung der Öffentlichkeit gekennzeichnet.

Bei Eintreffen der Franzosen redete der amtierende Prorektor Samuel Christian Hollmann[126] dem Kommandanten Oberst von Storren den Plan aus, mit seinen 200 Mann die Stadt verteidigen zu wollen und führte mit Kaestner zusammen die Übergabeverhandlungen. Darin sicherte der französische Marschall d´Estrées den Professoren die Befreiung von Einquartierungen und das Verbot, Studenten als Soldaten anzuwerben, zu. „*Am 16. Juli 1757 kapitulierte die Stadt, die bis 1762 im Etappengebiet der Franzosen lag.*"[127]

Einige der Besatzer besuchten Vorlesungen der Universität, der Marquis de Loftanges nahm sogar die Doktorwürde der juristischen Fakultät an und ließ sich als ein Mitglied der „*Societät der Wissenschaften*" aufnehmen.

Dennoch blieb die Besatzung natürlich nicht gänzlich ohne Folgen für die Stadt. So wird von Verunglückten eines Pulverturms sowie Sprengungen mehrerer Minen berichtet.[128] Darüber hinaus war Göttingen mit seinem damaligen Festungscharakter in seiner Ausdehnung während des Krieges eingeschränkt. So wurde nach Ende des Krieges der Stadtwall an mehreren Stellen durchbrochen und beispielsweise der botanische Garten erweitert.[129]

Zusammenfassend muss davon ausgegangen werden, dass der Krieg den Alltag des Universitätsbetriebes wenig veränderte, er führte aber zu einer

---

125 Schlumbohm: Lebendige Phantome, 2012, S. 18
126 Samuel Christian Hollmann war ab 1734 Professor für Physik und Metaphysik an der Universität Göttingen.
127 Meinhardt: Universität Göttingen, 1977, S. 29
128 Vgl. Pütter; Saalfeld; Oesterley: Akademische Gelehrten-Geschichte, 1765, S. 17 ff.
129 Vgl. Gruber: Naturwissenschaftliche und medizinische Einrichtungen, 1955, S. 14

verlangsamten Entwicklung der Universität. Zudem scheint es innerhalb der Universität auch Berührungspunkte mit den französischen Besatzern gegeben zu haben, da diese zum Teil – wie oben beschrieben – auch am universitären Leben teilnahmen.

2.3.1.3 Lehre in der Geburtshilfe an der Universität zu Göttingen zur Studienzeit Steins

Als Besonderheit der Universität zu Göttingen muss das bereits 1751 gegründete Gebärinstitut gelten. Sogar im internationalen Maßstab war es das einzige seiner Art, das einer Universität zugehörig war und vornehmlich der Lehre der Studenten diente.

Das Gebärinstitut, wie Stein es zu Zeiten seines Studiums vorgefunden hat, war indes sehr klein. Es handelte sich lediglich um zwei Kammern innerhalb des Armen-Krankenhauses zum Kreuze am Geißmar-Tor. Diese lagen hinter der baufälligen Kirche St. Crucis im Armenviertel. Dabei diente das eine Zimmer als Patientenzimmer, das andere war für das als Hausmeister und Wärterin angestellte Ehepaar bestimmt.[130]

Die Geburten und Übungen waren jeweils auf zwölf bis vierzehn Studenten begrenzt, die sich *„stille und bescheiden"* verhalten müssten und in den Anfangssemestern keinen Zutritt hatten.[131] Etwa 20 Studenten pro Semester nahmen am geburtshilflichen Kurs von Roederer teil, viele – so wohl auch Stein – länger als ein Semester.[132]

Da dieses Hospital dem Nutzen der Studenten dienen sollte, war es schwierig, schwangere Personen zu finden, die sich im Gebärinstitut entbinden ließen. Da man aufgrund des geringen Platzes maximal 6 Personen gleichzeitig beherbergen konnte, war es nicht möglich, den Patientinnen, wie später üblich, Anreize zur Aufnahme durch kostenfreie Logis und Kost zu schaffen. Vielmehr wohnten die Frauen weiterhin in der Stadt und den nahegelegenen Dörfern, bekamen aber 6 Mariengroschen als Kostgeld pro Woche ausgezahlt, wenn sie zu den wöchentlichen Untersuchungsübungen kamen. Erst kurz vor der Geburt wurden sie stationär aufgenommen und bekamen dann jeweils zur Taufe des Kindes und zur Entlassung erneut einen halben Taler (= 18 mgr.). Starb das Kind, wurden die Begräbniskosten in Höhe von 14 Mariengroschen vom Institut übernommen.[133]

---

130 Vgl. Gruber: Naturwissenschaftliche und medizinische Einrichtungen, 1955, S. 21 f.
131 Schlumbohm: Lebendige Phantome, 2012, S. 17
132 Ebd., S. 20
133 Ebd., S. 18

Wie oben erwähnt war Johann Georg Röderer als Professor der Geburtshilfe als Vorsteher dieser Institution tätig, gleichzeitig stand er auch der Anatomie vor. Er ließ seine Studenten zunächst Übungen an der Gebärmaschine, einem Nachbau eines weiblichen Beckens mit der dazugehörigen ledernen Puppe als Simulation des durch den Geburtskanal tretenden Säuglings, vornehmen. Dabei konnte der Umgang mit den geburtshilflichen Instrumenten, vornehmlich der Zange, erlernt werden. Seine Vorlesungen hielt er ausschließlich auf Latein, seine Privatvorlesungen fanden um fünf Uhr morgens statt.[134]

Insgesamt erscheint der klinische Unterricht bei all der hervorzuhebenden Innovation in noch sehr beschränktem Rahmen stattgefunden zu haben. Wenn man bedenkt, dass bei den Geburten meisten zwölf bis vierzehn Studenten anwesend waren und insgesamt im Institut nur 10 bis 30 Geburten pro Jahr stattfanden, kann man davon ausgehen, dass Steins praktische Erfahrung sich bei der Beendigung seines Studiums auf ein Minimum beschränkte. Kaum erstaunlich ist es daher, dass er kurz nach Abgabe seiner Dissertation – wie damals üblich – sein theoretisches und praktisches Wissen mit einer Reise durch die verschiedenen geburtshilflichen Schulen Europas ergänzen wollte.

2.4 Auslandsreisen – Gelehrte Reisen

Kurz nach der Abgabe seiner Dissertationsschrift brach Stein 1760 nach Straßburg auf. Hier nahm er, nachdem er sich am 12. Mai 1760 in Straßburg immatrikuliert hatte, einen Monat lang an den Vorlesungen von Johann Jakob Fried teil. Danach reiste er weiter nach Paris, wo er den Abt Nollet im Collège de Quatre Nations, Raphael Bienvenu Sabatier im Hôtel des Invalides und André Levret in dessen Hause hörte. Bei Herbstexkursionen in die Provinzen Hollands besuchte er außerdem Muschenbroek in seinen Vorlesungen in Leiden.[135]

„Solche gelehrten Reisen gehörten regelmäßig zum Werdegang ehrgeiziger Akademiker; sie waren neben Publikationen und Briefwechsel ein wichtiges Mittel der grenzüberschreitenden Kommunikation in der europäischen Gelehrtenrepublik."[136]

Die folgenden Kapitel sollen sich mit den einzelnen Lehrern Steins auf seinen Reisen beschäftigen sowie mit der Frage, inwieweit er von diesen beeinflusst wurde. Darüber hinaus sollen anhand der Reisen Steins die verschiedenen geburtshilflichen Schulen Europas skizziert werden.

---

134 Meinhardt: Universität Göttingen, 1977, S. 28
135 Vgl. Hirsching: Historisch-literarisches Handbuch, 1809, S. 169
136 Schlumbohm: Lebendige Phantome, 2012, S. 18

2.4.1 Straßburg – Johann Jakob Fried

Als Stein seine Auslandsreisen begann, war für einen angehenden Geburtshelfer im deutschsprachigen Raum die Reise nach Straßburg schon beinahe eine Selbstverständlichkeit – fand er doch dort *„die Mutterschule, [...], deren Vorbild in Deutschland wie anderswo bald zahlreiche derartige Institute ins Leben rief."*[137] Gleichzeitig war diese Schule *„die erste öffentliche geburtshilfliche Schule in Europa, die spezialisierte Ärzte ausbildete."*[138]

Der Schirmherr und Lehrer dieser zu Steins Zeiten einzigartigen Institution war Johann Jakob Fried.[139] 1727 wurde er nach dreizehnjähriger Tätigkeit als Arzt als Prüfer für angehende Hebammen zugelassen. *„Entsetzt über die lückenhaften anatomischen Kenntnisse [...] dieser Frauen, leitete er wichtige Reformen ein, um den Unterricht zu verbessern. Seine Kurse sollten jedoch nicht nur den Hebammen, sondern gleichzeitig auch den Studenten zugänglich sein."*[140]

Bereits 1728 begannen die Kurse, die vornehmlich für Hebammen vorgesehen waren, in Räumlichkeiten am Bürgerspital. Sie dauerten für Hebammenschülerinnen zwei Jahre, es fanden sich aber auch immer wieder Studenten ein, die bei Fried die Geburtshilfe erlernen wollten. Die Vorlesungen befassten sich mit den anatomischen und physiologischen Grundlagen des Geburtsvorgangs sowie mit der Übung geburtshilflicher Handgriffe bei verschiedenen Kindslagen, wie damals üblich anhand von Übungen am Phantom, aber auch als klinischer Unterricht mit Patientinnen. Die Studenten erlernten auch den Umgang mit geburtshilflichen Instrumenten. Bei seltenen Geburtsfällen wurde auch nachts unterrichtet. Dabei orientierte sich Fried nicht an einem eigenen Lehrbuch (er selbst hatte nie eines verfasst), sondern lehrte anhand zweier Manuskripte sowie

---

137 Fasbender: Geschichte der Geburtshilfe, 1906, S. 251
138 Hader: Geburtshilfe in Frankreich, 1988, S. 30
139 Johann Jakob Fried war am 20. April 1689 in Straßburg geboren. Er studierte in seiner Vaterstadt Medizin und reiste im April 1711 nach Jena, Leipzig, Dresden, Hamburg, Bremen, Deventer, Amsterdam und Leiden, um dann über Utrecht und Brüssel seine Reise bis nach Paris fortzusetzen. Dort verbrachte er zwei Jahre. Er durfte dort – und dies bedeutete ein großes Privileg, da sonst nach den Bestimmungen der Gebäranstalt keine Ärzte Zutritt fanden – am Hôtel-Dieu als Accoucheur tätig werden und sammelte so wichtige praktische Erfahrungen. 1714 kehrte er nach Straßburg zurück, promovierte und begann eine erfolgreiche Praxis. Vgl. Fasbender: Geschichte der Geburtshilfe, 1906, S. 248 f.
140 Hader: Geburtshilfe in Frankreich, 1988, S. 21 f.

der deutschen Übersetzung der Lehrbücher von François Mauriçeau und Pierre Dionis. Der Unterricht fand in deutscher Sprache statt.[141]

1737 wurde die geburtshilfliche Station erweitert. Als Stein sich als Schüler dort einfand, umfasste diese zwei Säle und konnte jährlich 80 Frauen aufnehmen.[142] Es wird berichtet, dass diese oftmals überbelegt gewesen und regelmäßig vom Kindbettfieber heimgesucht worden sei.[143]

Fried starb am 5. September 1769 in seiner Vaterstadt nach langjähriger Praxis.

Die Reise Steins nach Straßburg und die Einschreibung bei Johann Jakob Fried muss als wichtige Entwicklungsstufe Steins gesehen werden. In der Person Frieds, aber auch in dessen Institution, fand er neben seinen Erfahrungen bei Röderer in Göttingen ein weiteres wichtiges Vorbild und Anregung für seine spätere Tätigkeit als Leiter der geburtshilflichen Anstalten in Kassel und Marburg.

Dennoch wird er weniger Fried als seinem französischen Lehrer Levret in seinen Lehren folgen. So schreibt er in seiner *„Practischen Anleitung zur Geburtshülfe"* überaus kritisch über die Instrumentarien seines Lehrers: *„Die Kopfsäge von Fried, dem Vater, ist bey der Perforation ein sehr unnützes Instrument, und sein Hirnlöffel ist nicht besser; wenigstens, und zum Ueberflusse, ist er ehender [sic!] höchst unbequem, als nützlich zu gebrauchen."*[144]

2.4.2 Paris – André Levret, Jean Antoine Nollet, Raphael Bienvenu Sabatier

Frankreich hatte in geburtshilflichen Belangen bereits seit dem 16. Jahrhundert eine hohe Stellung inne.[145] Nahezu alle bekannten Geburtshelfer, so zum Beispiel auch Steins Lehrer Röderer, haben in Paris einige Zeit verbracht.[146] Dabei waren in Paris, besonders am berühmten Hôtel Dieu, von alters her die Hebammen die Berufsgruppe, die die zahlreichen Geburten[147] leiteten. Für Männer war es

---

141 Vgl. Hader: Geburtshilfe in Frankreich, S. 22

142 Vgl. Hakemeyer; Keding: Hebammenschulen, 1986, S. 72

143 Vgl. Hader: Geburtshilfe in Frankreich, 1988, S. 22

144 Stein, Georg Wilhelm: Practische Anleitung zur Geburtshülfe. Zum Gebrauche der Vorlesungen. Mit zwölf Kupfertafeln. Dritte verbesserte und vermehrte Auflage. Kassel 1783, S. 161

145 Vgl. Fasbender: Geschichte der Geburtshilfe, 1906, S. 244

146 Vgl. Hader: Geburtshilfe in Frankreich, 1988, S. 12

147 Um 1700 fanden im Hôtel Dieu 1000–1500 Geburten jährlich statt. Verglichen selbst mit der bekanntesten geburtshilflichen Schule im deutschsprachigen Raum in Straßburg mit 80 Geburten pro Jahr war dies eine außergewöhnlich hohe Zahl.

nicht einfach, überhaupt nur Zugang zur Entbindungsabteilung und zum Unterricht zu erhalten, der ausdrücklich für die Hebammen bestimmt war. Wenn sie Zutritt erhielten, dann nur „*en grand costume*".[148] „*Der Hauschirurg wurde nur in besonders schwierigen Situationen gerufen, wenn ungewohnte Eingriffe mit Instrumenten erforderlich waren. Den Studenten verbot die Krankenhausverwaltung den Zutritt zeitweise sogar ganz. Man fürchtete, die Anwesenheit von Männern könnte die Gebärende unnötig demütigen und ihre Reinheit, ihr Schamgefühl und ihre Ehetreue gefährden. Noch nach 1800 durften nur besonders befugte Ärzte zur Visite die Abteilung betreten.*"[149]

Trotz dieser Schwierigkeiten gab es eine Reihe auch männlicher Geburtshelfer, die sich in dieser Zeit in Paris einen Namen machten. Der Andrang auf die begehrten Lehrplätze war auch aus dem Ausland groß. Trotz des Geburtenreichtums blieb für Männer die Lehre aus oben genannten Gründen jedoch wesentlich auf theoretische Vorträge mit Phantomübungen beschränkt. Die geburtshilflichen Anschauungsmaterialien wurden oftmals mit Hilfe der Hebammen beschafft, bei denen auch die nötigen Räumlichkeiten gemietet wurden.[150]

Stein erreichte Paris in einer Zeit, in der vor allem ein Geburtshelfer großen Ruhm erlangt hatte. André Levret war 1703 in Paris geboren worden. Er war gelernter Chirurg, wandte sich aber bald der Geburtshilfe zu. Er widmete sich der Weiterentwicklung der Zangenoperation.[151] Dabei passte er die zuvor üblicherweise geraden Löffel der Zange mit einer Krümmung an die Anatomie des weiblichen Beckens an und verband beide Löffel statt mit einer Kette mit einem Schloss (Abb. 1).

Zusätzlich hinterließ Levret aber auch weitere geburtshilfliche Instrumente und zahlreiche Veröffentlichungen. „*Die Anwendung und Weiterentwicklung der Zange brachte diesem beliebten Geburtshelfer so großen Ruhm, daß sich Schüler aus dem In- und Ausland um ihn drängten, und er zum „Accoucheur de la Cour"* (Geburtshelfer am Hof des Königs) *ernannt wurde.*"[152] Zu seinen Patientinnen zählte die Ehefrau des Kronprinzen und Mutter Louis XVI, er war außerdem Mitglied der königlichen chirurgischen Akademie.[153]

148 Vgl. Fasbender: Geschichte der Geburtshilfe, 1906, S. 245
149 Hader: Geburtshilfe in Frankreich, 1988, S. 12
150 Vgl. Fasbender: Geschichte der Geburtshülfe, 1906, S. 311
151 Vgl. ebd., S. 313
152 Vgl. Hader: Geburtshilfe in Frankreich, 1988, S. 7
153 Vgl. Hibbard: Obstetrician´s armamentarium, 2000, S. 39

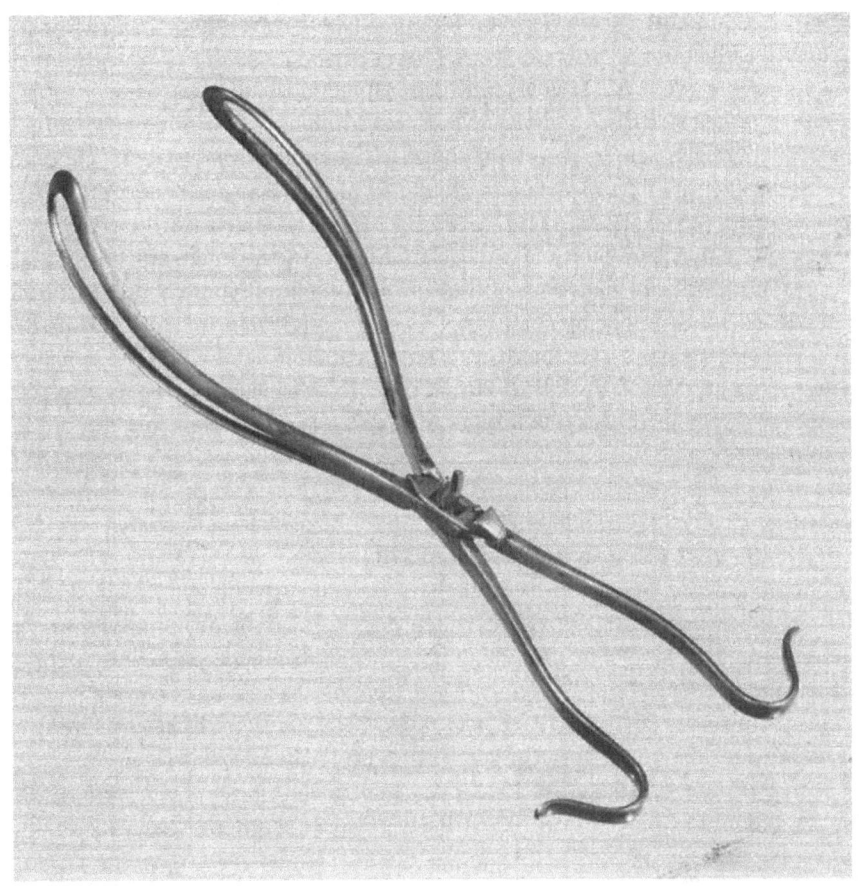

Abb. 1: Levretsche Zange. Abb. aus Kuhn; Tröhler: Armamentarium Gottingense, 1987, S. 96

Stein wurde ein glühender Anhänger Levrets. So finden sich in seinen zahl-reichen Veröffentlichungen hierfür viele Beispiele, allein die Gelegenheitsschrift *„Von dem Bau und den Vorzügen der Levret'schen Geburtszange"*, die später erneut in seinen *„Kleine[n] Werke[n] zur practischen Geburtshülfe"* veröffentlicht wurde, zeigt in vielen Passagen die Bewunderung für diesen Lehrer, den er als *„in Erfindung mechanischer Dinge so scharfsinnige[s] als glückliche[s] Genie [...]"*[154]

154 Stein, Georg Wilhelm: Kleine Werke zur Geburtshülfe. Marburg 1798, S. 400

bezeichnete. In einer Rezension von Steins „Kleine[n] Werke[n] zur Practischen Geburtshülfe" in der „Auserlesenen Bibliothek der neuesten deutschen Litteratur" wurde auf die Nähe zur Levretschen Lehre folgendermaßen verwiesen: „Meistens aber finden sich darin Levrets Lehren ausgeführet."[155] Levret gilt aus heutiger Sicht auch wegen seiner Veröffentlichung „L´Art des accouchements demontré par les principes de physique et de méchanique" als der Begründer der rationalen, also einer auf physikalischen und mechanischen Gesetzen basierenden Geburtshilfe.[156] Auch hier wird Stein ihm in Vielem folgen. So wird auch er – wie damals üblich – eine Vielzahl an geburtshilflichen Instrumenten erfinden, die Ausdruck eines Konzepts strenger mechanischer Gesetzmäßigkeiten im Verständnis des Geburtsprozesses sind. Darüber hinaus blieb er auch in seinen Werken den Wissenschaften der Mathematik und Physik treu. So schrieb zum Beispiel sein späterer Freund Ernst Gottfried Baldinger im „Neuen Medicinischen und Physischen Journal" über die „Kleinen Werke zur practischen Geburtshülfe": „Kohlhaas[157] konnte die Leser seines mathematischen Lehrbuchs vom Nutzen der Mathematik nicht besser überzeugen, als wenn er auf Steins Schriften [...] verwies, die man ohne Mathematik gar nicht begreifen kann."[158]

Levret gilt als operationsfreundlicher, eher invasiv tätiger Geburtshelfer, der der Zangenoperation in vielen Fällen den Vorzug vor der physiologischen Geburt gegeben hat.[159] Für diese Haltung sollte er von anderen Geburtshelfern seiner und nachfolgender Zeiten kritisiert werden.

Insgesamt war Levret in Paris mit Sicherheit Steins wichtigster Lehrer, er besuchte dort aber auch Vorlesungen Nollets und Sabatiers.[160]

Jean Antoine Nollet (1700–1770), der häufig auch unter dem Namen Abt Nollet genannt wird, wurde 1700 in Paris geboren, studierte dort Physik und

---

155 Auserlesene Bibliothek der neuesten deutschen Litteratur. 4. Bd. Lemgo 1773, S. 70

156 Vgl. Hibbard: Obstetrician´s armamentarium, 2000, S. 39

157 Johann Jacob Kohlhaas hatte 1792 das Werk: Mathematik für Ärzte als Fortsetzung eines Manuskripts von Johann Ernst Basilius Wiedeburg herausgegeben, auf das Baldinger hier Bezug nimmt.

158 Baldinger, Ernst Gottfried: Neues Medizinisches und Physisches Journal. 2. Bd. Erstes Stück. Marburg 1799

159 Vgl. Fasbender: Geschichte der Geburtshilfe, 1906, S. 313

160 Vgl. Creuzer: Memoria, 1803, S. 7: „Quo ardentius industriam suam incitavit Steinius, cum doctores ejus Urbi celeberrimos adhiberet; Nolletum Abbatem, Sabaterium, Levretum, quorum illi in publicis aedibus docebant, hic domi suae. Nolletus enim in eo museo scholam aperuerat, quod quatuor nationum dicebatur (College de quatre nations), Sabaterius in militum invalidorum prytaneo (Hotel des Invalides)."

Theologie, bevor er experimenteller Naturforscher wurde. Er widmete sich dabei der Anatomie von Insekten, der Befruchtung von Fröschen, der Temperatur- und Drucklehre, dem Magnetismus, den Klangwellen. Bekannt wurde er aber vor allem wegen seiner die Elektrizität betreffenden Experimente, dabei reiste er auch nach England und Holland, wo er Petrus und Ian von Muschenbroek traf. Er gilt außerdem als Entdecker der Osmose. 1753 erhielt er den ersten Lehrstuhl für Experimentalphysik an der Universität in Paris. In dieser Zeit lernte Stein ihn kennen, als er am „Collège de quatre nations" lehrte. Nollet starb 1770 in Frankreich.[161]

Raphael Bienvenu Sabatier (1732–1811) wurde 1732 in Paris als Sohn eines Chirurgen geboren. Zunächst erwarb er mit 17 Jahren den „Mâitre d´arts", nach- dem er jahrelang gelehrte Sprachen, Physik, Geometrie, Musik und Zeichnen als seine Schwerpunktfächer gewählt hatte. Schließlich musste er wegen eines Apo- plex seines Vaters den Lebensunterhalt für die Familie verdienen und intensi- vierte den chirurgischen Unterricht, den er schon zuvor unter der Obhut seines Vaters gegeben hatte, zum Gelderwerb. So bestand er schließlich seine Prüfung zum Chirurgen im Alter von 20 Jahren. Sabatier wurde – wie sein Vater – Mit- glied in der „Académie de Chirurgie". Im Alter von 24 Jahren wurde er an den Lehrstuhl der Anatomie an der „École de Saint-Côme" berufen. 1759 wurde er Adjunkt des „Hôtel des Invalides", wo er 1773 dann auch als Chefchirurg tätig war. Hier erreichte Stein ihn als Schüler auf dem Höhepunkt seiner Karriere. Sein Hauptwerk war ein Handbuch der Anatomie. Er wurde 1792 zum Militär abberufen, aber ab 1794 nach der Reorganisation der Pariser Universität an der „École de Saintes" als erster Professor angestellt. 1804 wurde er Berater Napo- leons und Ritter der Ehrenlegion. Er verstarb 1811.[162]

Insgesamt war es Stein also möglich, neben dem für ihn so wichtigen Geburts- helfer André Levret mit Jean Antoine Nollet auch einen berühmten Physiker sowie den berühmten Chirurgen und Anatomen Raphael Bienvenu Sabatier in ihren Vorlesungen zu hören. Mit Nollet, der sich als Experimentalphysiker mit der sogenannten Leidener Flasche beschäftigt hatte, könnte die Idee Steins

---

161 Vgl. Pyenson, Lewis; Gauvin, Jean-Francois: The art of teaching physics. The Eight- eenth-Century Demonstration Apparatus of Jean Antoine Nollet. Sillery 2002, S. XV ff.

162 Zum Leben Sabatiers vgl. Göttingische Gelehrte Anzeigen unter der Aufsicht der königlichen Gesellschaft der Wissenschaften, 3. Bd. Göttingen 1812, S. 1571 f. und D'Azyr, Victor: Encyclopédie méthodique ou par ordre de matières, 12. Bd. Paris 1827, S. 638f.

entstanden sein, auch Leiden in Holland und dort den berühmten Experimentalphysiker Muschenbroek noch zu besuchen.

2.4.3 Leiden – Pieter von Muschenbroek

„*Obwohl unser Freund [gemeint: Georg Wilhelm Stein] das Hauptgewicht der Studien und seines Lebens auf die Geburtshilfe gelegt hatte, so glaubte er doch andere Dinge nicht vernachlässigen zu dürfen, die, auch wenn sie weniger mit dem ersten Vorhaben zusammenhängen, doch nützlich sind und einen Arzt wunderbar zieren. Weil er also von größtem Eifer gefesselt war, die Natur zu erforschen, nutzte er den günstigen Ort und investierte freie Zeit, um Physiklehrer zu hören oder derartige Bücher zu lesen. Dadurch kam es, dass er, weil er während der freien Zeit im Herbst die benachbarten Niederländer besuchte, nach Leiden ging, wo er Muschenbroek, einen überragenden Naturforscher kennenlernte, der Physikvorlesungen hielt. Später schien er dies zu den besonderen Glücksfällen bei seinen Studien zu zählen, dass es möglich gewesen war, eine Weile an den Lippen des Mannes zu hängen, der nicht weniger wegen seines Alters als wegen seiner Lehre bewundernswert war.*"[163]

Tatsächlich war Pieter von Muschenbroek, als Stein ihn 1761 in Leiden hörte, bereits 69 Jahre alt.

Muschenbroek war 1692 in Leiden in einer Familie von Instrumentenmachern und Erfindern geboren worden. Er studierte an der dortigen Universität zunächst Medizin, lehrte danach aber Mathematik und Physik an der Universität in Duisburg. 1723 kehrte er nach Utrecht zurück, wo er ebenfalls Mathematik und Physik, aber auch Astronomie lehrte. 1740 ging er zurück nach Leiden, nachdem er als Professor der Physik berufen worden war. Dort stellte er mit der Hilfe seine Bruders Jan von Muschenbroek verschiedene physikalische Instrumente her, z.B. die Leidener Flasche und ein Pyrometer.[164]

---

163 Übersetzung von Creuzer: Memoria, 1803, S. 7f.: *Neque tamen Noster, cum in arte obstetricia studiorum vitaeque suae domicilium collocasset, alia negligenda duxit, quae, si minus conjunctiora cum primario consilio, adjuvant tamen mirifice medicum ornantque. Itaque quum summo naturae indagandae studio teneretur, opportunitate loci usus, horas subsecivas vel audiendis physicis doctoribus vel legendis ex hoc genere libris impendit. Quo factum est, ut cum per feriarum autumnalium otium finitimos Batavos adiisset, Leidam praecipue peteret, ubi Muschenbroekium summum naturae investigatorem lectiones physicas habere cognovisset. Posteaque numerare visus est, licuisse sibi pendere aliquantisper ab ejus viri ore, nunc quidem aetate non minus, quam doctrinâ venerandi.*

164 Vgl. Van Berkel, Klaas; Van Helden, Albert; Palm, Lodewijk: A History of Science in the Netherlands. Survey, Themes and Reference. Leiden; Boston; Köln 1999, S. 538 ff.

Tatsächlich muss die Reise zu dem bekannten Naturforscher für Stein als angehender Geburtshelfer als Besonderheit gelten. Es wirkt erneut wie ein Beweis für die Tatsache, dass Stein sich neben der Geburtshilfe, auf die er sich früh in seiner Laufbahn fokussierte, besonders für Physik und physikalische Gesetze interessierte.

2.5 Wissenschaftliche Prägung Steins durch seine Lehrer

Als große Vorbilder Steins müssen nach Auswertung der vorliegenden Quellen insbesondere der Göttinger Professor Johann Georg Röderer und der Franzose André Levret genannt werden.

Georg Wilhelm Stein folgte in vielem seinem Göttinger Professor, so auch in seiner gelehrten Reise. Die einzigen Unterschiede zwischen der Reise Röderers und der seines Eleven Stein waren der Zeitpunkt – Röderer trat seine Reise bereits vor seiner Dissertation an, während Stein sie erst nach der Dissertation begann – und zum anderen gingen zwar beide nach Paris und in das niederländische Leiden, Röderer besuchte dann aber noch mit London die englische geburtshilfliche Schule, während Stein die Heimatuniversität seines Lehrers in Straßburg besuchte und „den englischen Weg" nicht beschritt.[165]

Ob die Entscheidung Steins, England nicht zu besuchen, eine bewusste war oder aus Geldmangel unterblieb, bleibt offen. Klar ist aber, dass Stein seine Lehre und geburtshilfliche Praxis wie oben beschrieben in enger Anlehnung an den Franzosen André Levret gestaltete.

In Bezug auf die Invasivität bleibt Stein trotz seiner Begeisterung über die Errungenschaften Levrets um die Zangengeburt nahe bei seinem Lehrer Röderer, der 88% der Geburten ihren natürlichen Lauf ließ. Nach den Auswertungen von Christina Vanja wurden im Kasseler Geburtshaus unter Steins Aufsicht 83% der Kinder auf natürlichem Wege unter der Leitung von Hebammen geboren.[166] Verglichen z.B. mit Steins Schüler Osiander, der bei 40% der Geburten zur Zange griff[167], muss Stein eher als exspektativer Geburtshelfer gelten. Dabei war Stein bereits zu Studienzeiten neben der Geburtshilfe maßgeblich interessiert in den Disziplinen der Experimentalphysik und Mathematik. So hörte er von Muschenbroek in Leiden und Nollet in Paris als wichtige Vertreter dieser Disziplinen.

Sowohl die Liebe zur Mathematik als auch die größten Vorbilder Steins fasst sein Schüler Osiander folgendermaßen zusammen: „*Von seinen Lehrern, Röderer*

---

165 Vgl. Schlumbohm: Lebendige Phantome, 2012, S. 14 f.
166 Vanja: Kasseler Accouchier- und Findelhaus, 2004, S. 115
167 Vgl. Schlumbohm: Lebendige Phantome, 2012, S. 183

und Levret, war die Liebe, seine Kunst mathematisch zu behandeln, zu ihme [sic!] übergegangen, die sich auch in seinem Lehrbuch der Geburtshülfe und in seinen übrigen Schriften überall äußerte (…)".[168]

Insgesamt muss die Entwicklung der Geburtshilfe als akademisches Fach in dieser Zeit als europäisches Phänomen gesehen werden. Nahezu alle berühmten Geburtshelfer machten akademische Reisen durch Europa, um die wichtigsten Zentren in Paris, Straßburg und London selbst zu sehen. Nach dem Schneeballprinzip wurden dann im deutschsprachigen Raum ähnliche Institute wie in Straßburg unter der Leitung Frieds gegründet. Stein profitierte dabei durch den Unterricht bei Röderer an dem bereits gegründeten geburtshilflichen Institut in Göttingen. Zu der weiteren Verbreitung geburtshilflicher Institute trug er selbst im Folgenden maßgeblich bei.

---

168 Osiander, Friedrich Benjamin: Lehrbuch der Entbindungskunst. Erster Theil, Göttingen 1799, S. 353

3 Kasseler Zeit (1761–1792)

Den größten Teil seines Berufslebens, nämlich 31 Jahre, verbrachte Georg Wilhelm Stein in seiner Geburtsstadt Kassel. Nachdem er im Sommer 1761 von seinen Auslandsreisen, frisch approbiert und promoviert, zurückgekehrt war, begann er als praktischer Arzt tätig zu werden. Über die ersten zwei Jahre seiner Tätigkeit finden sich in den vorliegenden Quellen kaum Aussagen. So wird in der Allgemeinen deutschen Biographie nur von einer *„ausgedehnte[n] Praxis"*[169] in dieser Zeit berichtet, und auch die sonst biografisch ausführliche Rede Creuzers anlässlich Steins Tod erbringt lediglich den Hinweis auf den Beginn einer berufsmäßigen Ausübung der Heilkunst und eine Praxis, *„die sich von allen anderen unterschied"*.[170] Lediglich eine von Stein selbst erstellte Auflistung der widernatürlichen Geburtsfälle umfasst auch die Jahre 1761 bis 1763 und zeigt, dass er in dieser Zeit drei Wendungen und acht Zangengeburten verrichtet hat.[171] Wie viele natürliche Geburten er in dieser Zeit begleitet hat, lässt sich hingegen nicht rekonstruieren, allerdings wird deren Anzahl nicht allzu hoch gewesen sein, wenn man bedenkt, dass die natürliche Geburt weiterhin in den meisten Fällen von Hebammen betreut wurde und männliche Accoucheure eher bei Komplikationen hinzu kamen. Auch der Bekanntheitsgrad des später vielfach zu Frauen von Stande gerufenen Accoucheurs war aller Wahrscheinlichkeit nach noch nicht so groß, als dass diese Form der Geburtsbegleitung eine große Rolle in den Anfangsjahren gespielt haben dürfte.

1763 schließlich wurde Stein Leiter des neu eingerichteten Accouchirhauses in Kassel. Zu dieser 24 Jahr andauernden Tätigkeit, der eigentlichen Institution als Teil einer politisch motivierten Geschichtsschreibung aufgrund der unterschiedlichen Sichtweise der Stifter der Institution auf der einen Seite, des durch die

---

169 Deutsche Biographie – Elektronische Allgemeine Deutsche Biographie (E-ADB), herausgegeben von der Historischen Kommission bei der Bayerischen Akademie der Wissenschaften und der Bayerischen Staatsbibliothek, Version Juli 2010: http://www.ndb.badw.de/adb.htm

170 Übersetzung von Creuzer: Memoria, 1803, S. 8: *In patriam redux a. 1761, aestate, nunc demum sibi satis paratus videbatur qui ad artem factitandam accederet. Bienno in hac opera transacto, quum et certam ratione, probaret omnibus et varium usum, professio ipsi extraordinaria data est, quo non modo parientibus adesset partum levando verum et viris juvenibus, artis principia tradendo.*

171 Vgl. Stein: Kleine Werke, 1798, S. 463

Institutionalisierung der Geburtshilfe entstandenen Spannungsfelds mit den Hebammen und den Patientinnen auf der anderen Seite soll im Folgenden ausführlich Stellung genommen werden. Dabei soll sowohl auf die Rolle der Frau als „Versuchsobjekt" im Rahmen von Zangengeburt und Kaiserschnitt als auch auf den Umgang mit Leichen innerhalb dieser Institution eingegangen werden.

Stein selbst durchlief in dieser Zeit eine beachtliche Karriere, die weitestgehend noch anhand von Archivalien im Staatsarchiv Marburg nachzuvollziehen ist. So wurde er am 1. Oktober 1763 zum Professor extraordinarius berufen und bekam damit einhergehend nach dem Versterben des Professors Dr. Gössel[172] eine Besoldung von 50 Reichstalern pro Jahr. Dafür erhielt er die Aufgabe, die Hofbediensteten medizinisch zu versorgen. Bereits ein Jahr später erhielt Stein erneut eine Gehaltserhöhung um 100 Reichstaler, nachdem ihm am 2. März 1764 eine ordentliche Professur für Entbindungskunst und Chirurgie übertragen worden war. Am 20. Oktober 1769 schließlich ist erneut eine Zulage von 50 Reichstalern in Naturalien dokumentiert (Stein bittet hier aber zusätzlich um Holz) sowie am 2. März 1773 eine Gehaltserhöhung von 100 Reichstalern. Am 22. März 1774 erhielt Stein erneut eine Zulage von 200 Reichstalern. Darüber hinaus wurde ihm am 22. Februar 1782 das Prädikat als Hofrat verliehen.[173] Er kam also 1774 auf ein Gesamtgehalt von 450 Reichstalern sowie 50 Reichstalern in Naturalien im Jahr.[174] Dies scheint ein durchaus gutes Gehalt zu sein, wenn man heranzieht, was andere Professoren in vergleichbarer Position verdient haben. So ist für Osiander in Göttingen deutlich später ein Gehalt von 500 Reichstalern dokumentiert, für Johann Heinrich Fischer (1759–1814) waren es als Professor ordinarius in Göttingen 1786 gerade einmal 200 Reichtaler.[175] Gleichzeitig war der Landesherr bereit, auch deutlich höhere Gehälter zu zahlen, wenn es darum ging, einen Professor an das Collegium Carolinum zu berufen, der sein Interesse geweckt hatte. So erhielt Ernst Gottfried Baldinger 1781 das unglaubliche Gehalt von 2000 Reichtstalern, als er als landgräflicher Leibarzt

---

172 Dr. Cornelius Gössel lebte von 1718–1764 und war neben Huber d.Ä., Mutillet und Georg Wagner einer der 4 Medizinprofessoren am Collegium Carolinum.

173 Vgl. Hessisches Staatsarchiv [HStAM], Bestand [Best.] 5, Nr. 2919: Kassel: Bestallung des Dr. med. Stein zum Professor am Gymnasium Carolinum in Kassel, seine Ernennung zum Hofrat und seine Besoldung. 1763–1782, fol. 1 und HStAM Bestand 40a, Rubrik 4, Nr. 3975: Kassel: Bewilligung und Verabfolgung einer Besoldungszulage für den Hofmedikus Prof. Dr. Georg Wilhelm Stein zu Kassel. 1769

174 Die genauen Umstände der jeweiligen Gehaltserhöhungen sind den Archivalien leider nicht zu entnehmen.

175 Vgl. Schlumbohm: Lebendige Phantome, 2012, S. 42 und S. 70

und Primarius in Kassel tätig wurde, während der Primarius der Marburger Universität nur 600 Reichstaler verdiente.[176]

Dabei kann bemerkt werden, dass dies lediglich das Grundgehalt Steins bildete. Durch seine Privatpraxis hatte er der Accouchir- und Hebammenordnung vom 21. Dezember 1767 zufolge ein Anrecht auf eine zusätzliche Vergütung. So standen ihm *„für eine Exploration vor der Geburt oder persönliche Assistenz und Consilia bey einem Accouchement"* ein bis vier Reichstaler zu, *„für ein natürliches Accouchement"* dreieinhalb bis sechs Reichstaler, für eine Wendung vor Blasensprung fünf bis acht Reichstaler, für eine Wendung danach sechs bis zehn Reichstaler. Für eine Instrumentaloperation schließlich konnte Stein sogar acht bis zwölf Reichstaler verlangen, für eine Kaisergeburt nach Tod der Mutter acht bis zwölf, für eine Kaisergeburt zu Lebzeiten der Mutter sogar zehn bis zwölf Reichstaler.[177] Die Gebührenordnung gab also durchaus einen Anreiz zum operativen Einschreiten in der Privatpraxis. Den Schriften Steins nach zu urteilen, hielt Stein einen indikationslosen Einsatz der Instrumente für schädlich, so dass es eher unwahrscheinlich erscheint, dass dieser aufgrund eines finanziellen Vorteils ein indikationsloses operatives Vorgehen in der Privatpraxis vornahm. Eine Hebamme erhielt zum Vergleich für eine natürliche Geburt nicht dreieinhalb bis sechs, sondern einen bis drei Reichstaler. Darüber hinaus war es durchaus gestattet, dass Reiche eine über die übliche Gebührenordnung gehende Gratifikation gaben, während die Geburtshelfer gleichzeitig dazu angehalten waren, bei *„armen Leuten ihr Sostrum auch ganz oder zum Theil"* nachzulassen.[178] Stein berichtete bezüglich seiner Privatpraxis beispielsweise von einer Offiziersfrau, die er am 3. Dezember 1770 entbunden habe. Anlässlich dieser bevorstehenden Geburt habe er auch seinen neuen Geburtsstuhl verfertigen lassen. Außerdem seien seit 1770 viele Frauen von Stande diesem Beispiel gefolgt und es sei immer üblicher geworden, dass diese sich von männlichen Accoucheuren auch in natürlichen Fällen entbinden ließen[179] – sicherlich mit höheren Gratifikationen verbunden.

Eine weitere Gehaltsquelle Steins war die Mitgliedschaft im Collegium Medicum als einer politischen medizinischen Instanz, die vornehmlich Supervisionsaufgaben übernahm, durch die ihm beispielsweise durch ein Examen je ein

---

176 Vgl. Mey: Medizinerausbildung, 2018, S. 102 f.

177 Vgl. Sammlung Fürstlich Hessischer Landes- Ordnungen und Ausschreiben, nebst dahin gehörigen Erläuterungs- und anderen Rescripten, Resolutionen, Abschieden, gemeinen Bescheiden und dergleichen [HLO], Sechster Theil. Kassel, 1767, S. 493

178 Ebd., S. 472

179 Vgl. Stein: Kleine Werke, 1798, S. 36

Reichstaler, durch die Konsultation bei einer Operation neben der üblichen Vergütung zusätzlich zwei Reichstaler zustanden.[180]

Nicht aus den Primärquellen, dafür aber in mehreren Sekundärquellen ersichtlich ist Steins Ernennung zum Hofmedicus 1766 (nachdem ihm die Versorgung der Livrée-Bediensteten bereits seit 1763 oblag) sowie dann allerdings bereits in seiner Marburger Zeit seine Ernennung zum Oberhofrat 1794.[181] Obwohl das Kasseler Collegium Carolinum niemals den Rang einer Universität innehatte, war Stein bereits in dieser Zeit den an den Universitäten lehrenden Professoren gleichgestellt.[182] Darüber hinaus erhielt er zweimal einen Ruf an andere Universitäten, einmal nach Braunschweig und einmal nach Göttingen, beide Male lehnte er ab.[183]

Darüber hinaus wurde Stein Mitglied in mehreren wissenschaftlichen Vereinigungen, wie der literarischen Gesellschaften zu Gießen und zu Haarlem (1773), Geburtshelfer der Sozietät der Entbindungskunst zu Göttingen (1796) und der naturforschenden Gesellschaft zu Westphalen (1799).[184] Wissenschaftliche Akademien dienten zur Förderung von intellektuellem Austausch und Forschung.[185] Insbesondere zu Steins Mitgliedschaft in der Sozietät der Entbindungskunst zu Göttingen existieren einige nähere Informationen. Diese war von seinem Schüler Friedrich Benjamin Osiander 1795 gegründet worden und hatte 1798 neben Georg Wilhelm Stein auch seinen Freund Ernst Gottfried Baldinger sowie 20 andere namhafte Mediziner als Ehrenmitglieder aufgenommen.[186] Die in Göttingen ansässigen aktiven Mitglieder der Sozietät waren angehalten, sich einmal im Monat zu einer Versammlung zusammenzufinden, in der Vorträge über die Entbindungskunst gehalten wurden. Außerdem sammelte die Gesellschaft *„Zeichnungen, Abbildungen [und] Modelle"*. Gleichzeitig sollte es

---

180 Vgl. HLO VI, 1767, S. 484
181 Vgl. Justi: Hessische Denkwürdigkeiten, 1805, S. 88 f.
182 Vgl. hierzu: Gnädigstes Rescript, daß die bey dem Collegio Carolino allhier angestellte Professores denen Professoribus Philosophiae auf beyden Universtitäten im Rang gleich stehen sollen. Vom 5ten April 1774. In: HLO VI, 1774, S. 762
183 Vgl. Mey: Medizinerausbildung, 2018, S. 116
184 Vgl. Creuzer: Memoria, 1803, S. 14: *Eruditorum societates plures Nostrum suis adscripserunt ut Gissensis literaria, Haarlemensis a. 1773. In doctorum quorundam Gottingensium, qui arti obstetriciae communia studia addixerunt, collegium cooptatus est a. 1796. Tandem, anno 1799, factus est naturae curiosorum Westphalicorum collega.*
185 Vgl. Mey: Medizinerausbildung, 2018, S. 103
186 Vgl. Schlumbohm: Lebendige Phantome, 2012, S. 200 f.

Korrespondenzen innerhalb der Gesellschaft geben, auch schriftliche Konsile für Schwangere und Wöchnerinnen sollten Gegenstand des Tätigkeitsfeldes sein.[187]

Es finden sich im Staatsarchiv Marburg außerdem mehrere Quellen, die auf der einen Seite die Organisation des Hebammenunterrichts betreffen, auf der anderen Seite gibt es eine ausführliche Quelle bezüglich eines Gerichtsstreits, in dem die Hebamme Siebert von Stein und seinem Kollegen Böttger der Pfuscherei bezichtigt wurde. Anhand dieser Quellen soll im Folgenden der in der Geschichtsschreibung schon ausführlich beleuchtete Konflikt, der mit dem Eindringen der männlichen Accoucheure in den Wirkungskreis der Hebammen einherging, exemplarisch untersucht werden. Interessant innerhalb Steins Zeit in Kassel ist neben seiner ärztlichen Tätigkeit der Beginn seines umfassenden freimaurerischen Engagements. Doch auch die politische Motivation der Versetzung der in Kassel tätigen Professoren an die Universität nach Marburg und damit auch das Ende von Steins Kasseler Zeit spielen eine wichtige Rolle im Themenspektrum der vorliegenden Arbeit.

3.1 Accouchirhaus Kassel

3.1.1 Politische Hintergründe

Georg Wilhelm Stein trat seinen Weg als Geburtshelfer zu einer Zeit an, in der sich die akademische Geburtshilfe noch in ihren Anfängen befand. Allmählich kam es zu einer Akademisierung und Institutionalisierung der Geburtshilfe durch die in ganz Europa wachsende Zahl an Accouchirhäusern.

Sowohl die Professionalisierung als auch der weitere berufliche Werdegang Steins fanden in Accouchirhäusern in Göttingen, Kassel und Marburg statt. Das Werden und Wirken des Geburtshelfers wird daher nur auf dem Hintergrund der politischen Situation um die Entstehung der Geburtshäuser in den 1760er Jahren verständlich.

Nachdem am 1. November 1762 die Franzosen nach ihrer letzten zehnwöchigen Belagerung am Ende des Siebenjährigen Krieges aus Kassel abziehen mussten, waren durch den Krieg Armut und Krankheit entstanden. Männer, die für die Versorgung der Frauen und Kinder unentbehrlich waren, waren nicht aus dem Krieg zurückgekehrt.

Landgraf Friedrich II. entwickelte in diesem Zusammenhang bereits 1760 in seinen anonym veröffentlichten *„Pensées diverses sur les princes"* Ideen, die ein *„aufgeklärtes Wohlfahrtswesen"* (s.u.) betreffen. Er schrieb darin, dass *„nichts*

---

187 Baldinger: Magazin für Ärzte, 17/6, S. 532 f.

nützlicher wäre, als Einrichtungen [...] für die Erleichterung oder die Bedürfnisse des Volkes [...]. Dergleichen sind Findelhäuser, bequeme und gesunde Zufluchtsorte für die Waisen, die Kranken, die Irren."[188] Ein Teil der Umsetzung seiner Ideen erfolgte 1761, als der Landgraf am 2. März von Braunschweig aus den Befehl erteilte, in der noch vom Kriegsgegner besetzten Stadt Kassel ein Accouchir- und Findelhaus einzurichten.[189]

Dabei ging es bei der Neuorganisation des Wohlfahrtswesens erstmals nicht mehr darum, Kranken einen *„Zufluchtsort auf Lebenszeit"* zu bieten, wie es noch die Hohen Hospitäler, die unter Landgraf Philipp dem Großmütigen außer der kommunalen Armenpflege auch Waisen und Geisteskranke beherbergten, zu tun pflegten.[190] Vielmehr war es das Ziel des Landgrafen, Arbeitskraft wiederherzustellen, wobei die Intention war, die Insassen auf ein eigenständiges Leben außerhalb der Einrichtung vorzubereiten, um so einen Ausweg aus der Armut zu bieten. Einen Schwerpunkt bildete dabei die Förderung des wissenschaftlichen Fortschritts, um so Grundlagen zur notwendigen medizinischen Hilfestellung zu bilden. *„Überragendes Kennzeichen der neuen Wohlfahrtsinstitutionen in Kassel ebenso wie in anderen Territorien war deren Einbindung in die landesherrlichen Bestrebungen um die Beförderung wissenschaftlichen Fortschritts, darunter vor allem der Medizin. [...] Durch eine derartige Medikalisierung der Wohlfahrtspflege erhoffte er [Landgraf Friedrich II. – N.L.] sich – dem Optimismus der Aufklärungszeit folgend – die Überwindung der Armut durch die Heilkunst, zu deren Patienten er nicht zufällig Kranke und Irre, deren Therapierbarkeit man vermutete, nicht aber Lahme oder Geistesschwache zählte."*[191]

Diese von Christina Vanja als *„aufgeklärte Wohlfahrt"* im *„pädagogische[n] Zeitalter"* bezeichnete Idee bildete die theoretische Basis für die vom Landgrafen neugegründeten Institutionen.

Dabei war das Hauptargument für die Gründung eines Findel- und Accouchirhauses die Abwendung des Säuglingsmords. Dieses Problem war aufgrund der in der Ständegesellschaft zunehmenden Anzahl unehelicher Schwangerschaften von Unterschichtsangehörigen entstanden, denen die Heirat untersagt war. So war zur Eheschließung ein Nachweis über ein Mindestvermögen zu erbringen. Der Hintergrund dieser repressiven Sozialpolitik war, dass man hoffte, so die *„Fortpflanzung der Armut"* verhindern zu können. *„Dass damit*

---

188 Balde; Biermer: Medizin in Kassel, 1973, S. 49
189 Vgl. ebd., S. 49
190 Vgl. Vanja: Aufgeklärte Wohlfahrt, 2000, S. 110 f.
191 Ebd., S. 121

die Ärmeren noch weiter in die Unehelichkeit abgedrängt wurden, nahm man in Kauf.[192] Dabei kamen 1762 auf sechs bis acht Geburten zwei uneheliche, in den Kasseler Chroniken aus dem 18. Jahrhundert werden fast in jedem Jahr Hinrichtungen von Frauen wegen Kindsmords erwähnt.[193] Aufgrund eines einsetzenden Bevölkerungswachstums und der oben erwähnten Regelung, dass Unterschichtsangehörige nicht heiraten durften, hatte die Zahl der unehelichen Kinder und damit ein Motiv für den Säuglingsmord deutlich zugenommen. Obwohl dieses Phänomen natürlich nicht neu war, setzte der Landgraf aufgrund dieser Eskalation einen deutlichen Schwerpunkt seiner sozialpolitischen Ziele in der Reduktion des Säuglingsmords. Die zweite wichtige Absicht des Landgrafen war es, eine *„leistungsfähige Ausbildungsstätte für Ärzte und Hebammen"* zu gründen.[194] Dazu dienten sowohl der nun mögliche klinische Unterricht am Krankenbett als auch pathologische Studien an verstorbenen Patientinnen. Stein selbst fasste die Argumente für die Gründung des Accouchirhauses folgendermaßen zusammen: *„Die Absicht desselben [des Accouchirhauses – N.L.] zielt dahin, eines Theils das Unglück bedrängter schwangerer Personen zu erleichtern, und dadurch ins besondere dem Kindermorde, so viel thunlich, zu steuern; andern theils aber auch zugleich denen, welche dem Studio der Medicin und Chirurgie am Hochfürstl. Collegio Carolino obliegen, alle Gelegenheit, wie nicht weniger den Hebammen den so nöthigen Unterricht, in den theoretischen und practischen Theilen der Entbindungskunst zu verschaffen."*[195] Er selbst stellte hier also die Ausbildung der jungen Mediziner in der Wichtigkeit der Gründe für die Institution gleich mit der Hilfe für schwangere, mittellose Frauen und der Verhinderung des Kindsmords. Zwischen diesen beiden Schwerpunkten gab es in der Umsetzung durchaus Unterschiede in den verschiedenen nun entstehenden Accouchirhäusern. So legte Steins Schüler Osiander das Hauptaugenmerk des von ihm später in Göttingen geleiteten Accouchirhauses deutlich auf die Lehre der Akademiker. Gleichzeitig ist an diesem Zitat bemerkenswert, dass Stein dem Unterricht für Akademiker und Hebammen ausdrücklich eine gleichwertige Stellung beimaß – wenngleich dies in der praktischen Umsetzung nicht immer eingehalten wurde.

Die Eröffnung des Accouchirhauses im Frühjahr 1763 bildete dabei nur den Anfang einer Reihe von neu errichteten Institutionen, die der Landgraf aufgrund

---

192 Schlumbohm: Lebendige Phantome, 2012, S. 355
193 Vgl. Vanja: Aufgeklärte Wohlfahrt, 2000, S. 106 ff.
194 Vgl. Homburg: Gesunder Zufluchtsort, 1985, S. 8
195 Stein, Georg Wilhelm: Theoretische Anleitung zur Geburtshilfe. Zum Gebrauche der Vorlesungen. Mit Kupfern. Dritte vermehrte und verbesserte Auflage. Kassel 1783, Vorbericht

seiner oben beschriebenen sozialpolitischen Ideen gründete, 1784 eröffnete das
Werkhaus für arme Kinder und als erstes wirkliches Krankenhaus Kassels 1785
die Charité.[196]

Dabei gab es durchaus auch Probleme in der praktischen Umsetzung dieser
Sozialpolitik. Einige Hilfsbedürftige wechselten von Institution zu Institution
und konnten ein eigenständiges Leben nicht erreichen. Darüber hinaus suchten
sie meist in der ihnen bekannten und so meist der nächstgelegenen Einrichtung
Hilfe, so dass die spezifischen Funktionen der einzelnen Häuser teilweise unter-
wandert wurden.[197] Zudem zeigte sich bezüglich des Rückgangs der Kindesmorde eine ernüchternde Bilanz: *„Ungeachtet der trefflichen Einrichtung, welche
es dem unermüdlichen Professor Dr. Stein d.Ä. verdankte, fand man sich doch in
Folge der gemachten Erfahrungen, namentlich, daß die Kindesmorde sich keineswegs verminderten, und daß die Sterblichkeit unter den aufgenommenen Kindern
unverhältnismäßig groß war, schon 1782 bewogen, in Bezug auf das Findelhaus
beschränkende Änderungen zu treffen, und da die Mißbräuche, welche stattfanden,
ungeachtet aller Strafen nicht zu beseitigen waren, 1787 beide Anstalten wieder
eingehen zu lassen.“[198]* Gemeint war hier das Accouchir- und das angegliederte
Findelhaus.[199] Diese Kombination fand sich damals besonders in katholischen
Ländern, so in Paris, Wien, Turin, Moskau und St. Petersburg. In Deutschland
bildete sie eher eine Ausnahme.[200]

Der politische Hintergrund der Entstehung des Accouchirhauses kann also
insgesamt unter der Prämisse Landgraf Friedrichs II. gesehen werden, *„das will-
kürliche Almosengeben im Geiste der Aufklärung durch eine systematische, vom
Staat garantierte Gesundheits- und Wohlfahrtspflege"* abzulösen. Dabei sind oben
genannte Einschränkungen in der Erlangung dieses Ziels durchaus auch für das
Verständnis der Arbeitsweise des Accouchirhauses notwendig, spielte es doch

---

196 Vgl. Vanja: Aufgeklärte Wohlfahrt, 2000, S. 126 ff.

197 Vgl. ebd., S. 136 f.

198 Schotten, Dr.: Vortrag über die Geschichte des Findel- und Entbindungshauses zu
Kassel. In: Mitteilungen an die Mitglieder des Vereins für hessische Geschichte und
Landeskunde. Nr. 5. 1862, S. 2–3

199 In diesem Zitat bleibt allerdings unerwähnt, dass als weiterer Grund neben der tatsächlich hohen Kindersterblichkeit nach der Schließung des Collegium Carolinum
das Accouchirhaus auch nicht mehr ausgelastet war. Ob die erwähnten „Missbräuche"
der Einrichtung tatsächlich so sehr geschadet haben, wie hier behauptet, kann im
Rahmen dieser Arbeit nicht geklärt werden.

200 Vgl. Schlumbohm: Lebendige Phantome, 2012, S. 25

eine große Rolle in dem „*zunehmend erweiterten und differenzierten Fürsorge-verbund*".[201]

3.1.2 Finanzierung des Accouchirhauses, Umzug in den Neubau

„*So kam es, dass ihm [gemeint: Georg Wilhelm Stein] von allen Seiten finanzielle Mittel zuflossen und die persönlichen Mittel auf wundersame Weise vermehrt wurden.*"[202]

Dieses von Creuzer anlässlich von Steins Tod gezeichnete Bild wirft ein wohl etwas beschönigtes Licht auf die Organisation und Finanzierung des neu entstandenen Geburtshauses. Tatsächlich war es Stein möglich, durch eine ausgedehnte Privatpraxis seine privaten Mittel zu vermehren,[203] die Finanzierung des Accouchirhauses unterlag hingegen völlig anderen Gesetzen.

Dass dieses erst im Frühjahr 1763 eröffnet werden konnte, obwohl der Landgraf bereits 1761 den Befehl dazu erteilt hatte, lag an deutlichen finanziellen Engpässen, mit denen die Grafschaft nach Ende des Krieges zu kämpfen hatte.[204] Stein selbst schrieb 1770 retrospektiv: „*Seine Hochfürstliche Durchl. entschlossen sich gnädigst, nach dem Beyspiele anderer Fürsten schon im Jahre 1761, zur Anlage dieses Geburts- und Findelhauses; die damaligen Kriegsunruhen aber verstatteten die würkliche Ausführung dieses so heilsamen Werks nicht eher, als nach dem im Jahre 1763 völlig wieder hergestellten Frieden.*"[205] Schließlich konnte das Accouchirhaus im Juni 1763 eröffnet werden[206], nachdem der Landgraf 1000

---

201 Sahmland, Irmtraut: Fürsorge zwischen Ordnung, Ökonomie und Moral: Ausweisungen von Hospitalitinnen aus Merxhausen im 18. Jahrhundert. In: Aumüller, Gerhard; Grundmann, Kornelia; Vanja, Christina: Der Dienst am Kranken. Krankenversorgung zwischen Caritas, Medizin und Ökonomie vom Mittelalter bis zur Neuzeit. Geschichte und Entwicklung der Krankenversorgung im sozioökonomischen Wandel. Marburg 2007, S. 201–225; S. 219

202 Übersetzung von Creuzer: Memoria 1803, S. 13: *Quo factum est, ut opes ad eum undique confluerent, mirificeque augeretur res familiaris.*

203 Stein war unter anderem 1792 nach Weimar zur Niederkunft der Herzogin Luise berufen worden. Des Weiteren wird Stein in einem Brief Goethes an Charlotte von Stein vom 12. Juli 1786 erwähnt: „*Stein hat die besten Hoffnungen, und für Mutter und Tochter sind wir ruhig.*" Vgl. Kallweit: Freimaurerei, 1966, S. 338

204 Vgl. Homburg: Gesunder Zufluchtsort, 1985, S. 8

205 Stein, Georg Wilhelm: Theoretische Anleitung zur Geburtshilfe, zum Gebrauche der Zuhörer. Mit Kupfern. Kassel 1770, Vorbericht

206 Bereits am 8. Januar 1763 erscheint das dazugehörige Regierungs-Ausschreiben, in dem erneut darauf hingewiesen wird, dass vor Juni keine Aufnahme möglich sei, vgl. HLO VI, 1763, S. 70

Taler jährlich, davon ein Drittel aus Akzisen[207] und zwei Drittel aus einer eigens errichteten Lotterie, beigesteuert hatte.[208] Gerade zu Beginn halfen aber auch Wohltätigkeitsveranstaltungen und Spenden aufgeklärter Kreise sowie Patenschaften. So zitiert Christina Vanja bezüglich des neu errichteten Werkhauses aus einem Brief eines Reisenden: *„Groß und rührend aber war der Erfolg eines Concerts, das mit Erlaubniß des Landgrafen zwey Freimaurerlogen, im großen und schönen Opernhaus zum Besten der Kinder gaben."*[209] Dass ähnliche Veranstaltungen auch zugunsten des Accouchirhauses stattfanden, kann an dieser Stelle nur vermutet werden. Dass in diesem Zusammenhang zumindest aber Schenkungen eine Rolle gespielt haben, legt die von Karl Stein verfasste Dissertation über das Waisenhaus in Kassel nahe, deren Quellen leider nicht mehr erhalten sind, in der beispielsweise eine Schenkung des Landgrafen von 10 Ducaten sowie die Überlassung von 500 Gulden aus dem Nachlass des Gallerie-Intendanten van Freese erwähnt werden.[210] Auch andere Institutionen, die der damaligen Sozialpolitik zuzuordnen sind, wurden durch Spenden gegenfinanziert, nicht selten initiiert durch Freimaurerlogen, wie z.B. der Kauf und Umbau des Göttinger Kreuz-Hospitals, dessen Leitung nach dem Umbau dann auch einem Logenmitglied angetragen wurde.[211]

Nachdem schließlich die Finanzierung[212] für das Kasseler Entbindungs- und Findelhaus sichergestellt war, öffnete dieses im Frühjahr 1763 nach den notwendigen Umbauarbeiten im ehemaligen Berlep´schen Lehen- und Freyhause in der Unterneustadt in direkter Nachbarschaft zum alten Waisenhaus seine Tore.[213] Die erste Frau kam allerdings erst am 6. November 1763 in das Geburtshaus und

---

207 Die Akzise war eine indirekte Steuer, die auf Grundnahrungsmittel (zum Beispiel Roggen, Weizen, Hopfen oder anderes Getreide beziehungsweise Mehl), auf Lebensmittel (Zucker, Salz, Fett, Fleisch), Genussmittel (Tabak, Kaffee, Tee, Bier, Sekt), auf Vieh oder auf den sonstigen Verbrauch erhoben wurde.

208 Balde; Biermer: Medizin in Kassel, 1973, S. 49

209 Zitiert nach Vanja: Aufgeklärte Wohlfahrt, 2000, S. 127

210 Vgl. Stein: Waisenhaus in Kassel, 1923, S. 99 f.

211 Vgl. Schlumbohm: Lebendige Phantome, 2012, S. 24

212 Eine genaue Auflistung der verschiedenen Finanzierungsquellen und Ausgaben findet sich bei Stein: Waisenhaus in Kassel, 1923. Die genaue Auflistung erscheint an dieser Stelle in Anbetracht des Schwerpunkts der vorliegenden Arbeit als zu weitführend.

213 Vgl. Homburg: Gesunder Zufluchtsort, 1985, S. 8

entband am 9. Dezember 1763 einen Jungen, also mehrere Monate nach Eröffnung des Geburtshauses.[214]

Zu den Aufgaben Steins und seines Kollegen Böttger gehörte neben der Lehre und der Geburtenbetreuung, die Räumlichkeiten für das Accouchirhaus anzumieten, wobei es in dem am 3. März 1761 durch den Landgrafen erlassenen Reglement klare Anweisungen diesbezüglich gab: *„Ist die bereits ernannte Waysen- und Findelhaus-Direction und Comission angewiesen, zu [sic!] Unterbringung derer sowohl zu dem Accouchement als Fündel-Anstalten gehörigen Persohnen, in soferne der Raum des gegenwärtigen Waysenhauses dazu nicht anreichen sollte, ein nächstgelegenes Haus annoch zu miethen, auch nach Gelegenheit mit der Zeit anzukaufen, und solches dergestalt aptiren zu lassen, daß darin wenigstens zwey Stuben vor die zu accouchirende Weibs-Persohnen, sodann ein grosses räumliches Zimmer zum Accouchement selbst, damit darin die in solcher Kunst zu instruirende Studiosi Medicinae, Chirurgi und Heb-Ammen sich aufhalten können, gehalten desgleichen derjenigen Frau, welche zu Wartung sowohl für die Schwangern und Gebährerin [sic!] als vor die aufzunehmende Fündel-Kinder beständig in diesem Hause sich aufhalten muß, eine schickliche Wohnung angewiesen werde, (…)"[215]*

1777 gelang es dieser Verordnung entsprechend schließlich, in den dreigeschossigen Neubau mit Satteldach (Bettenhäuser Straße 22) umzuziehen, obwohl bereits zuvor ein Nebengebäude dazugemietet worden war. Dabei war eine zweijährige Bauzeit vorangegangen, in der man die Materialien aus dem alten und nun zum Abriss stehenden Findel- und Nebenhaus wieder verwendete. Während der Bauzeit wurde das Accouchir- und Findelhaus *„anderwärts eingemietet, was […] große Schwierigkeiten bereitet hat, da man einzelne Räume des Findelhauses auch für das Waisenhaus mitbenutzt hatte."[216]*

Insgesamt blieb die finanzielle Lage des Accouchirhauses aber schwierig. *„So stiegen die Anforderungen immer mehr und die Einnahmen blieben weit hinter den Ausgaben zurück."[217]* Von Wittorf (1714–1802)[218] schlug sogar die interimistische Schließung des Accouchir- und Findelhauses vor, gegen diese Pläne

---

214 Osiander, Friedrich Benjamin: Friedrich Benjamin Osiander's Beobachtungen, Abhandlungen und Nachrichten, welche vorzüglich Krankheiten der Frauenzimmer und Kinder und die Entbindungswissenschaft betreffen. Tübingen 1787, S. 253

215 HLO VI, 1761, S. 20 f.

216 Vgl. Stein: Waisenhaus in Kassel, 1923, S. 102

217 Ebd., S. 108

218 Der geh. Staatsminister v. Wittorf war seit 1772 Chef der Waisenhausdirektion. Er gründete in der Folge die „Freiherrliche v. Wittorsche Stiftung" zu Gunsten des Waisenhauses.

legte Georg Wilhelm Stein naheliegenderweise Protest ein, und auch sein Kollege Böttger unterstützte ihn in seiner Meinung, schlug aber alternative Einnahmequellen vor, in denen die Hauptbelastung nicht mehr beim Landesherren als vielmehr bei den Untertanen liegen sollte.[219] Genauere Aussagen, wie Böttger sich dies vorgestellt hatte, existieren nicht mehr. Denkbar wäre aber eine Art von Steuer, so wurde zumindest die Kasseler Charité durch eine neue Hochzeits- und Hundesteuer teilweise gegenfinanziert.[220]

Es ist anhand der vorliegenden Quellen anzunehmen, dass Stein in die Planung des Neubaus mit einbezogen war, war es ja auch seine Aufgabe, geeignete Räumlichkeiten anzumieten oder anzukaufen. Wie von Schlumbohm ausführlich geschildert, war Stein einige Jahre später auch bei der Planung des Göttinger „Accouchirpalastes“ beteiligt, den sein Schüler Johann Heinrich Fischer leiten sollte.[221]

Eine ausführliche Beschreibung des 18.000 Taler teuren Neubaus[222] in Kassel findet sich bei Osiander: *„Jenseits der Fulda, aber nicht sehr weit entfernt von ihr in der alten Neustadt. Mit der Seite seines Eingangs, den ein kleiner Vorhof umgiebt, und gegen der [sic!] Stadt zu, siehet es nach Abend und Mitternacht, und mit der entgegengesetzten Seite in das freye Felde gegen Morgen und Mittag“.*

Das unterste Stokwerk enthält die Wohnung des Verwalters, die Küche und die Taufstube. Der Verwalter Herr Engelhard, ein Mann von ächtem deutschen Biedersinn, und billigster Denkungsart sowohl gegen diejenige, für die das Haus bestimmt ist, als die es nach der Absicht benutzen, hat die ökonomische Aufsicht des Hauses, und seine eben so rechtschaffene Familie besorgt das Essen für die Schwangeren, Kindbetterinnen und Ammen. In sein Zimmer gieng der mit einem Bett versehene Kasten, in welchen durch eine unverschlossene Glasthüre von aussen zu jeder Stunde des Tages oder des Nachts Findlinge ungehindert eingelegt werden konnten, die dann sogleich auf das Geschell, welches beym Auf- und Zumachen der Thüre entstund, weggenommen und versorgt wurden.

Das mittlere Stokwerk enthält von der Seite gegen die Straße der Stadt das Lehrzimmer, worinnen der Unterricht in der Entbindungskunst ertheilt, und die Kreisenden hinter einer spanischen Wand in einem Steinischen Geburtsstuhl entbunden werden. Zugleich sind da die Kästen mit der nöthigen Geräthschaft sowohl

---

219 Vgl. Stein: Waisenhaus in Kassel, 1923, S. 109
220 Vgl. Vanja: Aufgeklärte Wohlfahrt, 2000, S. 132
221 Vgl. Schlumbohm: Lebendige Phantome, 2012, S. 28
222 Zum Vergleich, der Göttinger Neubau, der deutlich großzügiger gestaltet wurde und eher einem Palast als einem Armenhospital glich und der nach siebenjähriger Bauphase 1792 fertiggestellt worden war, kostete 23.000 Taler.

zum Unterricht, als zur Hülfe der Kranken. Gleich daneben ist ein Zimmer mit zwey Betten, in deren Eines die Entbundene zu allererst gebracht wird. Von diesem kommt man in ein drittes, das drey auch vier Bettstellen bey hinlänglichem Raum enthält, in welchem die übrigen Wöchnerinnen liegen. Wann die Wöchnerinnen gesund sind, so rücken sie aus dem zweyten in das dritte Zimmer, so dass sie nicht in einem Bett ihre Wochen aushalten, sondern daß immer für die zunächst niederkommende das erste Bett gleich neben dem Entbindungszimmer leer wird. Die Bettstellen sind von Tannenholz ohne Vorhänge, dergleichen aber an den Fenstern sich befinden allwo auch zur Reinigung der Luft Zugröhren angebracht sind. Stroh mit einem leinenen Tuch bedekt macht ihr Unterbett aus, und wird so oft, als es die Verunreinigung nöthig macht, erneuert. Man hat gefunden, daß dies für die Gesundheit am zuträglichsten ist. Anfangs ließ man mit grossen Kosten von gesottenen Roß- Reh- und Kuhhaaren Polster zu Unterbetten machen; allein die beständig einfliessenden Feuchtigkeiten in diesen nie leerstehenden Betten, brachte die in den Polstern enthaltenen thierischen Theile schnell in eine stinkende Fäulniß, die der Gesundheit der Wöchnerinnen sehr gefährlich hätte werden können. An deren Stelle wurde nun Stroh hineingelegt, das, so oft als nöthig, ohne sonderliche Kosten erneuert werden kann, und keine gefährliche Folgen für die Gesundheit verursachet.

Eine wollene Decke mit unterliegendem Leintuch bedecket die Wöchnerin, und ihr Haupt liegt auf einem weichen Federkissen. Einerley Ofen erwärmt beede geraumige und hohe Zimmer zur Genüge. Auf der entgegengesetzten Seite sind einige Zimmer für alle Schwangern, die mehresten davon aber sind in dem dritten Stokwerk bey den Ammen der Findlinge. Hier herrscht bey aller Sorgfalt lange nicht die Reinlichkeit, die in den untern Zimmern der Wöchnerin meist noch zu erhalten ist. Die erstaunliche Zahl von Findlingen, welche in den letzten Jahren eingebracht wurden, erforderte auch eine Menge Ammen, obgleich die meisten davon zwey Findlinge zu stillen hatten.

„So geräumig nun auch das Haus ist, so war doch lange nicht der jenige genugsame Raum da, der erfordert wird, wenn eine so große Anzahl von Menschen gesund darinnen leben soll. Bey einer nicht gar strengen Berechnung kam in einem Zimmer des dritten Stokwerks, das 10 Ammen und 20 Findlinge bewohnten, kein Quadratschuh Raum für einen dieser 30 Menschen auf dem Boden heraus, wenn man den Plaz abrechnete, den 10 Bettstellen, 1 Kasten und der Ofen einnahm. Man bedenke nun, daß die niedrigste Klasse von Menschen da versammelt war, welche entweder nie Reinlichkeit kannten, oder denen Schwelgerey alles Gefühl für Reinlichkeit stumpf, und ihren Körper dazu zu träg gemacht hatte.“[223]

---

223 Osiander: Beobachtungen, Abhandlungen und Nachrichten, 1787, S. 37 ff.

Diese durchaus ambivalente und ausführliche Beschreibung bietet einen guten Einstieg in die nun folgende Analyse der Organisation und der Abläufe im Accouchirhaus.

3.1.3 Organisation des Accouchir- und Findelhauses

Bereits von seiner Gründung an war das Kasseler Accouchirhaus sowohl räumlich als auch inhaltlich eng mit dem Kasseler Waisenhaus verwoben. So verfügte das erste Accouchirhaus lediglich über ein paar umgebaute Zimmer direkt neben dem Waisenhaus, darunter zwei Zimmer für die Schwangeren, ein Entbindungszimmer sowie eine Wohnung für die ständig anwesende Verwalterin, die ein Auge auf die Schwangeren und die neu eintreffenden Findelkinder haben sollte. Diese Neuankömmlinge konnten durch einen Drehkasten in der Leipziger Straße anonym abgegeben werden, der Verwalter wurde durch ein Glockenzeichen alarmiert, sobald diese „Babyklappe" betätigt wurde. Die Säuglinge wurden dann bezahlten Ammen ausgehändigt, nach dem Erreichen des ersten Lebensjahres wurden sie geeigneten Familien übergeben, die für die Versorgung der Kinder Kleidung, Kost- und Schulgeld erhielten. Allerdings war die Sterblichkeit unter den Findelkindern extrem hoch.[224] Von 1763 bis 1787 waren 921 Kinder aufgenommen worden, von denen 65 an die eigenen Familien zurückgegeben worden waren. 856 dieser Kinder verblieben in der Anstalt, davon starben im 1. Lebensjahr 570 (67 %), im zweiten Jahr 118, im dritten 61, im vierten 30, im fünften 9, im sechsten 8 und im siebenten 5. Legt man diese Zahlen zugrunde, dürften bis zum 8. Lebensjahr 94% der Kinder verstorben sein.[225] Nicht übertrieben erscheint anhand dieser Zahlen die Beurteilung Osianders: *„Das Findelhaus wurde eine Mördergrube, aus welcher höchst selten ein Kind mit dem Leben entrann."*[226] Er machte dafür vor allem die schlechten hygienischen Bedingungen verantwortlich, die durch die von ihm als *„Auswurf"* und als *„niedrigste Klasse von Menschen"* bezeichneten Ammen noch katastrophaler würden. Tatsächlich dürften die Frauen, die im Findelhaus als Ammen tätig waren, eher aus ärmlichen Verhältnissen stammen und somit selbst nicht adäquat ernährt gewesen sein. Wenn diese dann – wie Osiander ebenfalls berichtet – noch mehr als ein Kind stillten, ist auch eine Mangelernährung der Säuglinge als eine Ursache der hohen Sterblichkeitsrate gut denkbar. Darüber hinaus beschrieb Osiander eine Ruhrepidemie, die viele Kinder das Leben kostete und anhand der geschilderten

---

224 Vgl. Vanja: Aufgeklärte Wohlfahrt, 2000, S. 125
225 Vgl. Schotten: Findelhaus, 1862, S. 2 f.
226 Osiander: Beobachtungen, Abhandlungen und Nachrichten, 1787, S. 51

räumlichen Enge sicherlich noch gravierendere Folgen hatte.[227] Bereits ein Jahr nach der Gründung des Findelhauses sah sich die Regierung 1764 in der Pflicht, an das Findelhaus-Reglement vom 3. März 1761 zu erinnern, nach dem es nicht erlaubt war, Kinder, die ein halbes Jahr oder älter waren, zur Aufnahme abzugeben.[228] Am 10. Dezember 1781 erschien diesbezüglich noch einmal eine Verordnung der Regierung, in der das *„leichtsinnige und ohngewissenhafte Einbringen der Kinder"* beklagt wurde und die vorhandene „Babyklappe" abgeschafft wurde.[229]

Es ist dabei anzunehmen, dass auch Stein von den schlechten hygienischen Bedingungen im Findelhaus, von den Gerüchen der Abtritte und von den vielen Todesfällen tangiert wurde, arbeitete er doch im selben Hause. So schrieb Osiander: *„Athem, Kleidung, Bett, alles hatte einen faulen Geruch [...]. Über dies alles waren vier Abtritte im Haus, die [...] den häßlichsten Geruch verbreiteten."*[230] Dabei wurden Krankheiten und Todesfälle durchaus in einen Zusammenhang mit schlechter Luft (Miasma) gebracht. Gerade die vielen Todesfälle brachten allerdings sowohl Stein als auch seinen Kollegen aus der Anatomie Anschauungsmaterial ein, galt doch die Regel, dass ein im Findelhaus verstorbenes Kind zur Sektion freizugeben war. Die Kindersterblichkeit in Findelhäusern war dabei in anderen Institutionen ähnlich hoch. Vergleicht man beispielsweise das Findelhaus des Hôtel-Dieu in Paris, das insgesamt sehr viel größer war als das in Kassel, findet man für die Jahre 1773–1777 31951 Kinder, von denen gerade einmal 4731 das fünfte Lebensjahr erreichten, was einer Kindersterblichkeitsrate von über 85% in den ersten vier Jahren entspricht.[231] Insgesamt dürften bei den vielen auf engem Raum untergebrachten Säuglingen und Kindern samt der Ammen und zusätzlich den meisten der sich im Hause befindlichen Schwangeren im dritten Stockwerk des Hauses sowohl eine Mangelernährung als auch dadurch begünstigt Infektionen wie die von Osiander erwähnte Ruhrepidemie für die hohe Kindersterblichkeit verantwortlich gewesen sein.

Die Unterbringung des Findel- und des Accouchirhauses unter einem Dach, die räumliche Enge, der oben schon genannte Geruch der Abtritte, die vielen Todesfälle sowie die dafür verantwortlichen unterschiedlichsten Infektionskrankheiten, all diese Umstände zeugen von deutlichen Schwierigkeiten auch

---

227 Vgl. Osiander: Beobachtungen, Abhandlungen und Nachrichten, 1787, S. 37ff.
228 Vgl. Balde; Biermer: Medizin in Kassel, S. 50
229 Vgl. HLO VI, 1781, S. 1040
230 Osiander: Beobachtungen, Abhandlungen und Nachrichten, 1787, S. 46
231 Tenon, Jacques René: Mémoires sur les hôpitaux de Paris. In: Allgemeine Literatur-Zeitung vom Jahre 1789. 4. Bd., Jena; Leipzig; Wien 1789, S. 521–527, S. 526

für die Gebäranstalt im Hinblick sowohl auf die hygienischen Verhältnisse als auch für die nötige Ruhe für Gebärende und Kindbetterinnen. Stein war schließlich gezwungen, aufgrund der Raumnot sogar noch ein Nachbarhaus dazu zu mieten.[232] Dabei ist zu beachten, dass sicherlich im Rahmen der immer wieder beschriebenen monetären Knappheit der Neubau in der Berlepschen Straße trotz des durchaus vorhandenen zeitgenössischen Diskurses über die Ursachen der vielen Infektionskrankheiten in Krankenhäusern deutlich zu klein war, um das Accouchirhaus und das Findelhaus unterzubringen. Am Wissen um die Notwendigkeit von reichlich Frischluft sowie der Unterbringung der Kranken in kleineren Zimmern statt in großen Sälen, in denen sich häufig genug mehrere Personen eine Ruhestätte teilten, mangelte es nicht.[233] Auch das immer wieder in den Gebärhäusern grassierende Kindbettfieber war Thema in den akademischen Diskussionen. Mitte des 18. Jahrhunderts glaubte man, als Ursache des Kindbettfiebers liege eine Störung des Wochen- oder Milchflusses zu Grunde. Doch auch andere Ursachen wie Verletzungen durch Geburtshelfer oder Hebammen wurden diskutiert.[234] Gleichzeitig war man sich dessen bewusst, dass das Kindbettfieber eine typische Komplikation der Behandlung in einem Hospital war, einige Autoren diskutierten daher auch die Notwendigkeit, die Accouchirhäuser durch Polikliniken zu ersetzen.[235]

Was die Voraussetzungen für die Aufnahme in das Accouchirhaus angeht, finden sich im Reglement von 1761 Gesetzmäßigkeiten, die auch mit den Regelungen anderer Accouchirhäuser der damaligen Zeit übereinstimmten. So bestand die Zielgruppe der aufzunehmenden Personen vor allem aus unverheirateten Frauen aus den Unterschichten, wobei deren Konfession unerheblich war. *„Venerische Frauen"*, also Frauen, die an einer ansteckenden Geschlechtskrankheit litten, waren von der Aufnahme ausgeschlossen – wobei die Diagnosestellung unsicher war. Als Gegenleistung dafür, dass die Frauen sich dort entbinden ließen, bot das Accouchirhaus die Befreiung von der öffentlichen Kirchenbuße[236], die Möglichkeit, die Kinder in der Findelanstalt unterzubringen

---

232 Vgl. Schlumbohm: Lebendige Phantome, 2012, S. 28
233 Vgl. ebd., S. 30 f.
234 Vgl. ebd., S. 109
235 Vgl. ebd., S. 452 f.
236 Nach einer neueren Auswertung von Christina Vanja scheint aber eher die Möglichkeit, die Kinder versorgt zu wissen, eine Rolle für die Motivation der Patientinnen gespielt zu haben, in das Entbindungshaus zu gehen, gingen die Patientenzahlen mit Abschaffung der „Babyklappe" doch stark zurück. Vgl. Vanja: Kasseler Accouchir- und Findelhaus, 2004, S. 114

und kleinere Geldbeträge, die den Frauen für die vor der Geburt alle 14 Tage angedachten „*Touchirübungen*" der Studenten und Hebammenschülerinnen zur Entbindung und zur Entlassung zustanden (wöchentlich ein halber Taler zur Verköstigung und bei Entlassung ein Gulden). Darüber hinaus wurden etwaige Beerdigungskosten im Falle des Todes der Gebärenden oder des Kindes übernommen, dabei stand der Leichnam aber zunächst zur Obduktion frei. Über den Namen der Väter der Kinder durften die Frauen schweigen.[237] Dies war nicht in allen Geburtshäusern üblich, wie die Aufzeichnungen über das Göttinger Accouchirhaus zeigen. Die Frauen sollten sich ein Vierteljahr vor dem vermuteten Geburtstermin bei der Verwaltung des Accouchirhauses anmelden, dabei die Zugehörigkeit zum Untertanenverband nachweisen sowie das Armutszeugnis beibringen. Etwa vier Wochen vor der Niederkunft war die Aufnahme der Schwangeren in das Geburtshaus vorgesehen, bis dahin hatten sie sich alle 14 Tage zu den Untersuchungen durch Studenten und Hebammenschülerinnen zu melden. In der Zeit der stationären Therapie waren die Frauen dazu angehalten, zur finanziellen Unterstützung der Anstalt anfallende Arbeiten wie Wolle- und Flachsspinnen, Nähen, Flicken, Waschen und Reinigungsarbeiten auszuführen.[238] Der Zeitpunkt ihrer Aufnahme sollte nicht durch ihre Angabe, sondern durch die geburtshilfliche Untersuchung festgelegt werden.[239]

Vergleicht man dieses Reglement mit der frühen Göttinger Gebäranstalt, fällt auf, dass die Hilfesuchenden dort kein Armutszeugnis benötigten. Im Gegenteil war man froh über jede, die in das Göttinger Accouchirhaus kam, so dass eine zusätzliche Hürde nicht sinnvoll gewesen wäre.[240] Im Umkehrschluss scheinen die Kasseler Geburtenzahlen – möglicherweise aber auch im Hinblick auf die absolute Überlastung des Findelhauses – so zufriedenstellend gewesen zu sein, dass es keiner zusätzlichen Zulassungsbeschränkung bedurfte. Dies legt auch eine weitere Reglementierung vom 4. März 1782 nahe: „*Nachdem das Accouchir-Hauß seit einiger Zeit dergestalt mißbraucht worden, daß nunmehr fast alle geschwängerte Dirnen auf Unkosten desselben niederkommen wollen; So werden die Herren Beamten und andere Obrigkeiten hierdurch requirirt, mit ihren Armuths-Attestaten nicht so facil zu seyn, sondern solche nur denjenigen mitzutheilen, deren Umstände die Beyhülfe des Instituts ohnumgänglich erfordern, und diese in den Attestaten specifice zu bemerken.*"[241]

237 Vgl. Osiander: Beobachtungen, Abhandlungen und Nachrichten, 1787, S. 259
238 Vgl. Vanja: Kasseler Accouchier- und Findelhaus, 2004, S. 99
239 Vgl. Osiander: Beobachtungen, Abhandlungen und Nachrichten, 1787, S. 259 f.
240 Vgl. Schlumbohm: Entbindungshospital Göttingen, 2004, S. 40 f.
241 HLO VI, 1782, S. 1051 f.

Das angeschlossene Findelhaus und somit die Möglichkeit, nach der Geburt das Kind in fremde Hände zu geben, scheint also für die Frauen ein deutlich wichtigerer Anreiz gewesen zu sein, im Accouchirhaus zu gebären, als die Befreiung von der Fornicationsstrafe oder die Geldzahlungen. So urteilte Osiander: *„Nicht Heßens Dirnen allein, sondern, fast immer mehr ausländische benutzen diese Anstalt zur leichten Wegschaffung ihrer Kinder [...]"*[242] So waren gerade ledige Mütter, die ihren Lebensunterhalt als Magd verdienten, in der schwierigen Lage, das Kind üblicherweise nicht an ihre Arbeitsstelle mitnehmen zu können, selbst wenn sie es von ihrem geringen Lohn hätten versorgen können.[243]

Eine weitere Besonderheit der Kasseler Anstalt dürfte darin gelegen haben, dass es nicht – wie in anderen Instituten üblich – ein Zimmer für zahlende Gebärende gegeben hat, die anonym ihr Wochenbett hielten, ohne dabei für die Lehre zur Verfügung stehen zu müssen.[244] Zwar betrieb Stein selbstverständlich auch weiter seine Privatpraxis, wobei er sich den Unterlagen zufolge zunehmend aus dem eigentlichen Geburtsgeschäft im Accouchirhaus zurückzog, als die deutlich lukrativere privatärztliche Tätigkeit mehr Raum einnahm. Creuzer fasste die Privatpraxis Steins folgendermaßen zusammen: *„Weil durch diese Geräte der Name „Stein" schon im Ausland allmählich bekannt wurde, wird sich niemand wundern, dass er von reichen Honoratioren und (Landes-) Fürsten öfter gerufen wurde, um ihren Ehefrauen bei der Geburt zu helfen."*[245] Diese bestand aber darin, dass er zu den entsprechenden Geburten der Frauen von Stande hinzugezogen wurde. Stein selbst schilderte den Grund, dass eine Frau trotz natürlicher Geburt seine Hilfe verlangt hatte, folgendermaßen: *„Diese Frau, welche die Gegenwart des Arztes bey der Geburt zu ihrem Trost und Sicherheit verlangt hatte, verspürte [...] die ersten Wehen."*[246] Durchaus betreute Stein auch im Rahmen seiner Privatpraxis Geburten, die möglichst geheim ablaufen sollten, wie diese *„Niederkunft einer Unehelichen von Stand":* *„Ich hätte also gerne meinen Stuhl gehabt, doch konnte ich ihn so wenig kommen lassen, als Leute haben, welche die Person*

---

242 Osiander: Beobachtungen, Abhandlungen und Nachrichten, 1787, S. 47
243 Vgl. Schlumbohm: Lebendige Phantome, 2012, S. 326
244 Zu diesem Thema bezüglich Göttingen siehe Schlumbohm, Jürgen: Verbotene Liebe, verborgene Kinder. Das Geheime Buch des Göttinger Geburtshospitals 1794–1857. Göttingen 2018
245 Übersetzung von Creuzer: Memoria, 1803, S. 13: *„Quibus rebus quum Steinii nomen jam apud exteros clarere coepisset, nemo mirabitur eum a ditioribus honoratisque atque Principibus saepius accitum esse, qui matronas parturientes adjuravet."*
246 Stein, Georg Wilhelm d.J. [Hrsg.]: Georg Wilhelm Stein´s nachgelassene geburtshülfliche Wahrnehmungen. Erster Theil. Marburg 1807, S. 3

beym Sitzen auf dem Rand des Betts [...] gehalten hätten.[247] Ihm standen zu diesem Zweck aber keine Räumlichkeiten des Accouchirhauses zur Verfügung, so dass er in diesem Fall Mittel finden musste, die Frau ohne Geburtsstuhl und ohne weitere Helfer zu entbinden. Dass eine heimliche Geburt zahlender Gebärender im Kasseler Accouchirhaus nicht möglich war, dürfte insbesondere an der räumlichen Enge in Zusammenhang mit der Verknüpfung von Findelhaus und Accouchirhaus gelegen haben, die die Einrichtung eines Zimmers für Privatpatientinnen unmöglich machte, zum anderen aber auch an dem schlechten Ruf der Institution. So ist eine Aussage der Hebamme Siebert dokumentiert, in der sie behauptet, im Accouchirhaus hole man sich die „*Krätze*".[248]

Die Gruppe der zahlenden Patientinnen bildete zwar auch in anderen Geburtshäusern eine Minderheit, in Kassel fehlte sie gänzlich.

Soweit zu den eigentlichen Regeln des Accouchirhauses, der Alltag unterschied sich von diesen aber in nicht unerheblichem Maße.

Den vierzehntägig angesetzten Untersuchungen durch ungeübte Hände entgingen viele Schwangere, indem sie sich sehr kurzfristig anmeldeten, oft sogar schon bei bestehenden Wehen. Andere kamen zwar pünktlich zur Anmeldung, erschienen danach aber nie wieder. Die erforderlichen Armutszeugnisse brachten die Frauen ebenfalls nur teilweise mit, so dass ihnen in diesem Fall weder die Befreiung der Kirchenbuße noch die Entlassungsgelder zustanden.[249]

Insgesamt war das Accouchir- und Findelhaus immer wieder finanziellen Engpässen ausgesetzt, ein großes Problem stellten die zahlreichen durch den Drehkasten eingebrachten Findelkinder dar. So sah sich die Findelhausdirektion schließlich gezwungen, in einem neuen Beschluss am 10. Dezember 1781 die Aufnahme sowohl der Frauen als auch der Findelkinder in nicht unerheblichem Maße einzuschränken: „*Für die Aufnahme zum Accouchement war unter allen Umständen ein behördlicher Armenschein erforderlich, und Kinder konnten nur in den dringendsten Fällen an den Verwalter selbst abgegeben werden, da der Torno geschlossen war. Es durften nur diejenigen hessischen Mütter ihre Kinder einbringen, die durch ein schriftliches Zeugnis von dem Beamten und Pfarrer ihres Orts beweisen konnten, dass sie sowohl aus Armut als aus Kränklichkeit nicht in der*

---

247 Stein, Georg Wilhelm d.J. [Hrsg.]: Georg Wilhelm Stein's nachgelassene geburtshülfliche Wahrnehmungen. Erster Theil. Marburg 1807, S. 46

248 Vgl. HStAM Best. 17 II Nummer 1488: Anzeige der Doktoren Stein und Böttger gegen die Hebamme Siebert wegen Pfuscherei. 1774

249 Vgl. Schlumbohm: Lebendige Phantome, 2012, S. 114

Lage wären, ihrem Kinde den nötigen Unterhalt zu verschaffen. Die in den Strassen u.s.w. ausgesetzten Findlinge mussten jedoch ins Haus aufgenommen werden."[250]

Unter diesen Rahmenbedingungen also praktizierte Georg Wilhelm Stein. Interessant erscheint dabei ein Blick auf den Arbeitsalltag des Accoucheurs. Die Tätigkeiten Steins umfassten auf der einen Seite die praktische Ausübung der Geburtshilfe, dabei sowohl an Patientinnen im Geburtshaus als auch bei Patientinnen aus seiner Privatpraxis. Darüber hinaus spielte die Abfassung von Lehrbüchern und anderen Schriften sowie die Entwicklung geburtshilflicher Instrumente während der Schaffenszeit Steins eine große Rolle. Als dritter wichtiger Teil seines Arbeitsalltags ist die Lehre zu nennen. Nennenswert erscheint außerdem die Mitgliedschaft in verschiedenen Ärztekollegien.

3.1.4 Belegungszahlen (im inter-/nationalen Vergleich)

Die noch teilweise im Staatsarchiv Marburg erhaltenen und außerordentlich akkurat geführten Aufnahmeregister des Kasseler Accouchirhauses[251] geben einen Anhalt über die Patientenzahlen sowie die Anzahl der mütterlichen und kindlichen Todesfälle. Darüber hinaus beinhaltet diese Quelle Informationen über die Personen, die die jeweiligen Geburten leiteten, so dass hieraus ersichtlich wird, wie vielen Geburten Stein persönlich vorstand. Unter einer Spalte mit dem Titel *„Vorfallenheiten"* wurden darüber hinaus Besonderheiten sowohl die Geburt betreffend als auch organisatorische Irregularitäten verzeichnet.[252] Zeitlich über diese Quelle hinaus reicht ein tabellarisches Verzeichnis bei Osiander (Abb. 2), welches bis ins Jahr 1781 die Entbindungszahlen dokumentiert, so dass auf diesen Daten beruhend versucht werden soll, herauszufinden, welche Stellung die Entbindungsanstalt im Vergleich zu anderen Instituten in Hinblick auf

---

250 Vgl. Stein: Waisenhaus in Kassel, 1923, S. 119

251 Vgl. HStAM Ki 46: Register der zum Findelhaus aufgenommenen Personen (Entbindungshaus Kassel). 1771–1778

252 Eine genauere Beschreibung des Registers findet sich bei Christina Vanja: Kasseler Accouchier- und Findelhaus, 2004, S. 111: *„Verzeichnet sind in der Rubrik A die Zugangsnummer der Frau (494 bis 1207), Namen und Herkunftsort, Datum der Anmeldung, der Aufnahme und der Entbindung, die Personen, die „beim Accouchement bedienten", die geborenen Kinder nach Geschlecht, Taufe und Taufpaten. Es folgen in der Rubrik B Angaben darüber, ob die „Dirnen" entlassen wurden oder als Ammen zum Findelhaus wechselten, ob sie starben, beerdigt oder „zur Anatomie genommen" wurden. Bei den Kindern ist vermerkt, ob sie mit den Müttern entlassen oder „zum Findelhaus recipirt", gestorben, beerdigt oder ihrerseits „zur Anatomie genommen" wurden. Eine Rubrik C ließ Raum für „Absonderliche Anmerkungen", u.a. zur Angabe, „zum wie vielten mahl die Dirnen" aufgenommen waren."*

die Entbindungszahlen einnimmt. Für die Jahre 1781 bis 1787 sind diese Daten nicht mehr zu finden, auch wenn anzunehmen ist, dass die Register unverändert weiter geführt worden sind, war der Leiter des Accouchirhauses ja verpflichtet, dem Landgrafen eine monatliche Übersicht über die im Entbindungshaus befindlichen Personen auszuhändigen.[253]

Im Jahr	Gebährende	Kinder				Gestorbene	
		Lebend geboren		Todt-geboren		Wöchne-rinnen	Kinder
		Mädchen	Knaben	Mädchen	Knaben		
1763	1	1	0	0	0	0	0
1764	18	7	10	1	0	0	1
1765	29	15	14	0	1	0	4
1766	44	23	19	1	2	0	3
1767	44	20	22	2	1	0	3
1768	61	24	30	4	3	1	0
1769	69	34	33	2	2	2	8
1770	91	54	38	1	3	1	12
1771	92	42	52	0	2	2	11
1772	78	31	43	1	3	4	6
1773	76	43	33	2	1	3	7
1774	103	44	55	2	3	2	5
1775	113	60	56	4	3	2	9
1776	127	71	50	3	4	0	13
1777	113	63	47	2	4	0	6
1778	97	47	47	2	2	0	9
1779	104	51	46	1	7	2	18
1780	155	77	71	3	5	2	14
1781	118	63	51	5	1	4	13
In 19 Jahren	1533	770	717	36	47	25	142
		1487		83			
		1570					

Abb. 2: Tabellarisches Verzeichnis Geburtshaus Cassel 1763–1781. Abb. aus Osiander: Beobachtungen, Abhandlungen und Nachrichten, 1787, S. 253 ff.

---

253 Vgl. Osiander: Beobachtungen, Abhandlungen und Nachrichten, 1787, S. 263

Zunächst einmal scheint an den Zahlen durchaus interessant, dass keineswegs die Hauptaufgabe des berühmten Geburtshelfers Stein darin bestand, Entbindungen zu begleiten. So hat im Gründungsjahr 1763, von der Gründung der Gebäranstalt im Frühling bis zum Ende des Jahres, lediglich eine einzige Geburt im Accouchirhaus stattgefunden. Betrachtet man die folgenden Jahre, kann zwar ein deutlicher Zuwachs der Geburtenzahlen bis zum nun sicherlich notwendigen Umzug in das Haus in der Bettenhäuser Straße auf etwa 100 Geburten pro Jahr verzeichnet werden, dennoch ergäben diese Zahlen bei 365 Tagen im Jahr 0,27 Geburten pro Tag. Dies bedeutet, dass nicht einmal an jedem 3. Tag eine Geburt im Accouchirhaus stattgefunden hat. Hinzu kommt das, was Christina Vanja den Aufzeichnungen bereits entnommen hat: *„Die große Mehrzahl der Entbindungen dagegen leiteten Hebammen, nämlich insgesamt 575 Geburten (83,3%). Ab Aufnahmenummer 913 ist sogar in den weiteren fast 300 Fällen nur noch eine einzige Hebamme aufgeführt. Über die Hintergründe dieses völligen Rückzugs Professor Steins ab Oktober 1775 wissen wir nichts."*[254] Legt man diese Zahlen zugrunde, blieben für Stein von 1763 bis 1775 jährlich etwa 20 Geburten, die er im Accouchirhaus betreute. Hinzu kommen natürlich diejenigen Geburten, die Stein außerhalb der Klinik leitete, und das dürfte den Quellen nach die größere Zahl gewesen sein – war dies doch auch die lukrativere Arbeit für Stein. Dabei ist davon auszugehen, dass Stein – insbesondere mit zunehmendem Ruhm – auch weitere Reisen in Kauf nahm, wenn wohlhabende Leute nach seiner Hilfe verlangten. So berichtet er selbst 1782 in einer Veröffentlichung: *„Da ich gerade zu selbiger Zeit, in Geburtsangelegenheiten einer Dame hohen Standes, von Cassel abwesend war, und die Hebamme bey angefangener Geburt nach abgelaufenen Wassern nicht den Kopf des Kindes, sondern vielmehr einen Arm samt Nabelschnur vorliegen fand, so traf die Reihe diesesmal den verstorbenen Herrn Professor Boettger, dieser misslichen Geburt vorzustehen."*[255] In diesen Fällen war Stein

---

254 Vgl. Vanja: Kasseler Accouchier- und Findelhaus, 2004, S. 115
Sieht man die weiteren biografischen Daten Steins, ist anzunehmen, dass der Rückzug Steins aus der praktischen Geburtshilfe durch das von ihm 1775 erstmalig für ein Jahr übernommene Amt als Prorektor des Carolinum bedingt gewesen sein könnte, das ihn anderweitig in die Universität einband, vgl. hierzu HStAM Best. 5, Nr. 2914: Jährliche Prorektorwahlen und Ernennungen der Prorektoren beim Collegium Carolinum zu Kassel. 1767–1786

255 Stein, Georg Wilhelm: Zum feyerlichen Antritte des von Sr. Hochfürstlichen Durchlaucht unserm gnädigst regierenden Herrn Landgrafen Friedrich dem Zweyten für das Jahr 1783 ernannten Prorectors des Collegii illustris Carolini ladet hierdurch auf den 2ten Jänner 1783 um 10 Uhr in das große Auditorium des Carolini untertänig und gehorsamst ein G.W.Stein, Dr. u. jetzt abgehender Prorector. Es wird eine merkwürdige Kaisergeburtsgeschichte bekannt gemacht. Kassel 1782, S. 6 f.

oft tagelang nicht in Kassel, so zum Beispiel bei einer Geburt am 10. April 1770, zu der er bereits am 5. April gereist war.[256] Die Zahlen, die Creuzer in seiner Erinnerungsrede bezüglich der Geburtenzahl mit Stein als Helfer nennt, scheinen hingegen nicht belegbar: *„[…] weil er in dieser Zeit [24jährige Tätigkeit in Kassel – N.L.] 3000 Gebärende öffentlich entband, außerdem viele andere, denen er in Kassel und Umgebung auf private Weise half."*[257] Er bezieht sich hierbei wahrscheinlich auf die Gesamtzahl der Geburten im Accouchirhaus, denen Stein formal ja vorstand, faktisch aber – wie oben geschildert – nicht.

Ein weiterer auffallender Aspekt der Daten ist, dass in den Jahren 1772 und 1781 ungewöhnlich viele Wöchnerinnen gestorben waren. Zumindest für das Jahr 1781 ist durch Osiander ein ursächliches *„Kindbetterinnenfieber"* für die erhöhte Anzahl an Todesfällen unter den Wöchnerinnen beschrieben. All diese Wöchnerinnen waren innerhalb eines Monats im Oktober 1781 verstorben.[258] Über das Jahr 1772 ist eine solche Kausalität zwar nicht bekannt, es ist aber durchaus möglich, dass auch hier eine Infektionskrankheit eine Rolle gespielt haben könnte.

Nach dem Umzug in die Bettenhäuser Straße steigerten sich die Geburtenzahlen erstaunlicherweise nicht mehr nennenswert, so haben in den Jahren 1774–1776 jährlich im Schnitt 114 Geburten stattgefunden, in den Jahren 1777–1781 im neuen Haus 117.

Interessant erscheint hier ein Blick auf andere Geburtshäuser in Deutschland und im Ausland (hier soll insbesondere das führende Zentrum in Paris als Beispiel dienen), um einordnen zu können, welche Stellung das Accouchirhaus in Kassel einnimmt. Bezüglich der Vergleichbarkeit der Zahlen soll versucht werden, die um das Jahr 1780 gültigen Daten zu verwenden.

In Göttingen gab es trotz eines aufwendigen Neubaus – von Schlumbohm und anderen als *„Accouchirpalast"* bezeichnet – pro Jahr nur 80 bis 100 Entbindungen[259], während in Braunschweig sogar nur etwa 40 Geburten pro Jahr verzeichnet werden konnten.[260] Weitere Häuser in Jena und Celle wiesen noch

---

256 Vgl. Stein d.J.: Nachgelassene Wahrnehmungen, 1807, S. 11 f.

257 Creuzer: Memoria, 1803, S. 10

258 Osiander: Beobachtungen, Abhandlungen und Nachrichten, 1787, S. 54

259 Die Zahl der Geburten war von 10–30 im Jahr auf etwa 80–100 gestiegen, nachdem in den 1780er Jahren der Neubau in Göttingen fertiggestellt worden war, vgl. hierzu Schlumbohm: Entbindungshospital Göttingen, 2004, S. 34

260 Diese Zahl ist für die erste Hälfte der 1780er Jahre angegeben, vgl. Schlumbohm: Lebendige Phantome, 2012, S. 23

deutlich geringere Geburtenzahlen auf.[261] Im innerdeutschen Vergleich zeigt sich also, dass Kassel eines der geburtenstärksten Accouchirhäuser war. Als Hauptgrund dürfte hierfür, wie oben geschildert, das angebundene Findelhaus gelten. Gleichzeitig muss man im internationalen Vergleich aber einschränkend bemerken, dass beispielsweise in Paris, in dem die Geburtsabteilung bereits seit 1300 existierte, die 10fache Geburtenzahl verzeichnet werden konnte, wobei natürlich die deutlich höhere Einwohnerzahl von Paris eine Rolle gespielt hat.

Auch Stein rühmte sich 1770 der im Vergleich hohen Geburtenzahl: „*Seit dieser Zeit meldeten sich von Jahr zu Jahr, mehrere Personen zum Accouchement an, wie dieses die jährliche Rekapitulationen, in ihrer Vergleichung gegen einander, zeigen, dergestalt, daß die Lernenden anjetzt und vor der Hand, jedes Jahr auf wenigstens 80 bis 100 Geburten sichere Rechnung machen können. Denn überhaupt sind seit dieser kurzen Zeit bis gegen halb hundert Personen, in dem Geburtshause niedergekommen. Wie es nun gewiß ist, daß man dem hiesigen Collegio illustri, in Absicht auf die Erlernung der Künste und Wissenschaften überhaupt, als auf die Medizin insbesondere, den Ruhm großer Vortheile nicht absprechen kann; so sieht man hieraus, daß es an practischer Gelegenheit die Geburtshülfe zu erlernen, gewiß nicht mangele; ja, dass diese Stiftung, welche man in vielen andern großen Städten noch vergebens sucht, mit ungleich ältern und größern ihres gleichen schon um den Vorzug streite. Ich berufe mich hierinnen auf den stillen Beyfall derer, die aus Liebe zu ihrem Vaterlande die Gründe dieser Wißenschaft mit schweren Kosten aus weit entlegenen Landen gehohlt haben. Sie müßen den innern Werth jener Gelegenheiten wissen, und können den Werth der hiesigen Einrichtung und Anstalten freylich nicht anders, als aus der Erzählung und dem äußern nach, schätzen. Dennoch schmeichele ich mir mit einem vortheilhaften Urtheil. Denn wer stellt sich vor, daß unter einer solchen Anzahl alljährlich vorfallender Geburten nicht viele widernatürliche und schwere Fälle vorkommen sollten? Wer glaubt nicht, daß unter diesen manche Mutter gerettet, und manches Kind eher beym Leben erhalten werde, als wenn beyde dem gemeinen Schicksahl ausgesetzt wären? Wer siehet hieraus den herrlichen Nutzen eines so vortreflichen Instituts nicht allenthalben offenbahr?*

Ich weiß nicht, wem ich es zuschreiben soll, daß bisher nicht mehr als fünf Personen, nemlich die 80te, die 183., die 194., die 222., und die 266te in der Zahl, jedoch davon nicht eine, wegen übelausgefallener Geburtsarbeit gestorben sind? [...]."[262] Einschränkend muss zu diesem Urteil aber bemerkt werden, dass die

---

261 In Jena waren (von 1779–1794) jährlich im Schnitt 21–22 Frauen entbunden worden, in Hannover (von 1781–1789) 47–48, vgl. Hakemeyer; Keding: Hebammenschulen, 1986, S. 70

262 Stein: Theoretische Anleitung, 1770, S. 7 ff.

Müttersterblichkeit etwa vergleichbar war mit anderen Instituten. Legt man die Zahlen mit 15 mütterlichen Todesfällen bei 1000 Entbindungen zugrunde, käme auf jede 66. Entbindung ein Todesfall. In Berlin hingegen verlor 1757 unter 98 Frauen eine das Leben, in Leipzig eine von 62, in Gotha eine von 68.[263] Den sorgsam durch Schlumbohm ausgewerteten Daten für das Göttinger Accouchirhaus zufolge sind auch dort die Zahlen für die Müttersterblichkeit mit 13 von 1000 vergleichbar.

Dieselbe Parallelität findet sich für die perinatale Säuglingssterblichkeit, die erstaunlicherweise nahezu identisch mit der in der Göttinger Anstalt war. So kamen in Kassel auf 1000 Geburten 14 Todesfälle, in Göttingen 13.[264] Insgesamt ist die Vergleichbarkeit der Daten schwierig, da selten zu eruieren ist, wie lange die Frauen und Kinder nach der Entbindung noch im Hospital verweilten. Wurden Wöchnerinnen verlegt oder vor ihrem Tod entlassen, tauchen diese nicht in den Statistiken auf. Dennoch kann für viele der Accouchirhäuser – auch für Kassel – anhand der Zahlen geschlussfolgert werden, dass sie die *„Verheißung, das Leben der Kinder zu retten, [...] nicht erfüllten.‟*[265] Während das Kasseler Accouchirhaus sich in dieser Hinsicht trotz Steins positiv besetzter Berichte nicht von anderen Institutionen abheben konnte, nahm es aber bezüglich der Lehre in Deutschland eine herausragende Stellung ein.

3.1.5 Personal des Accouchir- und Findelhauses

Das Personal im Accouchir- und Findelhaus wird in dem durch das Armen- und Waisenhaus selbst verlegten *„Landgräflichen Hessen-Casselischen Staats- und Adreß-Kalender‟* der Jahre 1764 bis 1779 gelistet.

So werden 1764 neben Stein noch Theodor August Schleger (1727–1772) und Christoph Heinrich Böttger als zuständige Mediziner aufgeführt, außerdem gab es in jedem Jahr einen Chirurgen, der im Dienst des Armen-/Waisen-/Findel- und Accouchirhauses stand. Bis 1772 wurde hier Johann Heinrich Hopf als zuständiger Chirurg aufgeführt. Die von Osiander später veröffentlichten Geburtsberichte, die teilweise auch Sektionsberichte enthielten, lassen darauf schließen, dass insbesondere die Sektionen häufig durch Stein selbst zusammen mit dem jeweiligen dem Hause verpflichteten Chirurgen vollzogen wurden.[266] Darüber hinaus fungierte in dieser Zeit Martin Philipp Koppen als Verwalter

---

263 Hakemeyer; Keding: Hebammenschulen, 1986, S. 70
264 Vgl. Schlumbohm: Lebendige Phantome, 2012, S. 436
265 Ebd., S. 441
266 Vgl. Osiander: Beobachtungen, Abhandlungen und Nachrichten, 1787, passim

sowie Johann Conrad Stützmann als Hausmeister. Der Hausmeister im Armen-
und Waisenhaus hatte dafür Sorge zu tragen, dass die strengen Hausregeln durch
die Kinder beachtet wurden.[267]

Ab 1766 wird mit wenigen Ausnahmen nur noch Stein als Mediziner für
beide Einrichtungen genannt.

1772 wurde zumindest formal eine Trennung der Verwaltung des Armen-
und Waisenhauses, das bereits seit 1700 in der Bettenhäuser Straße bestanden
hatte, und des Findel- und Accouchirhauses vorgenommen.

Zwar blieb Georg Wilhelm Stein auch danach Mediziner und Direktor für
beide Anstalten. Es wurden in besagtem Jahr aber zusätzlich der Pförtner und
Hausknecht David Clerck für das Armen- und Waisenhaus sowie als Verwalter
zusätzlich zu Koppen Gustav Gotthard Ludwig Engelhard angestellt, der fortan
im Accouchir- und Findelhaus seinen Dienst verrichtete. Darüber hinaus gab es
einen Chirurgen für das Armen- und Waisenhaus – in dieser Stellung blieb der
genannte Hopf und ein neu verpflichteter Chirurg für das Accouchir- und Findelhaus, Georg Waldmann. Während in den folgenden Jahren bis 1779 das Haus-
personal am Armen- und Waisenhaus durch die Berentung des Hausmeisters
Stutzmann mehrfach wechselte, blieb der Verwalter Engelhard, den Osiander als
„Mann von ächtem deutschen Biedersinn" beschrieb, die komplette Zeit von 1772
bis 1787 im Amt. Nachdem 1787 das Accouchir- und Findelhaus geschlossen war,
wurde im Adreß-Kalender fortan Stein auch nur noch als Medicus des Armen-
und Waisenhauses geführt. 1790, also in dem Jahr, in dem Stein nach Marburg
berufen wurde, wurde diese Funktion von Philipp Jakob Piderit übernommen.

Leider fehlen in den Listen des *„Landgräflichen Hessen-Casselischen Staats-
und Adreß-Kalenders"* Angaben zu der dem Accouchirhaus unterstellten Haushebamme. Dass es wie in anderen Accouchirhäusern jeweils eine Haushebamme
gab, beweisen die erhaltenen Aufnahmeregister, Stein wurde eher in schwierigen Geburten hinzugerufen.[268] Diese scheint den Beschreibungen Osianders zu
Folge aber ebenso wie Stein nicht im Accouchirhaus gewohnt zu haben, gab es
hier lediglich eine Wohnung für den Verwalter und dessen Frau. Gleichzeitig
war durch das der Gründung des Accouchir- und Findelhauses zugrunde liegende Reglement bereits 1761 vorgeschrieben worden, dass *„derjenigen Frau,
welche zur Wartung sowohl für die Schwangern und Gebährerin als vor die aufzunehmende Fündel-Kinder beständig in diesem Hause sich aufhalten muß, eine
schickliche Wohnung angewiesen werde, wie dann diese Frau außer solchen freyen*

---

267 Vgl. Vanja: Aufgeklärte Wohlfahrt, 2000, S. 113
268 Vgl. Vanja: Kasseler Accouchier- und Findelhaus, 2004, S. 115

*Wohnung Holz und Licht und fünf Rthl. an Geld, so oft sie den Medicum und die
bey dem Accouchement zugegen seyn müssende Lernende abrufet, wan solche bey
Tage geschiehet, 1 Ggr. bey Nachtzeit aber 2. Ggr. zu empfangen hat.*[269] Insgesamt
ist diese Diskrepanz nicht zu klären, über das Vehältnis von Stein zu der jeweiligen Haushebamme ist ebenfalls kaum etwas bekannt. Aufgrund der häufigen
Nennung lediglich der Hebamme bei natürlichen Geburten ist zu schließen, dass
anders als für Osiander in Göttingen dokumentiert, der ja auch im selben Haus
wohnte, die Hebamme in Kassel ähnlich wie in Wien, Dublin oder Paris über
weite Teile autark arbeitete und Stein eher bei Komplikationen konsultierte.[270]
Allein die fehlende ständige Anwesenheit des Klinikdirektors dürfte für die
Haushebamme eine größere Freiheit in ihrer Berufsausübung bedeutet haben
als dies für Göttingen von Schlumbohm dokumentiert worden ist. Welchen
Anteil die Haushebamme an der Ausbildung der Studenten und insbesondere
der Hebammenschülerinnen hatte, bleibt aufgrund fehlender diesbezüglicher
Dokumente ebenso offen wie die genaue Arbeitsteilung zwischen ihr und Stein.

3.1.6 Lehrbetrieb im Accouchirhaus zu Kassel

*„Ich muss bey so bewandten Umständen selbst sagen, daß ich die Entbindungs-
kunst bisher nicht ohne große Zufriedenheit gelehrt habe. Denn ich mache mir
mehr Schuldigkeit und Vergnügen, als Ruhm daraus, auf solche Art schon viele
meiner Zuhörer, dem Staate zu tüchtigen Geburtshelfern aufgezogen zu haben;
und ich rechne es mir mehr zu Ehre, als zum Verdienst, daß an diesen vortrefflichen
Anstalten nicht nur schon Fremde Theil genommen, welche nicht ohne Nutzen und
Zufriedenheit in ihr Vaterland wieder zurück gekehrt sind, sondern daß auch erst
kürzlich unter anderen, ein paar Chirurgi meine Stunden mit so viel Fleiß und
Application besucht haben (…)"*[271]

Mit diesen Worten beschrieb Stein selbst seine Lehrtätigkeit am Collegium
Carolinum.

Der folgende Abschnitt stellt die medizinische Abteilung des Collegium
Carolinum sowie den dort verorteten akademischen Unterricht Steins vor.

In diesem Zusammenhang sollen auch die beiden zentralen Lehrschriften
Steins analysiert werden: Die *„Theoretische Anleitung zur Geburtshilfe"* sowie
die *„Practische Anleitung zur Geburtshilfe"*. Vor dem Erscheinen dieser Schriften lehrte Stein vor allem nach dem Lehrbuch *„Einleitung in eine wahre und*

---

269 HLO VI, 1761, S. 21
270 Vgl. Schlumbohm: Lebendige Phantome, 2012, S. 123 f.
271 Stein: Theoretische Anleitung, 1770, Vorbericht

gegründete Hebammenkunst" von Heinrich Johan Nepomuk von Crantz (1722–1797). Daher soll hier ein Vergleich der Schriften gezogen werden, um herauszuarbeiten, welche Mängel Stein am oben genannten Buch durch die Abfassung eigener Schriften beheben wollte. Einschränkend bemerkte Stein schon vor Abfassung seiner eigenen Lehrbücher, dass er lediglich den theoretischen Teil nach diesem und anderen Lehrbüchern gelehrt, den praktischen Teil ohnehin nach eigenen Ideen gestaltet habe.

In der von Stein verfassten Literatur findet sich auch eine allgemeine Liste der zu lehrenden Themen, die in den zwei Semestern bei Stein vermittelt werden sollten. So war im ersten Semester die Theorie der Entbindungskunst Lehrinhalt, sowie in der Praxis Operationen am Phantom. Darüber hinaus gab es ein *„theoretisch-practisches Examinatorium und Disputatorium"*. Im zweiten Semester lehrte Stein dann die Geschichte der Entbindungskunst, es gab außerdem ein *„kritisches Casual-Collegium über verschiedene Schriftsteller in der Entbindungskunst"* und ein Collegium, in dem Stein selbst seine Fallgeschichten und Beobachtungen vortrug.[272]

Einige Schüler blieben indes auch länger als die von Stein umrissenen zwei Semester und nahmen teure Privatstunden, wie beispielsweise Johann Heinrich Fischer.[273]

3.1.6.1 Die medizinische Fakultät des Collegium Carolinum zu Steins Zeit als Professor

Das Collegium Carolinum erlebte von 1760–1785 durch die Regierungszeit Friedrichs II. seine kurze Blütezeit nahezu zeitgleich zur Tätigkeitsspanne Steins des Älteren.[274]

In dieser Zeit war das Collegium Carolinum *„personell und auch sachlich besser ausgestattet als die Landesuniversitäten, es erhielt aber nie den Status einer Universität."*[275] Gleichzeitig war man bemüht, die Außendarstellung im Sinne einer universitären Bildung zu gestalten. So erschienen ab 1764 Vorlesungsverzeichnisse, es gab zeitweise Disputationen und akademische Festakte, zu denen mit Programmschriften eingeladen wurde.[276]

---

272 Vgl. Stein: Practische Anleitung, 1783, Vorbericht
273 Vgl. Schlumbohm: Lebendige Phantome, 2012, S. 26
274 Vgl. Mey: Medizinische Fakultät, 1994, S. 42
275 Ebd., S. 56
276 Vgl. ebd., S. 42

Bei der konkreten Betrachtung der Lehrinhalte der medizinischen Fakultät erscheint es erstaunlich, dass entgegen des eigentlichen Zwecks des Collegium Carolinum, die Studenten auf die Universität vorzubereiten, das viersemestrige Medizinstudium zur Zeit der Lehrtätigkeit Steins vor allem klinische Fächer enthielt, während für die Propädeutika Latein, Griechisch und Mathematik nur wenig Zeit vorgesehen war. Es scheint eher eine *„verkürzte Version des Universitätsstudiums"* gewesen zu sein als eine Vorbereitung auf dasselbe.

Die Studentenzahlen blieben jedoch weit hinter den Erwartungen zurück, so dass 1773 neue Regularien für das Collegium Carolinum ausgearbeitet wurden, in denen betont wurde, dass jeder Student seine Studien nach seinen eigenen Bedürfnissen einrichten könne, darüber hinaus sollte das Studium für *„junge Leute von Stande"* attraktiver werden. Als aber auch dieses Programm wirkungslos blieb, wurde bereits 1784 erstmalig die Meinung der Professoren erfragt, ob das Carolinum nicht nach Marburg zu verlegen sei, was 1791 dann auch geschah.

3.1.6.2 Auswertung der Vorlesungsverzeichnisse

Um einen genaueren Überblick über die geburtshilfliche Lehre und deren Stellenwert am Collegium Carolinum unter der Leitung Georg Wilhelm Steins zu bekommen, sollen die Mustercurricula des Collegium Carolinum sowie der Universitäten Marburg und Rinteln ausgewertet werden. Alle drei Mustercurricula stammen aus dem Jahr 1766, wobei die *„Verordnung, die Haltung der Collegiorum auf den Universitäten zu Marburg und Rinteln betreffend"*[277] auf den 17. Januar 1766 datiert, die *„erneuerte[n] und verbesserte[n] Gesetze für das Collegium Illustre Carolinum allhier"*[278] am 9. Mai 1766 veröffentlicht wurden. Auch aufgrund der zeitlichen Nähe erscheint ein Vergleich also zulässig. Zusätzlich erhalten sind einige der Vorlesungsverzeichnisse des Collegium Carolinum, in denen speziell auch die Vorlesungen Georg Wilhelm Steins dokumentiert sind.[279] Darüber hinaus waren *„erneuerte und verbesserte Gesetze für die Studiosos Collegii Carolini"*[280] auch am 17. September 1773 noch einmal erschienen.

---

277 HLO VI, 1766, S. 306 ff.
278 Ebd., S. 374 ff.
279 Exemplarisch soll hier das in der Universitätsbibliothek Marburg erhaltene Verzeichnis aus dem Sommersemester 1785 dienen. Die anderen Verzeichnisse sind dort leider nicht mehr auffindbar. Zusätzlich als Anhalt dient die Wiedergabe der Vorlesungverzeichnisse in Baldingers „Magazin für Ärzte" sowohl im Sommer- als auch im Wintersemester 1782
280 HLO VI, 1773, S. 714 ff.

Hier ging es vor allem darum, mehr Studenten für das Carolinum anzuwerben, indem die Studentenschaft nun neben denen, die sich auf die Universität vorbereiten wollen, auch zukünftige Soldaten, Hofangestellte, Maler und Bildhauer umfassen sollte. Es wurde betont, dass sowohl katholische, protestantische als auch jüdische Studenten akzeptiert werden. Auch die Zugangsbeschränkungen zu den Vorlesungen wurden gelockert, so dass die Kasseler Bürger auch ohne Immatrikulation nach vorheriger Anmeldung beim jeweiligen Professor an den Veranstaltungen teilnehmen durften. Die weiteren Neuerungen tangierten vor allem Regelungen das Betragen der Studenten betreffend, die hier nicht weiter ausgeführt werden sollen.

Nimmt man nun die Mustercurricula der Universitäten und des Carolinums von 1766 und vergleicht diese, fällt natürlich zunächst einmal auf, dass für das Studium am Collegium Carolinum nur vier Semester, für das Studium an den Universitäten Marburg und Rinteln aber zehn Semester vorgesehen waren. Dies erscheint angesichts der Intention der Gründung des Collegium Carolinum eigentlich nicht weiter bemerkenswert. Vergleicht man jedoch die Inhalte der Vorlesungen und Seminare, sieht man, dass das erste Semester nahezu identisch war. Hier wurden an beiden Universitäten und am Collegium Carolinum Mathematik, Logik, Latein und Griechisch gelehrt, aber bereits im zweiten Semester des Medizinstudiums beinhaltete das Curriculum am Collegium Carolinum Themen aus dem sechsten Semester an der Universität wie Botanik, Anatomie und Chemie. Dafür wurden einige Inhalte der universitären Lehre gekürzt (beispielsweise Anatomie, Chemie, Botanik), andere (wie Geschichte, Naturgesetze) erschienen im verkürzten Curriculum des Carolinums nicht. Bereits im dritten Semester bestimmten stattdessen klinische Fächer wie Chirurgie und Pathologie den Lehrstoff, die an der Universität frühestens ab dem 7. Semester gelehrt wurden. Im vierten Semester schließlich wurde Geburtshilfe unterrichtet, für dieses Fach war im Mustercurriculum der Universität ebenfalls nur ein halbes Jahr im letzten Semester vorgesehen. Darüber hinaus auffallend erscheint das im Mustercurriculum erwähnte „Collegium de operationibus chirurgicis", welches an der Universität komplett fehlt. Wie schon Eberhard Mey bemerkte, ging es hier also eher um die verkürzte Form des Medizinstudiums, um praktische Mediziner – vor allem Chirurgen und Geburtshelfer – auszubilden, das theoretische Grundlagenstudium, das an einigen Universitäten zusätzlich zum praktischen Unterricht vermittelt wurde, erscheint vernachlässigt. Wie schon erwähnt, wurde von den Studenten anscheinend das (direkte) universitäre Studium vorgezogen, die Studentenzahlen blieben weit hinter den Erwartungen zurück. Im Umfeld der diesbezüglichen Diskussionen findet sich ein Votum Steins, das über die eigentliche Intention der Vorbereitung auf ein universitäres Studium einen weiteren Zweck des Collegium Carolinum als den weitaus wichtigeren hervorhebt: *„Fremde ziehen allerdings und mit Recht würkliche academien vor. Von diesen können wir also nur hoffen, sie werden nach vollendetem curso academico nur noch unsere praktischen institute, die anatomie, das accouchement und die Charité nutzen, und an dieser Institute Erhaltung, Verbesserung, guter Einrichtung und tüchtiger Besetzung wird alles gelegen seyn, künftig so viel Fremde hier zu sehen, als um der gleichen Endzwecke willen eine Menge von Fremden zu Paris, Wien, Strasburg und Berlin gesehen werden.“*[281] Den Zweck, Fremde nach Abschluss ihres Studiums nach Kassel zu ziehen, um hier im Rahmen ihrer damals üblichen Studienreise praktische Fähigkeiten zu erwerben, erfüllten die klinischen Einrichtungen des Collegium Carolinum. Durch die Anziehungskraft Steins nahmen viele zukünftige Geburtshelfer Kassel mit in ihre Reiseroute auf.[282]

Mit Hilfe dieses Wissens erscheint auch der Widerspruch, dass Stein einen zweisemestrigen geburtshilflichen Kurs im Rahmen seiner Lehrbücher vorgab, während im Mustercurriculum nur ein Semester vorgesehen war, weniger frappant. Schließlich waren auf der einen Seite eine weitere wichtige Zielgruppe die Mediziner, die bereits ein universitäres Studium absolviert hatten, auf der anderen Seite wurde in den Curricula zur Steigerung der Studentenzahlen immer wieder betont, dass die Studenten nach ihren Vorlieben große Wahlmöglichkeiten hatten, so dass – wie oben bereits beschrieben – eine große Variationsbreite in der zeitlichen Spanne des Besuchs des geburtshilflichen Unterrichts bestanden hat. Dies legen auch die *„erneuerten und verbesserten Gesetze“* nahe: *„Nach geschehener Inscription soll sich ein jeder Studiosus sogleich bey jeden der Professorum melden, und bey dem, welchen er seiner Absicht gemäß vornämlich hören muß, den Cursum seiner Studien nach den öffentlichen und Privat-Vorlesungen so einrichten lassen, wie es seine von der Schule mitgebrachte Profectus und der Seinigen für ihn bestimmter Endzweck erfordert.“*[283] In der späteren Fassung dieser Ordnung von 1773 wird dies noch einmal deutlicher betont: *„Obwohl das in Anlage befindliche [...] Curriculum [...] auf zwey Jahre oder vier Semestria eingerichtet ist; so bleibet jedoch nicht allein den Ausländern, sondern auch den hier studirenden Stadt- und Landeskindern unbenommen, diese Zeit nach ihren besondern Umständen und Absichten zu erweitern oder einzuschränken.“*[284]

---

281 HStAM, Best. 5, Nr. 15444: Collegium Carolinum. 2. Bd. 1768–1785, fol. 19
282 Vgl. Mey: Medizinische Fakultät, 1994, S. 72
283 HLO VI, 1766, S. 375
284 HLO VI, 1773 S. 716

Darüber hinaus geben die „*erneuerten und verbesserten Gesetze*" auch Aufschluss über die Arbeitszeiten Steins. So heißt es dort: „*dabenebst alle Ferien hiermit abgeschafft seyn, diejenigen allein ausgenommen, welche um Ostern und Michaelis beym Abgang und Ankuft der Studirenden nöthig sind, und die bisherigen vierwöchigen in den Hundstagen sich nur auf vierzehen Tage erstrecken.*"[285]

Etwas näheren Aufschluss über den Alltag Steins bietet allenfalls ein Vorlesungsverzeichnis der damaligen Zeit. Im Sommersemester 1785 sah die Lehre Steins folgendermaßen aus: Montags und Donnerstags hielt er von 11 bis 12 Uhr eine öffentliche Vorlesung im medizinischen Auditorium über „*die gerichtliche Arzneygelahrtheit nach dem Caselius*", darüber hinaus gab er bezüglich der Theorie der Chirurgie und den darin vorkommenden Operationen „*nach Anleitung des Heisterschen Handbuches*" Privatstunden und kündigte an, „*dabey die Zuhörer insonderheit mit den nützlichsten Erfindungen und den neuesten Lehren der größten Männer bekannt [zu] machen.*"

Privatissime lehrte Stein viermal wöchentlich im Accouchirhaus „*nach dem Verlangen der Zuhörer*" die Geschichte der Entbindungskunst nach eignen Sätzen sowie darüber hinaus über die geburtshilfliche Literatur und Instrumente, oder er hielt kritische Vorlesungen über practische Fälle aus der Entbindungskunst. Es wurde betont, dass Stein inbesondere sowohl theoretisch die Geburtshilfe nach seinem eigenen Lehrbuch vortrug als auch praktischen Unterricht gab, in dem er die geburtshilflichen Operationen am Phantom zeigte und von den Zuhörern verrichten ließ und darüber hinaus die Studenten bei „*den oft vorfallenden Geburten in dem hiesigen Accouchirhause*" anleitete. Darüber hinaus gab es Mittwochs und Sonnabends von 11 bis 12 Uhr „*Touchirübungen*" an den Schwangeren, „*dergestalt, daß Fremde, beyderley Geschlechts, denen es Ernst ist, um des Accouchements willen nach Cassel zu kommen, nicht ohne Zufriedenheit wieder zurückkehren mögen.*" Es fällt hier erneut die Betonung auf, dass im Accouchirhaus beide Geschlechter, das hieß Ärzte und Hebammen ausgebildet wurden. Auch Privatvorlesungen über sonstige „*theoretische und practische Theile der Arzneywissenschaft*" wurden nach Bedarf der Zuhörer angekündigt.[286]

Insgesamt fällt die Länge der Ausführungen zu Steins Vorlesungen auf, diese nahmen etwa zwei Seiten des Verzeichnisses ein, während die Vorlesungen seiner Kollegen je nur etwa über eine halbe Seite vorgestellt wurden. Außerdem

---

285 HLO VI, 1766, S. 376
286 Verzeichnis der medicinischen und chirurgischen Vorlesungen, welche diesen Sommer 1785 beym Hochfürstl. Hessen-Casselischen Collegio Carolino sollen gehalten werden, Kassel 1785, S. 2f.

zeigte sich das Renommé des Professors auch anhand der Reihenfolge. Vor Stein erschien nur dessen langjähriger Freund Ernst Gottfried Baldinger, dabei ist das Verzeichnis nicht alphabetisch geordnet.

Doch auch ein zweiter Aspekt erscheint hier interessant. So lehrte Stein zwar schwerpunktmäßig die Geburtshilfe, seit 1766 bereits hatte er dazu das alleinige Privileg, darüber hinaus gab er aber auch 1785 noch Vorlesungen in Arznei-kunde und Chirurgie, obwohl er niemals selbst als Chirurg tätig war. Die Pro-fessoren waren angehalten, einmal die Woche eine öffentliche Vorlesung im Kunsthaus zu geben, somit kann die zweite öffentliche Vorlesung pro Woche als Entgegenkommen Steins gewertet werden.[287] Gleichzeitig kann kritisch bemerkt werden, dass er die Chirurgie nur privatim, die Geburtshilfe auf dem Accouchir-haus sogar nur privatissime lehrte. Das bedeutete, dass jemand, der von Stein in der Geburtshilfe ausgebildet werden wollte, dem Professor dafür hohe Gebühren zahlen musste. Diese waren nicht festgelegt, sondern wurden zwischen Student und Professor ausgehandelt, das Beispiel Osianders wird zeigen, dass Stein hier keineswegs freigiebig war, was seine kostbare Zeit anbelangte.

Da leider nicht mehr alle Vorlesungsverzeichnisse erhalten sind, kann die Ent-wicklung der Vorlesungen, die Stein angeboten hat, nicht lückenlos rekonstruiert werden. Anhand der im von Baldinger herausgegebenen „Magazin für Ärzte" für einige Jahre veröffentlichten Vorlesungsverzeichnisse kann aber spätestens ab dem Wechsel nach Marburg festgestellt werden, dass Stein nun ausschließlich im Fach der Geburtshilfe lehrte. Dabei lässt sich in den Vorlesungsverzeichnis-sen neben der zunehmenden Spezialisierung auf die Teilaspekte der Geburts-hilfe (so liest Stein 1798 über die Geschichte der Literatur der geburtshilflichen Instrumente) auch eine kritischere Einstellung gegenüber seinen Kollegen nach-weisen, er setze er sich 1797 mit verschiedenen seiner Kollegen – Boer, Osborne, Sacombe, Ficker – kritisch auseinander und kommentierte deren Literatur.[288] Johann Lukas Boer (1751–1835) als Vertreter der natürlichen Geburtshilfe hatte entsprechend andere Ansichten als Stein. Er beendete gerade einmal 0,47% der Geburten mit der Zange, darüber hinaus verwarf er den Gebrauch von Geburts-stühlen und -betten.[289] William Osborne (1732–1808) war ein Vertreter der

287 Vgl. HLO VI, 1773, S. 718
288 Vgl. hierzu Baldinger, Ernst Gottfried: Magazin für Ärzte, 4. Bd., S. 14, Kassel 1782; 7. Bd., S. 34, Kassel 1785; 11. Bd., S. 187, Marburg 1789; 13. Bd., S. 562, Marburg 1791; 14. Bd., S. 349, Marburg 1792; 17. Bd., S. 530 f., Marburg 1795; 18. Bd., S. 201, Marburg 1796; 19. Bd., S. 246 und 542, Marburg 1797; 20. Bd., S. 263 und 434, Marburg 1798
289 Vgl. Fasbender: Geschichte der Geburtshilfe, 1906, S. 271 f.

englischen Schule und zog anders als Stein die Perforation deutlich dem Kaiserschnitt vor, wobei er diese erst 30–36 Stunden nach Absterben des Fetus und entsprechender beginnender Fäulnis empfahl.[290] Jean François Sacombe (1750–1822) verwarf jegliche instrumentelle geburtshilfliche Operation und bekämpfte den Kaiserschnitt. Er bezeichnete einige zeitgenössische Geburtshelfer, die den Kaiserschnitt ausgeführt hatten, als „*Mörder*".[291] Es handelte sich also durchweg um Geburtshelfer, die deutlich andere Ansichten vertraten als Stein, so dass anzunehmen ist, dass der Terminus „*ihre Literatur kritisch kommentieren*" in diesem Zusammenhang wörtlich zu nehmen ist. Wie der Paderborner Geburtshelfer Wilhelm Anton Ficker (1768–1824) in diese Reihe passt, ist letztlich nicht klar. Er veröffentlichte zwar 1796 ein Hebammenlehrbuch und 1796 und 1802 „*Beiträge zur Arzneiwissenschaft, Wundarznei- und Entbindungskunst*". Möglicherweise hatte das Hebammenlehrbuch das Missfallen Steins erregt. So heißt es in einer Rezension: „*Der V. ist selbst Lehrer von Hebammen. Diese sind der hochdeutschen Sprache nicht kundig genug, um Steins u.a. Bücher zu verstehen, auch wissen sie nicht, was sie mit den vielen Durchmessern, Axen, Central- und Bogenlinien, so wie mit den anatomischen Ausdrücken anfangen sollen [...]*"[292]

Neben den zu dokumentierenden Veränderungen in der Lehre Steins, die sicherlich mit der zunehmenden Selbstsicherheit des Gelehrten sowie der weiter wachsenden Berühmtheit und damit einhergehenden Privilegien in der freien Gestaltung seines Unterrichts zusammenhingen, finden sich als Konstante die Ankündigungen des praktischen Unterrichts im Accouchirhaus, deren Gestaltung im folgenden Kapitel rekonstruiert werden soll.

3.1.6.3 Praktischer Unterricht im Accouchirhaus für Akademiker

Bezüglich der praktischen Anweisung der zukünftigen Geburtshelfer finden sich in der „*Accouchir- und Hebammenordnung*"[293] vom Dezember 1767 klare Reglements, an die sich Stein zu halten hatte. Hiernach sollte er im Sommer die theoretische und im Winter die praktische Lehre im Accouchirhaus durchführen. Diese

---

290 Lehmann, Volker: Der Kayserliche Schnitt. Die Geschichte einer Operation. Stuttgart 2006, S. 112 f.

291 Vgl. Fasbender: Geschichte der Geburtshilfe, 1906, S. 318 f.

292 Intelligenzblatt des Journals der Erfindungen No. XIV, Gotha 1796, S. 21

293 „Accouchir- und Hebammenordnung, wie es mit Unterweisung der Geburtshelfer und Hebammen in dem allhier darzu verordneten Accouchir- und Findelhause hinfüro einzurichten und zu halten, und wornach sich ins besondere die Hebammen zu achten. Vom 21 Dezember 1767." In: HLO VI, 1767, S. 486 ff.

Vorschrift scheint an das Fach der Anatomie angelehnt zu sein, war für dieses Fach angesichts fehlender Kühlmöglichkeiten für die Leichen der Winter die einzige sinnvolle Zeit für Sektionen. Wie oben anhand der Vorlesungsverzeichnisse aufgezeigt, scheint Stein diese Regel im Rahmen der Geburtshilfe – insbesondere angesichts der relativ geringen Geburtenzahlen auch sinnvollerweise – insofern gebrochen zu haben, als er die praktische und theoretische Lehre das gesamte Jahr über nebeneinander lehrte. Bezüglich der praktischen Lehre wird er in der Accouchir- und Hebammenordnung angewiesen, *„die […] Manuels […] in einem Cursum operationum nicht nur in der zu diesem Ende angeschafften künstlichen Machine getreulich"* zu zeigen, *„sondern auch dieselbe alle Arten von wiedernatürlichen und schweren Geburten selbst darinnen verrichten"*[294] zu lassen. Die Übungen an der oben erwähnten *„künstlichen Maschine"* beschreibt Stein selbst folgendermaßen: *„Diese Maschine, von den Franzosen Fantome genannt, hat zu ihrer Grundlage ein natürliches Frauengeripe, gänzlich ausgestopft und mit Leder bezogen. In dem Becken ist eine künstliche lederne Gebährmutter von natürlicher Größe angebracht, in welcher, vermittelst lederner Puppen, von ordentlicher Größe neugebohrner Kinder, welche mit natürlichen Kinderköpfen versehen sind, alle Arten widernatürlicher und schwerer Geburten, sie mögen einzig und allein mit der Hand, oder mittelst Instrumenten operirt werden müssen, verrichtet werden können. […] Indem ich nun solchergestalt gesucht habe der Natur so nahe zu kommen, als möglich war; so habe ich den Lernenden die Theorie widernatürlicher Geburten faßlich, und ihnen die verschiedene Manuels derselben sinnlich gemacht. Sie haben also Gelegenheit gehabt, ihre Hände zu üben, und sich geschickt zu machen. Vortheile, welche für Lernende groß sind, als sie nothleidenden Gebährenden schätzbar seyn müßen. Dann es wäre schlimm, wenn man die Geschicklichkeit seiner Hände erst bey den in würklicher Praxi vorkommenden Fällen versuchen sollte. Man wird es selten gleich das erste Mal recht machen; […]. Welches Unglück, wenn man hier mit Schaden klug werden müßte."*[295]

An diesem Zitat ist Mehreres interessant – auch als Ausblick auf noch folgende Ausführungen. So ist zunächst einmal die Unterrichtspraxis anhand der Darstellung Steins gut vorstellbar. Darüber hinaus zeigt es aber auch eine gewisse Empathiefähigkeit Steins. So betont er den Nutzen der Phantomübungen für die Schwangeren, die so zumindest nicht das erste Versuchsobjekt der jungen Mediziner waren. Natürlich wird auch die Praktikabilität der Lehre bei den – wie oben dargestellt – zwar regelmäßig, aber nicht täglich stattfindenden Geburten

---

294 Accouchir- und Hebammenordnung vom 21. Dezember 1767. In: HLO VI, 1767, S. 486
295 Stein: Practische Anleitung, 1783, Vorbericht

eine Rolle dabei gespielt haben, durch die Übungen am Phantom die geforderte Praxisnähe des Unterrichts vermitteln zu können. Die Betonung Steins liegt aber klar bei der Schonung der Gebärenden, die aus seiner Sicht durch unge-übte Hand keinen Schaden erleiden sollen. Es scheint also neben der praktischen Seite auch eine prinzipielle Entscheidung Steins gewesen zu sein, die Schüler zunächst einmal die Touchirübungen am Phantom proben zu lassen. Neben den Übungen am Phantom war Stein aber auch dazu angewiesen, die zukünftigen Geburtshelfer und Hebammen „*bey denen in Unserm Accouchir- und Findel-hause vorfallenden Geburten jedesmal und zwar nach einer festgesetzten Ordnung wechselweise durch die in obgedachtem Hause sich allezeit befindende erste Lehr-tochter berufen zu lassen, und bey allen und jeden daselbst vorfallenden Geburten, in so weit seine andere Berufsgeschäffte es ihm zulassen, persönlich gegenwärtig zu seyn, die Geburten von denen Lernenden selbst verrichten zu lassen, ihnen den darinnen nützlichen Rath mittheilen und die nöthige Beyhülfe [zu] leisten.*‘[296]*

Dabei verfasste Stein selbst 1796 Gesetze für das „*Auditorium bey dem Accou-chement*". Sie beziehen sich also bereits auf Steins Jahr in Marburg, dürfte aber in ähnlicher Weise auch in Kassel Anwendung gefunden haben. So schreibt er folgende Regelungen vor:

I. Allgemeine Gesetze für das Auditorium bey dem Accouchement.

1) *Nur diejenigen Herren können das Institut frequentieren, welche bereits Theorie und Praxin des Accouchements gehört haben. Hospitieren darf niemand.*

2) *Im Auditorio muß Ehrbarkeit und Verschwiegenheit herrschen. Man versiehet sich also von der Sittlichkeit der Herren, welche hier das praktische Accouchement frequenti-ren, die Bescheidenheit, den Anstand und die Verschwiegenheit, welche die Würde des Gegenstandes, der hier zum Grunde liegt, durchaus verlangt und nöthig macht.*

3) *Da auch Ordnung im Institut gleichmäßig herrschen muß, und die Herren nach der mit Ihnen festgesetzten Einrichtung zu den Geburten sowohl, als zu den Touchir-Uebungen zugelassen werden sollen; so verstehet man sich von Ihnen, daß Sie sich so zu diesem Ende in dem Auditorio versammeln, als nach geschehener Arbeit dasselbe ohne weite-ren Verzug wieder verlassen werden.*

4) *Zwar ist den Herren nachgelassen, während einer Geburt, wenn sie sich verzögern sollte, im Auditorio zu verweilen, und die Zeit auf eine gesittete und anständige Art daselbst nützlich zuzubringen; in den Zeiten aber, daß keine Arbeit vorgeht, bleibt das Zimmer verschlossen.*

5) *So wird man es auch während dem Vorgange einer Geburt gern sehen, daß derjenige der Herren, an welchen die Reihe ist, der Geburt vorzustehen und sie zu verrichten, eine kurze Geschichte derselben schriftlich entwerfe und zur Beurtheilung vorlege.*

---

296 HLO VI, 1767, S. 486 f.

6) Auch ist den Herren der Zutritt bey den Krankenbesuchen im Institut zwar gestattet, jedoch nicht anders, als in Gegenwart des Professors, und den von ihm deshalb festgesetzten Tagen und Stunden: daher denn Schwangere und Kindbetterinnen auch keinen andern, als diesen gemeinschaftlichen Besuch, erwarten.

7) Und da es den Personen im Institut an nichts ermangeln wird; so sind alle Gaben, es sey unter welcher Entschuldigung es wolle, nicht nur nicht erlaubt, sondern auch sogar, und zwar den Hausofficianten bey Verlust des Dienstes, verbothen.

8) Sollte jemand der einen oder der andern dieser Anordnungen zuwider handeln können, der dürfte sich durch versagten weitern Zutritt selbst strafen.

II. Besondere Gesetze für das Auditorium bey dem Accouchement.

1) Der Zutritt zu den Geburten sowohl, als zu den damit verbundenen Touchir-Uebungen, oder dieses ganze praktische Collegium, wird niemand gratis gestattet, und beträgt das Honorarium dafür halbjährig 1 Carolin.

2) Auch wird niemand, ohne vorher Theorie und Praxis, entweder hier oder anderwärtswo, gehört oder getrieben zu haben, um des eignen Nutzens der Lernenden willen, weder zu den Touchir-Uebungen, noch zu den Geburten selbst, zugelassen.

3) Desgleichen kann niemand der Herren auf das Touchiren allein, oder den Geburten blos als Zuschauer beyzuwohnen, Anspruch haben.

4) Der Numerus darf nicht 12 Personen stark seyn, oder er wird bey den Geburten in 2 Klassen getheilt.

5) So wird der Numerus, wenn er auch geringer als 12 Personen stark wäre, bey den Touchir-Uebungen ohnehin und dennoch in 2 Classen getheilt.

6) Neu hinzugehende Herren lassen, bey den zu verrichtenden Geburten, den ältern Herren den jedesmaligen Vorgang.

7) Alle Herren (alte und neue) folgen jedoch (unter sich) in der Ordnung, nach welcher sie das Honorarium pränumerirt haben, maßen sich bis zur Pränumeration sein numerirtes ConvocationsBillet für Sie in der Schachtel befindet.

8) Nur diejenige Herren also können zu einem Accouchement zusammen gerufen werden, die pränumerirt haben und deren Billets sich (jedesmal) in der Schachtel befinden. Denn haben Sie solches bey jeder Geburt nicht wieder zur Schachtel abgegeben; so können sie das nächste mal nicht wieder gerufen werden, und stehet in einem solchen Falle die Geburt an Ihnen; so geht sie bey Ihnen, ohne Ersatz, vorbey.

9) Jeder, an welchem die Reihe zu Accouchiren ist, wird also in Abwesenheit seines Billets, oder seiner Person, mit Verlust der Geburt, übergangen.

10) Die Geburt rückt in einem solchen Falle auf den nächstfolgenden Gegenwärtigen fort.

11) Der Umtausch der Geburten ausser der Reihe und untereinander findet in keinem Falle statt. – Denn man setzt zum voraus, daß ein jeder der Herren seiner Geburt, sie sei natürlich oder widernatürlich, gewachsen ist; und falls sich jemand im Numero finden sollte, der sich durch das practische Collegium der Operationen zu einer widernatürlichen Geburt, so wie durch die Theorie zu einer natürlichen Geburt nicht schon vorbereitet hätte, der tritt eine jede, ohne Unterscheid und ohne Entschädigung, einem andern nach der Auswahl des Professors, ab, falls, er (der Professor) sie der Sicherheit wegen, und um des allgemeinen demonstrativen Nutzens willen, nicht selbst verrichtet.

12) *Wenn gleich die Herren, und selbst der Professor, bey einer zögernden Geburt ab- und zugehen; so ist doch die Schuldigkeit dessen, der die Geburt hat, auszuharren. Entfernung geht auf eigene Gefahr: Und wer seine Geburt versäumt; hat so wenig Anspruch auf eine andere Geburt, als sie demjenigen, der sie (außer der Ordnung und also zufälliger Weise) für Ihn verrichtet, angerechnet werden kann.*

13) *Ohne die Gegenwart des Professors ist so wenige der künstliche Wassersprung, als die Anlegung und der Gebrauch irgend eines Instruments erlaubt.*

14) *Gleiche Bewandniß hat es mit dem Untersuchen gebärender Personen, es sey denn bey nächtlicher Zeit, und im würklichen Nothfalle instehender Geburt.*

15) *Nach dem 1sten Tag May und 1sten Tag November jedes Jahres, wo die Billets schon gemacht und die Classen festgesetzt sind, meldet sich jeder, der in loco war, zu spät und vergebens, es wäre denn, daß er die letzte Nummer annehmen wollte.*

16) *Jeder Auswärtiger, später Ankommender aber, muß sich, die letzte Nummer zu nehmen, ohnehin gefallen lassen.'*[297]

Die strikte Trennung in zwei Klassen und die Forderung Steins nach einer Bezahlung für die praktischen Übungen im Geburtshaus zeugen von dem Versuch, die Schülerzahlen am Kreißbett überschaubar zu halten. Hier finden sich beispielsweise bei Steins Schüler Osiander in Göttingen ganz andere Zahlen, teilte dieser die Klasse bei Geburten erst ab 30 Teilnehmern und das auch nur, wenn es nicht ein besonders interessanter Fall war.[298] Natürlich lag dies auch an der etwa vergleichbaren Geburtenzahl bei deutlich höherer Studentenzahl, allerdings wäre ja durchaus auch eine Teilung in drei Klassen denkbar gewesen. Darüber hinaus lässt Stein hier auch eine Sorge um die Patientinnen erkennen, die Studierenden waren demnach weder zu einer Untersuchung noch zur Anlegung eines Instrumentes befugt, ohne dass Stein sie supervidierte, darüber hinaus achtete Stein darauf, dass die Studenten zunächst theoretisch und erst in der Folge praktisch ausgebildet wurden.

Gleichzeitig zeigen die Fallbeschreibungen, dass es trotz dieser Vorsichtsmaßnahmen zu Verletzungen der Gebärenden infolge der Anwendung der Zange durch einen Schüler kam, zu der es – so behauptet Stein – im Falle einer korrekten Anwendung nicht gekommen wäre.[299]

Bezüglich der Anwendbarkeit der für Marburg geltenden Gesetze auf Kassel muss allerdings einschränkend bemerkt werden, dass den Quellen zufolge Stein in Kassel nicht die Mehrzahl der Geburten betreute und, sollten diese Gesetze

---

297 Stein, Georg Wilhelm: Allgemeine und besondere Gesetze für das Auditorium bey dem praktischen Accouchement im Fürstl. Institut zu Marburg. In: Baldinger, Ernst Gottfried [Hrsg.]: Neues Magazin für Aerzte. 18. Bd. Leipzig 1796, S. 404–408
298 Vgl. Schlumbohm: Lebendige Phantome, 2012, S. 174
299 Vgl. Stein d.J.: Nachgelassene Wahrnehmungen, 1807, S. 130

auch in Kassel Anwendung gefunden haben, für die Studenten kaum ein Lehrnutzen entstanden sein kann. Dies passt zu der zeitgenössischen Einschätzung Steins des Jüngeren, dass das Accouchirhaus in Marburg als Hauptzweck der Lehre der Studenten diente, während das Kasseler Institut „die Unterstützung der armen Volksklasse" in den Vordergrund gerückt hätte.[300] Möglicherweise war Stein in Marburg eher auf das Gebärhaus fokussiert, da ihn dort seine mannigfaltigen sonstigen Aufgaben, die er in Kassel noch inne hatte, nicht von der Lehre abhielten, so dass es möglich war, engere Gesetze für die Studenten zu fassen.

Dass die Geburten auch in Kassel den jeweiligen Studenten klar in einer Reihenfolge zugeordnet waren, zeigt sich an den Aufzeichnungen von Steins Schüler Georg Philipp Lehr, der im Jahr 1780 im Accouchirhaus ein Privatissimum absolvierte. So hatte dieser jeweils denjenigen am Rand seiner Notitzen vermerkt, der der Geburt vorstand. 1780 waren dies Aubel, Brühl und er selbst, die sich in ziemlich gleicher Folge bei den Geburten abwechselten, es sei denn, dass diesen die Haushebamme vorstand, insbesondere bei schnellen Geburten, bei denen die Studenten nicht mehr geholt werden konnten. Deutlich seltener erscheinen als Namen Frauen. Es ist anzunehmen, dass es zum einen möglicherweise weniger Hebammenschülerinnen als Studenten gab, zum anderen scheinen beim praktischen Unterricht die im Rahmen des kostspieligen Privatissimum lernenden Studenten aber auch vor den Hebammenschülerinnen bevorzugt worden zu sein. Durften die Frauen jeweils ein bis zweimal Geburten vorstehen, waren Johann Wilhelm Christian Brühl (1757–1806)[301], Georg Philipp Lehr und (Conrad?) Aubel – später kam dann scheinbar noch (Cornelius?) Grandidier[302] hinzu – deutlich häufiger an der Reihe, Geburten zu leiten.[303]

---

300 Stein, Georg Wilhelm d.J.: Annalen der Geburtshilfe überhaupt und der Entbindungsanstalt zu Marburg insbesondere. 1. Stück. Leipzig 1808, S. 13

301 Johann Christian Brühl wurde am 10. September 1784 selbst zum Prosector an der Anatomie des Collegium Carolinum ernannt und erhielt am 18. Februar 1785 eine ordentliche Professur. Vgl. Mey: Medizinerausbildung, S. 111

302 In Kassel gab es zu dieser Zeit zwei Ärzte mit dem Nachnamen Grandidier, so dass die Identität anhand des Nachnamens nicht eindeutig ist: Cornelius Grandidier (1757–1826) wurde später zum Hofrat ernannt und Mitglied des Collegium medicum. Er studierte von 1778 bis 1782 in Göttingen. Vgl. Strieder, Friedrich Wilhelm: Grundlage zu einer hessischen Gelehrten- und Schriftsteller-Geschichte. Von der Reformation bis 1806. 16. Bd. Marburg 1812, S. 216.
Paul Francois Grandidier (1749–1833) wurde geheimer Hofrat und Direktor des Collegium medicum. Er hatte in Rinteln studiert und bereits 1772 promoviert. Vgl. Balde; Biermer: Medizin in Kassel, 1973, S. 59

303 Vgl. Johann Wolfgang Goethe-Universität/Archivzentrum [UBA] Ffm Bestand Na 82 Nr. 18

Als dritter praktischer Unterrichtsbestandteil neben den Übungen am Phantom und der Möglichkeit, die Praxis im Geburtshaus unter Steins Anleitung bei dort stattfindenden Geburten zu erlernen, gab es im Geburtshaus zweimal wöchentlich Untersuchungskurse an Schwangeren.[304]

Um nun inhaltlich weiteren Einblick in den Lehrbetrieb zu erhalten, erscheint die Auswertung der von Stein verfassten Lehrbücher, die *„Theoretische Anleitung zur Geburtshülfe"* sowie die *„Practische Anleitung zur Geburtshülfe"*, sinnvoll.

3.1.6.3.1 *Theoretische Anleitung zur Geburtshilfe*

Die *„Theoretische Anleitung zur Geburtshülfe"* war von Stein in der ersten Auflage bereits 1770 erschienen. Damit war dies das erste große Lehrbuch, das er verfasst hat. Zuvor hatte er nach dem Lehrbuch von Heinrich Johann Nepomuk Crantz[305] (1722–1797) gelehrt. Dieses soll zum Vergleich in diesem Kapitel dienen, um herauszuarbeiten, was die Gründe dafür sein könnten, dass Stein die Abfassung eines eigenen Lehrbuchs für notwendig hielt. Crantz hatte 1750 in Wien promoviert und war danach zu Studienreisen nach Paris und London aufgebrochen, um dort seine geburtshilflichen Kenntnisse zu vertiefen. Er war wie Stein Befürworter der Levretschen Zange und bemühte sich Zeit seines Lebens um die Verbesserung des Hebammenunterrichts in Wien. Crantz hatte neben dem Hebammenlehrbuch zu den geburtshilflichen Instrumenten publiziert, außerdem hatte er Abhandlungen über eine Uterusruptur, aber auch mehrere allgemeinmedizinische Aufsätze herausgegeben.[306] Die Frage, warum Stein aus der großen Zahl an bereits existierenden Hebammenlehrbüchern[307] nach dem Hebammenlehrbuch von Crantz lehrte, ist nicht eindeutig zu beantworten. Dass es eine persönliche Begegnung zwischen Stein und Crantz gegeben hat,

---

304 Stein: Practische Anleitung, 1783, Vorbericht

305 Crantz, Heinrich Johann Nepomuk: Einleitung in eine wahre und gegründete Hebammenkunst, Wien 1756

306 Vgl. Hecker, Karl von: Crantz, Heinrich Johann Nepomuk Edler von. In: Allgemeine Deutsche Biographie 4. 1876, S. 564 [Online-Version]; URL: https://www.deutsche-biographie.de/pnd120597411.html#adbcontent

307 Vgl. hierzu: „Verzeichnis der Bücher, welche seit Erfindung der Buchdruckerkunst zum Unterricht und Nutzen der Hebammen in Deutschland gedruckt erschienen sind." In: Osiander, Friedrich Benjamin: Lehrbuch der Hebammenkunst. Sowohl zum Unterricht angehender Hebammen als zum Lehrbuch für jede Mutter. Göttingen 1796, S. 747

erscheint anhand der Lebensdaten eher unwahrscheinlich. Dennoch könnte die Verbindung der beiden bei Levret in Frankreich liegen. Darüber hinaus vertrat Crantz bezüglich der Geburtshilfe mit wenigen Abweichungen ähnliche Ansichten wie Stein.

Im Vorbericht der ersten Auflage der *„Theoretischen Geburtshilfe"*, in der die Lehre der natürlichen Geburt dargestellt werden sollte, kündigte Stein zeitgleich bereits an, ein weiteres Buch folgen zu lassen, das die widernatürlichen Fälle der Geburt behandeln sollte. Die konsequente Trennung der natürlichen und der widernatürlichen Geburt in zwei Lehrbüchern erscheint dabei als der erste fundamentale Unterschied zum Gesamtlehrbuch von Crantz. Dies bestätigte Stein selbst insofern, als er betonte, auch zuvor *„besonders die widernatürlichen und schweren Geburtsoperationen [...] nach eigenen Sätzen vorgetragen"*[308] zu haben. Ein weiteres Vorbild für die Abfassung seines Lehrbuches fand er in den *„Lehrsätzen des berühmten Geburtshelfers des Herrn Levrets"*[309]. Hierbei ist anzunehmen, dass Stein insbesondere das umfangreiche Werk *„L´Art des accouchements démontré par des principes de physique et de mechanique"*[310] seines französischen Lehrers als Vorlage für sein eigenes Werk diente. Die Nähe zu dessen Anschauung stellte Stein selbst fest: *„Um aber einen bequemen Leitfaden bei meinen Vorlesungen über die Entbindungskunst zu haben, entwarf ich endlich gegenwärtiges theoretische Lehrbuch, wobey ich größtentheils den Lehrsätzen des berühmten französischen Geburtshelfers, des Herrn Levret´s, meines ehemaligen Lehrers, gefolgt bin, so wie ich auch zu Erklärung derselben, dessen Kupfertafeln beybehalten habe. Wollte also jemand diese kleine Arbeit als Übersetzung ansehen, so dürfte ich mich schon des Beyfalles, ein so unvergleichliches Werk gemeinnütziger gemacht zu haben, getrösten. Betrachtet man aber, daß ich den Lehrsätzen dieses sonst vortreflichen Mannes eben nicht durchgehends allzu knechtisch angeklebt, vielmehr, sowohl in der Materie, als in den Kupfertafen vieles weggelassen, abgeändert und eingerückt, zu geschweigen, daß ich ganze Stellen zugesetzt, und so neue Lehrsätze, als Kupfer, angebracht habe; so wird es nichts weniger, als einer Uebersetzung, ähnlich seyn und ich werde mir mit dem Vortheile, etwas Neues gesagt zu haben, schmeicheln dürfen [...]. Was aber den Vortrag angeht, der in einer solchen*

---

308 Stein: Theoretische Anleitung, 1770, Vorbericht

309 Ebd., Vorbericht

310 Levret, André: L´Art des accouchements démontré par des principes de physique et de mechanique. Pour servir de Base et de Fondement à des Leçons particulières. Paris 1753

Materie nicht anders, als trocken seyn kann; so habe ich, um den Lehrer und Ler-
nenden zu entschädigen, das Angenehme desselben in der Ordnung, in der Gründ-
lichkeit und in der Deutlichkeit gesucht, auch, so viel möglich, getrachtet, einzelne
Wahrheiten in kurzen Sätzen und so abzufassen, daß diese Wissenschaft in einer
ganz neuen, das ist: in einer systematischen Gestalt erscheinen, und so scientivisch
gelehrt werden möge, daß da die Gründe derselben physikalisch-mathematischer
Erklärungen fähig sind, die Wissenschaft der Geburtshülfe nach demonstrativi-
scher Lehrart vorgetragen werden könne."[311] Dabei finden sich auch in seinem
Buch – anders als bei Crantz – immer wieder Verweise auf den französischen
Sprachgebrauch.[312] Sowohl die Anlehnung an die lateinische als auch an die französische Sprache sind hierbei Werkzeuge, derer sich Stein bedient, um sein Werk
von üblicherweise in einfacher Sprache verfassten Hebammenlehrbüchern und
somit auch von dem von ihm zuvor verwendeten Lehrbuch Crantz' abzugrenzen. Zum inhaltlichen Vergleich soll aufgrund der besseren Verfügbarkeit die
dritte Auflage den Steinschen Lehrbuches herangezogen werden, die sich inhaltlich aber kaum von der Erstauflage unterscheidet.

Vergleicht man nun die Gliederung aller drei Werke, kann eine solch deutliche Abgrenzung nicht festgestellt werden. Alle drei Werke behandeln zunächst
die Anatomie und darauffolgend die physiologische Geburt in ähnlicher Abfolge.
Ein inhaltlicher Vergleich sollte also Aufschluss darüber geben, warum Stein sich
damals die Mühe gemacht hat, ein doch sehr umfangreiches Lehrbuch für seine
Studenten zu erstellen.

Ein Abschnitt, der sich mit der allgemeinen Definition der Geburtshilfe
befasst, findet sich weder bei Crantz noch bei Levret, die beide sofort mit der
Darstellung der Anatomie beginnen. Levret hatte zwar ein Vorwort verfasst,
in dem er aber eher Form und Inhalt des Lehrbuchs ankündigte.[313] Man muss
also annehmen, dass Stein insbesondere in diesem vorangestellten neuen Kapitel Dinge betonte, die ihm wichtig erschienen. Daher soll dieses Kapitel inhaltlich etwas näher betrachtet werden. Stein beschrieb hier, dass die Geburtshilfe
nun *„das Joch der Kunst abgeworfen, und mit Recht den Namen der Wissenschaft*

---

311 Stein: Theoretische Anleitung, 1783, Vorbericht
312 Beispiele für die Verweise ins Französische: *„Die Wasser sind springfertig. Die Fran-*
     zosen pflegen zu sagen: Les eaux sont pretz á sécouler.“ (Stein: Theoretische Anleitung,
     1783, S. 167) *„Der Kopf tritt in die Krönung. Die Franzosen sagen: la tête au Couron-*
     nement.“ (Stein: Theoretische Geburtshilfe. Dritte Auflage, S. 168)
313 Levret: L'Art des accouchements, 1753, S. I ff.

angenommen" habe.[314] Dabei grenzte er die Hebammen von dieser Entwicklung ab, die die Geburtshilfe *„leider"* immer noch als Kunst betrieben. Kunst beinhaltete dabei für Stein ein Handwerk, das in klarem Gegensatz zu seiner wissenschaftlich fundierten Arbeit stand. Darüber hinaus erklärte er, warum die Geburtshilfe der Wundarzneykunst und sogar der praktischen Medizin aus seiner Sicht überlegen ist. Er sah dabei die Verantwortung gegenüber mehreren Menschen bei der Geburt und das sichere Erreichen des Ziels mit der Geburt als Hauptvorteile gegenüber den anderen medizinischen Wissenschaften. Dieses Argument findet sich auch schon bei Steins Lehrer Röderer.[315] Es ist insbesondere bei der Frage, warum sich Stein für eben diese Profession entschieden hat, interessant. Später zeigte er darüber hinaus noch einmal deutlich seine Liebe zur Geburtshilfe in einem Zitat, das wegen der wie unten dargestellt sonst sehr wissenschaftlichen und strukturierten Vorgehensweise Steins vollkommen aus dem sonstigen Rahmen fällt: *„In diesen Sätzen liegt also der Grund der natürlichen Gesetze der lebendigen Kräfte dieser Theile, zur Verrichtung des so wunderbaren Vorganges der Schwangerschaft und Geburt."*[316] Insbesondere die Wortwahl Steins, das Schreiben über *„Natürlichkeit", „Lebendigkeit"* und die Bezeichnung des Vorgangs der Schwangerschaft als *„wunderbar"* heben sich deutlich von der sonst nüchternen Betrachtungsweise ab. Einmal mehr zeigt sich hier, dass Stein früh seine Passion in der Geburtshilfe gefunden hatte.

Doch auch seine pragmatische Seite zeigte Stein noch im Übersichtsartikel. So bezeichnete er die *„geschikte Ausübung der Geburtshülfe"* als *„nichts anders, als eine kluge Anwendung der Gesetze des Hebels."*[317]

Insgesamt betonte Stein bereits im einleitenden Kapitel die für ihn wichtige Emanzipation der Geburtshilfe als Wissenschaft, dabei möchte er insbesondere die Grundsätze der Mathematik, der Physik und der Mechanik als Grundlagen des Faches verdeutlichen. Es wird bereits hier deutlich, dass Stein als Vertreter einer zumindest rationalen Geburtshilfe gesehen werden muss, wenn man nicht sogar Parallelen zur Iatrophysik ziehen will.

Bereits im folgenden Kapitel, das die anatomischen Grundlagen der Geburtshilfe behandelt und bei Crantz ähnlich zu finden ist, zeigen sich weitere Anhaltspunkte für die Notwendigkeit des neuen Lehrbuches. So benannte Stein im Gegensatz zu Crantz sowohl die anatomischen Teile als auch die Pathologika

314 Stein: Theoretische Anleitung, 1783, S. 1
315 Vgl. Schlumbohm: Lebendige Phantome, 2012, S. 12 f.
316 Stein: Theoretische Anleitung, 1783, S. 46
317 Ebd., S. 3

immer mit deutschem und mit lateinischem Namen. Darüber hinaus erkennt man hier, dass Stein mittels einer Paragraphenordnung die strikte Trennung zwischen Anatomie und Pathologie ebenso wie eine gute Übersichtlichkeit zu implizieren suchte. Bei Crantz wurden eben diese in einem Fließtext vermengt. Als Vorbild scheint hier das Lehrbuch Levrets gedient zu haben, das in sehr ähnlicher Weise in Aphorismen gegliedert ist. Darüber hinaus zeigt sich, dass Stein als Grundlage der geburtshilflichen Wissenschaft die Mathematik und Physik sah. Neben den insgesamt etwas ausführlicheren Ausführungen zur Anatomie sind hier insbesondere das Kapitel zu den Beckendurchmessern und die umfangreiche Betrachtung der Achse des Beckens auffallend, in der Stein versuchte, die Lehren seiner Lehrer Levret und Röderer in Einklang zu bringen. Dabei wirkt die Beschreibung insgesamt zehn verschiedener Durchmesser des Beckens durchaus unverhältnismäßig. Stein versuchte auch im Verlaufe seiner weiteren Ausführungen immer wieder nahezu dogmatisch, alle geburtshilflichen Grundsätze wissenschaftlich zu untermauern. So sind bei Crantz die Aussagen bezüglich der geburtshilflichen Lehre durchaus ähnlich, eben diese *„Wissenschaftlichkeit"* fehlt aber. Dabei soll exemplarisch ein Zitat nicht unerwähnt bleiben, das gut unterstreicht, wie Stein wirklich alle geburtshilflichen Vorgänge mittels der Gesetze der Mechanik zu erklären suchte: *„Ueberdas muß man das Ey, als einen Körper betrachten, der aus so viel Hebeln bestehet, als man sich Puncte auf seiner Fläche gedenken kann, welche allesammt zum gemeinschaftlichen Hypomochlio den Mittelpunct dieses Körpers haben, dergestalt, daß also ein jeder Hebel mit seinem Ende auf den Punkt der Gebärmutterwand, welchen er berührt, gleichsam so, wie ein Gewölbe gegen den Schlußstein, und dieser auf einer Seite gegen jenes, würkt, weil alle diese Hebel in ihrem gemeinschaftlichen Wachsthume mit der Gebärmutter selbst zunehmen."*[318]
Neben der wissenschaftlichen Untermauerung fehlen bei Crantz aber auch weitere komplette Kapitel wie zum Beispiel eines zur Embryologie und eines zur Anatomie des Kindskopfes, die aber bereits bei Levret zu finden sind. Insgesamt zeichnet sich das Steinsche Lehrbuch bei der Betrachtung der anatomischen Kapitel Steins und Crantz' durch den unbedingten wissenschaftlichen Erklärungswillen, die lateinischen Bezeichnungen, die durch die Paragraphenordnung deutlichere Gliederung und die ausführlicheren und vollständigeren Ausführungen Steins aus. Dabei wirken einige Erklärungsansätze mittels physikalischer und mathematischer Grundsätze durchaus konstruiert. Es kann festgestellt werden, dass das Lehrbuch Levrets dem Steinschen deutlich ähnlicher

---

318 Stein: Theoretische Anleitung, 1783, S. 44

ist als das Lehrbuch von Crantz, allerdings beinhaltete dieses für den Unterricht Steins sicherlich den großen Nachteil, in französischer Sprache abgefasst gewesen zu sein.

Bei der weiteren Durchsicht der Werke fallen aber immer wieder auch Unterschiede in der geburtshilflichen Lehre auf. Die wichtigsten sollen hier kurz skizziert werden.

Das erste strittige Thema scheint die Definition der natürlichen Geburt zu sein. Für Stein beinhaltete eine natürliche Geburt eine Geburt aus Kopflage ohne Notwendigkeit eines Eingreifens[319], während Crantz sowohl die Geburt aus Fuß- als auch aus Kopflage als natürliche Geburt gelten lässt, wenn keine Hilfestellung seitens des Geburtshelfers nötig ist.[320] Levret fasste den Begriff der natürlichen Geburt sogar noch enger als Stein, da er lediglich die Kopfgeburt mit dem Gesicht des Kindes Richtung Steißbein der Mutter ohne Notwendigkeit eines Eingreifens als natürliche Geburt auffasste.[321] Ein weiterer divergenter Punkt war die Lage der Gebärenden in der Austreibungsperiode der Geburt. Crantz zufolge durfte die Gebärende, wenn keine Gründe dagegen sprechen, ihre Lage selbst wählen, Stein hingegen meinte, die Mutter müsse in eine halbsitzende bis liegende Position gebracht werden und das Geburtslager müsse im Verlauf immer weiter erniedrigt werden. Dies begründete er erneut mathematisch damit, dass die Abweichung der Achsen die Geburtstheile der Mutter schonen.[322] Um diese Lagerung zu erreichen, entwarf Stein eigens einen dafür geeigneten Geburtsstuhl. Diese Kontroverse der beiden Autoren ist auch aus heutiger Sicht hochaktuell. Neigt man heute dazu, die Kreißenden ihre Geburtsposition selbst wählen zu lassen, war noch vor kurzem die Lagerung der Gebärenden in Geburtsbetten in Krankenhäusern die vorherrschende Norm.

Auch bei der Abnabelung eines *„schwach gebornen Kindes"* widersprechen sich die Geburtshelfer. Mahnt Stein zur schnellen Abnabelung und zum Aderlass, rät Crantz zur Abnabelung erst nach dem ersten Atemzug des Kindes.[323] Dieser Abschnitt ist insofern interessant, als dass Stein – der sonst immer versuchte, alle seine Ausführungen wissenschaftlich zu belegen – hier zu einer erfahrungsbasierten Entscheidung riet, die er bei Hebammen sonst häufig kritisierte: *„Die*

---

319 Vgl. Stein: Theoretische Anleitung, 1783, S. 127 ff.
320 Vgl. Crantz: Hebammenkunst, 1756, S. 59 ff.
321 Vgl. Levret: L´Art des accouchement, 1753, S. 84
322 Vgl. Stein: Theoretische Anleitung, 1783, S. 176 f. und Crantz: Hebammenkunst, 1756, S. 48
323 Vgl. Stein: Theoretische Anleitung, 1783, S. 138 f. Crantz: Hebammenkunst, 1756, S. 48 f.

Vernunft schreibt in diesen nicht seltenen Fällen die allgemeine Regel vor, daß das Kind nicht ehender von der Mutter gelößt werden soll, als bis es geathmet hat. Gut; allein die Vernunft steht auch gar nicht im Wege, sondern verlangt vielmehr eine vernünftige Abweichung von der Regel, und gebiethet das Gegentheil in denen Fällen, wo durch einen mäßigen Aderlaß durch die Nabelschnur, die schleunigste und würksamste Hülfe geleistet werden kann."[324]

Neben diesen wenigen Abweichungen verfolgte Stein aber sehr konsequent sein Ziel, den Geburtsvorgang wissenschaftlich – und das hieß für ihn mathematisch, physikalisch und mechanisch – erklären zu wollen. Er behauptete schließlich sogar, dass alle Geburten einer mathematischen Demonstration fähig seien.[325] Diese Behauptung wird untermauert durch die angefügten Kupfertafeln, die allesamt mathematische Darstellungen anatomischer Gegebenheiten beinhalten. Als Beispiel sei hier die Darstellung des Beckens angefügt (Abb. 3).

Ein letzter wichtiger Unterschied im Inhalt der Lehrbücher ist das Fehlen des Kapitels über das Wochenbett bei Stein. Auch hier ist entscheidend, dass Stein ein akademisches Lehrbuch für Studenten schreiben wollte, Crantz ein Hebammenlehrbuch verfasst hat. Gleichzeitig muss hervorgehoben werden, dass im Lehrbuch Levrets ausführliche Kapitel sowohl zum Wochenbett als auch zu mütterlichen und kindlichen Krankheiten vorhanden sind.[326] Es belegt bei der sonst deutlich ausführlicheren Darstellungsweise Steins und der engen Anlehnung an das Levretsche Lehrbuch, dass er die Betreuung des Wochenbettes im natürlichen Geburtsfall weiterhin als Aufgabe der Hebammen sah. Gleichzeitig ist dies insofern erstaunlich, als dass auch in der *„Practischen Anleitung zur Geburtshilfe"* kein diesbezügliches Kapitel zu finden ist, obwohl die akademische Diskussion sich durchaus mit dem Kindbettfieber und den dadurch entstehenden Todesfällen im Wochenbett befasste. Wie viele andere Geburtshelfer seiner Zeit betrachtete Stein lediglich die Entbindung und die ersten Stunden danach als Aufgabe des Geburtshelfers, danach war die Hebamme zuständig.[327] Möglicherweise hatte Stein aber auch in Hinblick auf die männliche Geburtshilfe jenseits der Accouchirhäuser, bei der die Männer ja vornehmlich zu Problemen im eigentlichen Geburtsvorgang hinzugerufen wurden, dieses Thema vernachlässigt.

Zusammenfassend kann man also zu den Gründen für die Abfassung eines neuen Lehrbuches sagen, dass Stein zunächst einmal sicherlich einen Mangel

---

324 Stein: Theoretische Anleitung, 1783, S. 139
325 Ebd., S. 142
326 Vgl. Levret: L´Art des accouchement, 1753, S. 149 ff.
327 Vgl. Schlumbohm: Lebendige Phantome, 2012, S. 440

Tab. 7.

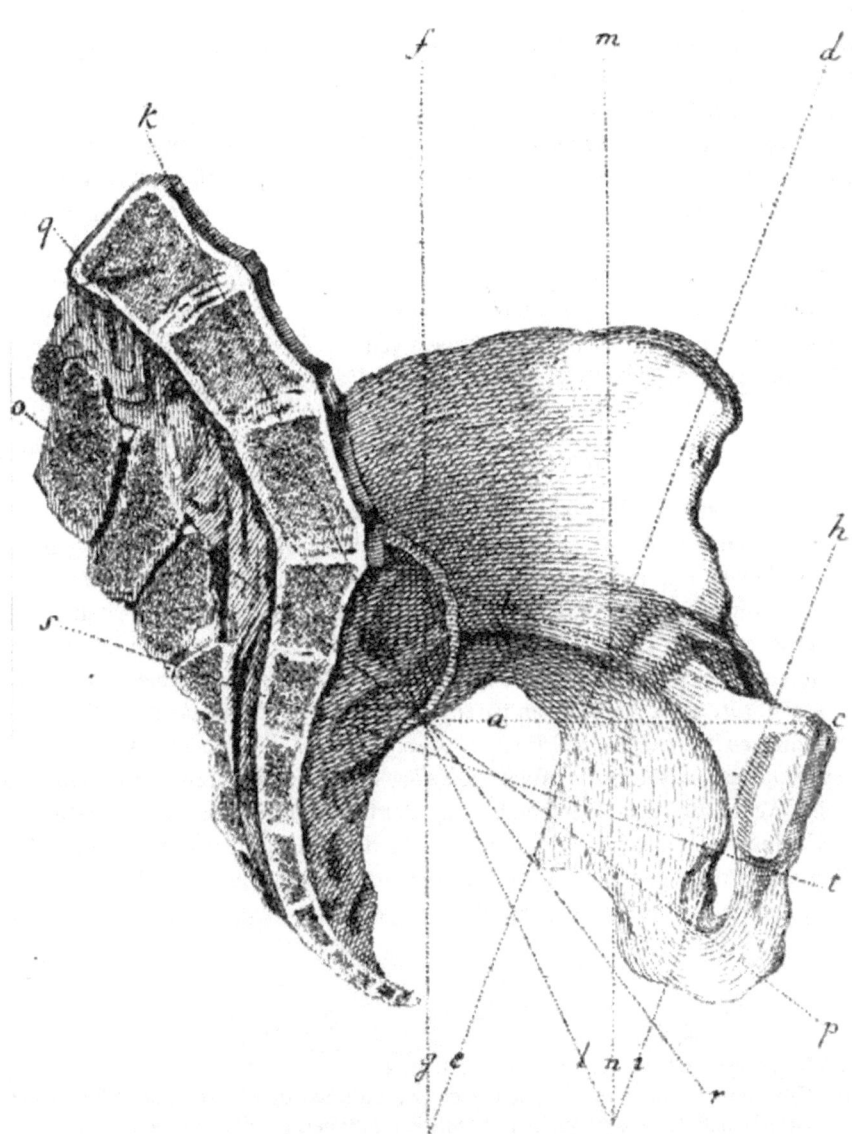

Abb. 3: Beckendarstellung nach Stein. Abb. aus Stein: Theoretische Anleitung, 1783, Kupfertafeln

darin sah, dass zwar ein deutschsprachiges, im Aufbau recht ähnliches, aber doch relativ wissenschaftsfernes und praxisnahes Lehrbuch mit dem Werk von Crantz vorhanden war, dies aber den wissenschaftlichen Ansprüchen weder in der Ausführlichkeit noch in der Strukturiertheit, aber auch nicht in der Fachterminologie und der mathematischen und physikalischen Grundlagen genügt haben dürfte. Gleichzeitig existierte ein Lehrbuch seines Vorbilds Levret, das allerdings den großen Nachteil hatte, in französischer Sprache abgefasst worden zu sein. Dabei grenzte Stein sich davon ab, eine schlichte Übersetzung gemacht zu haben. Dies erkennt man auch an der kritischen Auseinandersetzung mit seinem Lehrer in einigen Aspekten, wie zum Beispiel der Achse des Beckens.

Schaut man nun die Rezeptionsgeschichte der *„Theoretischen Geburtshilfe"* an, so erkennt man schnell, dass Stein mit seinem Werk tatsächlich eine bestehende Lücke gefüllt hat. So erscheint 1777 die zweite, 1783 die dritte, 1793 die vierte, 1797 die fünfte und 1800 die sechste Auflage. Darüber hinaus wurde sowohl die *„theoretische"* als auch die *„practische Anleitung zur Geburtshilfe"* Steins ins Italienische und Französische übersetzt.[328] Die verschiedenen Auflagen enthielten zwar einzelne neue Artikel, insgesamt ist eine Betrachtung der verschiedenen Versionen aufgrund der relativ geringen Änderungen nicht zielführend.

Bezüglich der ersten Auflage findet sich in den Göttingischen Anzeigen ein ausführlicher Artikel.[329] Dieser fasst noch recht nüchtern den Inhalt des Lehrbuches ohne eine Wertung zusammen. Doch auch bereits jetzt bewerten einige Rezensenten Steins Werk äußerst positiv: *„Ohne Zweifel ist dieses schätzbare Buch schon in den Händen unsrer Leser. Der Werth desselben ist bereits entschieden; es gehört zu denen wenigen vorzüglichen Büchern die die deutsche Chirurgie aufzuweisen hat. [...] Seine Schreibart ist so, wie sie in einem Lehrbuche seyn muß, kernicht und gedrungen."*[330] Auch die *„Allgemeine deutsche Bibliothek"* widmete Steins Werk einen ausführlichen Beitrag, der insbesondere die klare Struktur des Werks lobt, sich gleichzeitig inhaltlich sehr detailliert mit den einzelnen Lehrsätzen auseinandersetzt, sie teilweise ergänzt oder kritisiert.[331] In der Ankündigung der vierten Auflage in der *„Neuen allgemeinen deutschen Bibliothek"* wird

---

328 Vgl. Mey: Medizinische Fakultät, 1994, S. 64
329 Göttingische Anzeigen von Gelehrten Sachen unter der Aufsicht der Königlichen Gesellschaft der Wissenschaften. 43 Stück. Göttingen 1772, S. 361–368
330 Richter, August Gottlieb: Chirurgische Bibliothek. 2. Bd. Erstes Stück. Göttingen; Gotha 1772, S. 41
331 Allgemeine deutsche Bibliothek. 14. Bd., 1. Stück. Berlin 1771, S. 95–110

dann schließlich von *„längst und allgemein anerkanntem Werthe"*[332] berichtet. Natürlich sind in den Rezensionen auch kritische Anmerkungen zu finden. So erkannte die *„Allgemeine Literatur-Zeitung"* zwar den allgemeinen Wert der Schrift: *„Ein Handbuch der Entbindungskunst, welches, wie das gegenwärtige, in einem Zeitraume von ungefähr 15 Jahren bereits die sechste Auflage erlebt hat, kennt und schätzt gewiss jeder deutsche Geburtshelfer."* Sie kritisierte gleichzeitig aber die *„oft unverständliche Sprache, die treue Anhänglichkeit an Levrets Lehren"* und die *„nur unbedeutenden Veränderungen"* der neuen Auflage.[333]

Steins *„Theoretische Geburtshilfe"* wurde der Rezeptionsgeschichte nach zu urteilen zu einem anerkannten und weit verbreiteten Standardwerk in der deutschsprachigen Geburtshilfe und darüber hinaus. Doch auch sein nachfolgender Band, die *„Practische Anleitung zur Geburtshilfe"*, wird dieser Verbreitungsgeschichte folgen.

3.1.6.3.2 Practische Anleitung zur Geburtshilfe

Da Stein mehrfach betont, die widernatürlichen Fälle der Geburt von jeher *„nach eigenen Sätzen"* vorgetragen zu haben, erscheint an dieser Stelle das Vorgehen, sein Werk mit dem Hebammenlehrbuch von Crantz zu vergleichen, nicht sinnvoll. Es soll daher eine inhaltliche Zusammenfassung mit den Kernaussagen Steins dargestellt werden.

Die Verbreitungsgeschichte der *„Practischen Anleitung zur Geburtshilfe"* darf als analog zur *„Theoretischen Anleitung"* gelten, erschienen beide Werke 1805 – also zwei Jahre nach dem Tod Steins – sogar noch einmal in einer siebten Auflage als Gesamtband durch seinen Neffen Stein den Jüngeren.[334]

Erneut begann Stein mit einem Übersichtsartikel über die Unterschiede der natürlichen und der widernatürlichen Geburt. Die Bemühung um eine klare Struktur zeigt sich hier deutlich, indem er die verschiedenen widernatürlichen Geburten klassifizierte und *„vor jeder Hauptclasse [...] eine allgemeine Theorie, sammt der systematischen Classifikation"* und erst darauf gründend die Praxis darstellen wollte.[335] Seine Ausführungen beginnen dann mit einer Erklärung, wie der voranliegende Teil des Kindes zu untersuchen sei. Dabei schilderte er sehr genau, wie die einzelnen Körperglieder zu unterscheiden sind, und rühmte Crantz noch einmal für seine gute Arbeit. Erwähnenswert erscheint dieser

332 Neue allgemeine deutsche Bibliothek. 22. Bd. Berlin 1796, S. 318
333 Allgemeine Literatur-Zeitung, Intelligenzblatt. No. 169. Jena 1801, S. 599
334 Stein, Georg Wilhelm d.J.: Lehrbuch der Geburtshülfe. Zwey Theile, Marburg 1805
335 Stein: Practische Anleitung, 1783, S. 5

Abschnitt aufgrund der Tatsache, dass Stein hier weder lateinische Bezeichnungen verwendete noch andere wissenschaftliche Grundlagen darstellte, sondern in einer eher schlichten Sprachdiktion die eigentlich recht offensichtlichen anatomischen Gegebenheiten des Kindes genau beschrieb. Ihm schien dies als Grundlage also durchaus wichtig zu sein. Er betonte auch noch einmal, dass er es als einen Mangel der anderen Schriftsteller ansah, wenn sie eben diesen Aspekt vernachlässigten.[336] Stein stellte nun die verschiedenen Ursachen der widernatürlichen Lage des Kindes dar und hob besonders die *„schiefe Lage der Gebärmutter"* hervor, die besagte, dass eine Abweichung der Achse der Gebärmutter von der Achse des Beckens besonderes geburtshilfliches Geschick erfordere, da sich bei vollkommenem Schiefstand der Muttermund außerhalb des Beckeneingangs eröffne. Dabei bezog er sich sowohl auf klassische Autoren wie Hippocrates und Voeltern, lobte aber auch Deventer, Denys, von Horn und Levret für die Ausarbeitung eben dieser Theorie. Gleichzeitig bemängelte er, dass diese Lehrmeinung *„von einigen Engländern haben wollen in Zweifel gezogen werden, und daß Smellie unter andern, nicht die geringste Erwähnung davon gethan habe"*.[337] Erneut zeigt sich hier die Nähe Steins zur französischen Geburtshilfe, wobei sicherlich seine Studienreise nach Frankreich und der direkte Bezug zu seinem Lehrer Levret eine große Rolle für seine Einstellung gespielt haben dürfte. Diese direkten Berührungspunkte mit der englischen Geburtshilfe fehlen in Steins Biografie – und auch in seinen Lehren findet man immer wieder Hinweise auf die Skepsis, mit der Stein die englische Geburtshilfe betrachtete. So urteilte er wenig später bezüglich der verschiedenen Geburtslagen der Schwangeren: *„Gleichwie aber die unter Deutschen übliche, und fast allgemein gewordene, im Geburtsstuhle aufrechtsitzende Stellung einer Person in der Geburt, nicht einmal ständig sein darf, am wenigsten aber bey widernatürlichen Geburten schicklich ist; so kann auch die bey den Franzosen gebräuchliche, rückwärtige Lage der Gebärenden auf dem Bette, nach Verschiedenheit der verschiedenen Fälle, hier nicht durchgehends dienlich seyn; und die unter den Engländern gewöhnliche Seitenlage der Person auf dem Bette, kann selten anders, als in dem Falle der nach der einen Seite schief liegenden Gebärmutter ihren Nutzen haben."*[338] Die bei den Engländern übliche Gebärhaltung hatte nach Stein allenfalls bei Einzelfällen ihren Nutzen. Stein propagierte hier, die Gebärhaltung an die jeweilige Geburtssituation anzupassen, und empfahl neben der Lagerung im Geburtsstuhl sowohl die kniende Lage als auch den

---

336 Vgl. Stein: Practische Anleitung, 1783, S. 7 ff.
337 Ebd., S. 40
338 Ebd., S. 51

Vierfüßlerstand für unterschiedliche Szenarien.[339] Dies ist aus heutiger Sicht eine durchaus moderne Denkweise. Es folgt ein Abschnitt über die Indikation und die Methode zur Wendung. Hier findet sich einmal mehr ein Kritikpunkt an den Hebammen, die die Wendung in Kopflage der von Stein präferierten Wendung in Fußlage vorzögen, wenn ein anderer Teil als der Kopf oder die Füße des Kindes vor dem Muttermund liege.[340] Es folgt nun der für die Analyse der Lehrinhalte Steins wichtige Abschnitt über die Manualoperationen. Zunächst erklärte er die Hilfestellungen, die bei den verschiedenen Gattungen der Fußgeburt vonnöten sind. Insgesamt erscheint dieser Abschnitt aufgrund der detaillierten Darstellung der verschiedenen Geburtsfälle, die jeweils in einzelne Klassen mit verschiedenen Gattungen unterteilt werden, unübersichtlich, was dem Versuch geschuldet sein dürfte, sowohl für jede einzelne Lageanomalie des Fetus, als auch für das „*Accouchement Forcé*" und für die unterschiedlichen nachgeburtlichen Komplikationen die entsprechende geburtshilfliche Maßnahme zu beschreiben. Erscheinen andere Kapitel durch die häufigen Bezugnahmen auf mathematische und physikalische Zusammenhänge oft sehr theoretisch, drückt sich hier die umfassende praktische Erfahrung Steins aus, die er in allen Einzelheiten an seine Schüler weitergeben wollte.[341]

Nachdem Stein nun ebenso verschiedene Gattungen der schwierigen Kopfgeburt beschrieb, auf die hier nicht näher eingegangen werden soll, folgt ein hochinteressanter Abschnitt über die Instrumentaloperationen. Stein zeichnete sich hier als großer Verfechter der Levretschen Kopfzange aus. Da er diesem Thema eine eigene Schrift gewidmet hat und die durch ihn vorangetriebene Verbreitung der Levretschen Kopfzange im deutschsprachigen Raum eine der wichtigsten Ziele Steins war, soll dieses Kapitel an passenderer Stelle gesondert abgehandelt werden.

Es folgt neben der Vorstellung der Levetschen Kopfzange als – laut Stein – wichtigstes Utensil in der Geburtshilfe die Vorstellung einer Vielzahl von Instrumenten verschiedener Geburtshelfer. Auch hier präferierte Stein vor allem die Werkzeuge seines Lehrers Levret, er betonte außerdem noch einmal die Wichtigkeit der Kopfzange als unschädliche Möglichkeit, eine schwierige Geburt zu beenden, und hob den Nutzen des Roonhuynsischen Hebels hervor. Gleichzeitig äußerte Stein erneut die eher zurückhaltende Meinung gegenüber den englischen zumeist sehr kurzen Geburtszangen, er tadelte insbesondere das

---

339 Vgl. Stein: Practische Anleitung, 1783, S. 49 ff.
340 Vgl. ebd., S. 56 ff.
341 Vgl. ebd., S. 94 ff.

Werkzeug von Johnson und den dreiblättrigen Foceps von Leake.[342] Schließlich fasste Stein selbst zusammen, was ein Geburtshelfer aus seiner Sicht bei der
Vielzahl an vorhandenen Instrumenten wirklich benötigte: *„Und obwohl nun die
Geburtszange, außer der Hand im Wendungsgeschäfte, das Hauptinstrument in
der Entbindungskunst, und gleichsam die zweyte Hand des Geburtshelfers ist; so
kann man dennoch außer dem Wassersprenger, den Roonhuynsischen Hebel, die
Fußschlinge und deren Führungsstäblein, ein Perforatorium, eine Hirnscheitelzange, und einen Haken, um der schwersten und gemeinsten Fälle willen, nicht
entbehren. Und hierinnen besteht, außer meinem Beckenmesser und der übrigen
Hauptgeräthschaft zum Kaiserschnitte, als zween besondere Bistouris, um der seltensten Fälle willen, die ganze Zurüstung für einen practischen Geburtshelfer.“*[343]
Legt man Steins vorherige Ausführungen zu Grunde, sind die angesprochenen
Gerätschaften also die Geburtszange von Levret, der Roonhuynsische Hebel, die
auf die Hebamme Siegemundin zurückgehende Fußschlinge und das Führungsstäbchen nach Steins Modifikation, das Perforatorium von Levret, der *„Smelliesche gebogene Haken mit Levretisch verbesserten Stielen“*, die *„Mesnardische
verbesserte so genannte gezähnte Hirnscheitelzange“* sowie die Kaiserschnittbistouris, der Beckenmesser und Wassersprenger von Stein selbst. Bezüglich der
Hirnscheitelzange von Mesnard, der Geburtshelfer und Autor eines geburtshilflichen Lehrbuches in Rouen war[344], liefert Stein am Ende seines Buches noch
eine ausführliche Beschreibung und eine Abbildung in Form einer Kupfertafel,
in der er seine eigene, allerdings eher marginale Modifikation der Zange erklärte.
So habe er zur besseren Handhabung den Grad der Konvexität und Konkavi-
tät der Blätter der Zange verändert. Auch vom Wassersprenger Steins, der aus
einem Fingerring mit Spitze besteht, sowie von seiner Fußschlinge und seinem
Führungsstäbchen, findet sich eine Abbildung.[345] Der Wassersprenger, den Stein
erfunden hatte, konnte beim Hofmechanikus Breithaupt in einem silbernen Etui
für einen Reichsthaler 12 Groschen erworben werden.[346]

Bezüglich der Beckenmesser und der Kaiserschnittbistouris von Stein soll an
passenderer Stelle eine ausführliche Beschreibung folgen.

Das folgende vier Seiten lange Kapitel widmete Stein der Veranschaulichung
des Prinzips des Hebels und erklärte die Wirkung sowohl der Hände als auch

---

342 Stein: Practische Anleitung, 1783, S. 154 ff.
343 Ebd., S. 166
344 Vgl. Fasbender: Geschichte der Geburtshilfe, 1906, S. 312 f.
345 Vgl. Stein: Practische Anleitung, 1783, S. 268
346 Baldinger: Magazin für Ärzte 17/1, 1795, S. 9 ff.

der Levretschen Zange und des Roonhuynsischen Hebels unter der Maßgabe der mechanischen Gesetzmäßigkeiten. Stein betrachtete den Geburtsvorgang als rein physikalischen Vorgang, dem Kräfte und Gegenkräfte zu Grunde lägen. Bei einem Missverhältnis dieser Kräfte oder einem Missverhältnis von Kopf und Becken könne mit der Hilfe des Hebelprinzips Abhilfe geleistet werden.[347] Insbesondere das folgende Kapitel „*Von den allgemein zu beobachtenden Regeln, beym Gebrauche der Instrumente*" ist auch bezüglich der Lehre Steins aufschlussreich. Er betonte hier, dass man auf die Instrumente immer dann verzichten solle, wenn man sich der Hände bedienen könne, da eine übereilte oder nicht indizierte Anwendung ebenso schaden könne wie ein Versäumnis einer indizierten Anwendung. Dabei soll der Geburtshelfer laut Stein zunächst immer den für Kind und Mutter risikoärmeren Eingriff der Zangengeburt versuchen, ehe er zu perforierenden Werkzeugen schreite – es sei denn, der Kopf eines offensichtlich toten Kindes liege eingekeilt. Darüber hinaus mahnte Stein zur Anwärmung und Einreibung mit Öl vor Gebrauch der Instrumente sowie zur stetigen Beachtung der Achse des Beckens zur Vermeidung des „*stärksten Zuges einer groben Hand*".[348] Nimmt man diese Ausführungen zur Grundlage, dürfte ein indikationsloser Einsatz der Zange zu Übungszwecken, wie er beispielsweise bei Osiander dokumentiert ist[349], bei Stein nicht vorgekommen sein. Neben der Lehrschrift finden sich auch in einzelnen vorhandenen Geburtsbeschreibungen Steins keine Hinweise auf ein solches Vorgehen.

Die nun folgenden detaillierten Ausführungen zum richtigen Gebrauch der Levretschen Zange bei der jeweiligen Stellung des Kindskopfes und die ebenso umfassende Anleitung zur Perforation des Kopfes sollen nur erwähnt werden, eine genaue Analyse derselben führt zu weit vom eigentlichen Thema dieser Arbeit weg. Erneut erscheinen Steins Darstellungen des Themas komplex und unübersichtlich im Sinne einer praktischen Verfahrensanweisung für die vielen unterschiedlichen in der täglichen Arbeit vorkommenden Geburtsfälle. Die Notwendigkeit eines praktischen Lernens im Geburtshaus wird bei der Lektüre dieses Kapitels offensichtlich.[350]

347 Vgl. Stein: Practische Anleitung, 1783, S. 167 ff.
348 Ebd., S. 179 ff.
349 Vgl. Schlumbohm: Lebendige Phantome, 2012, S. 183 ff.
350 Vgl. Stein: Practische Anleitung, 1783, S. 185 ff.

3.1.6.4 Schüler Steins in Kassel

Ein weiterer wichtiger Aspekt zur Charakterisierung Steins als Lehrperson ist die Frage, wer seine Schüler waren, woher sie kamen und wie sie durch seinen praxisnahen Unterricht geprägt wurden.

Zunächst kann allgemein festgestellt werden, dass die Studierendenzahlen am Collegium Carolinum gering waren. Dabei sind erst für die Jahre nach 1774 genaue Zahlen bekannt, es schrieben sich in den Folgejahren zwischen zwei und neun Studenten der Medizin und Chirurgie ein. Deutlich darüber hinaus gingen sicherlich die Zahlen derer, die Stein im Rahmen der damals üblichen Studienreise zum Abschluss des Studiums unterrichtete und die häufig ein kostspieliges „Privatissimum" bei dem bekannten Geburtshelfer absolvierten. So kostete ein Privatkollegium vier Reichstaler halbjährlich für vier Stunden in der Woche, es sei denn, die Mindestanzahl von sechs Zuhörern wurde unterschritten. In diesem Fall musste das Gesamtentgelt von 24 Reichstalern von den Studenten gemeinsam aufgebracht werden. Das Honorar für ein „Collegium Privatissimum" durfte zwischen dem Dozenten und dem Studenten frei festgelegt werden und konnte deutlich über dieser Maßgabe liegen. Die öffentlichen Vorlesungen, von denen jeder Professor eine in der Woche im Kunsthaus halten musste, waren zwar unentgeltlich, wer aber die Geburtshilfe wirklich lernen wollte, war auf die kostspieligen Privatvorlesungen angewiesen. Allerdings weisen die Verordnungen darauf hin, dass einige Studenten die Beträge „undankbarerweise gar nicht entrichte[te]n".[351] Dennoch brachten diese Gebühren den Professoren ein nicht unbeträchtliches Zusatzeinkommen, das gleichzeitig „ein wirksamer Motor für die Konkurrenz zwischen den Hochschullehrern" war.[352]

Anfang der 1780er Jahre gab es in Göttingen unter der Leitung des Nachfolgers Röderers, Heinrich August Wrisberg, unter den Studenten Klagen bezüglich des Mangels an Unterricht, so dass diejenigen, die „das Accouchement wirklich lernen wollte[n] [...] von Göttingen aus noch an das Kasseler Entbindungshaus zu Georg Wilhelm Stein" gingen.[353]

Exemplarisch nennt Mey hier die Studienreise von Johann Peter Weidmann, der im Anschluss an seine Promotion 1779 Straßburg, Paris, Rouen, London und Göttingen besuchen wollte, und schließlich sei „dem berühmten Geburtslehrer Herrn Stein in Kassel ein Besuch zu machen".[354]

---

351 HLO VI, 1773, S. 718
352 Schlumbohm: Lebendige Phantome, 2012, S. 162
353 Ebd., S. 23
354 Mey: Medizinische Fakultät, 1994, S. 71 f.

Was Stein von seinen Schülern erwartete, ging indes deutlich über die fachliche Kompetenz hinaus: *„Ein Geburtshelfer muß endlich, außer den körperlichen Eigenschaften einer feinen Hand und eines überaus zarten Gefühles, nicht nur gute Seelenkräfte, sondern überdas auch die Tugenden eines rechtschaffenen Christen besitzen; Er muß einen jeden Geburtsfall wohl zu erkennen und zu beurtheilen, sich selbst aber, ohne furchtsam oder verwägen zu seyn, in Betracht der erforderlichen wahren Hülfe, bald zu entschließen wissen; Er muß sich niemals unthätig bezeigen, jedoch jederzeit gewissenhaft verfahren; Er muß bey allen seinen vorher reiflich überlegten Unternehmungen, allezeit die Gegenwart eines gesetzten Geistes und gute Gedult behalten, dabey besonders Mitleiden und Erbarmung haben, und also überhaupt ein Menschenfreund seyn."*[355]

Zu Steins Schülern gehörten neben dem oben genannten Johann Peter Weidmann Friedrich Benjamin Osiander, Bernhard Christoph Faust, Georg Philipp Lehr, Johann Heinrich Fischer und sein Neffe Georg Wilhelm Stein der Jüngere.[356]

Drei seiner Schüler und die Verbindung, die zwischen Stein dem Älteren und ihnen bestand, sollen aufgrund der relativ guten Quellenlage exemplarisch vorgestellt werden: Osiander, Faust und Stein der Jüngere. Die Lebensläufe der anderen hier genannten Schüler Steins sollen nur kurz skizziert werden, um einen Eindruck zu gewinnen, woher sie kamen und welcher Profession sie nach der Studienzeit in Kassel nachgingen.

Der erstgenannte Johann Peter Weidmann (1751–1819) stammte aus Zülpich bei Köln. Er war 1779 nach der Verteidigung seiner Dissertation *„Comparatio inter sectionem Caesaream et dissectionem cartilaginis et ligamentorum pubis, in partu, ob pelvis angustiam impossibili, suscipiendas"*, in der er eine Symphysiotomie und einen Kaiserschnitt beschrieb, zu einer umfassenden Studienreise aufgebrochen. Wann er im Rahmen dieser Reise genau in Kassel ankam, ist nicht eruierbar. Er erhielt später die Professur für Chirurgie und Geburtshilfe in Mainz samt der Leitung der dort vorhandenen Gebäranstalt. Im Gegensatz zu Stein dem Älteren engte er die Indikation zur Zangengeburt insbesondere in seiner Veröffentlichung *„In quaestionem ab illustr. medica Tolosana praemio expositam: utrum forcipis usus in arte obstetricia utilis sit an noxius"* ein und widerlegte die Annahme Steins, der kindliche Kopf sei durch die Kompression der Zange

---

355 Stein: Theoretische Anleitung, 1783, S. 5 f.
356 Vgl. Vanja: Kasseler Accouchir- und Findelhaus 2000, S. 104; Mey: Medizinerausbildung, 2018, S. 129, S. 9

verkleinerbar.[357] Gleichzeitig trat er in zwei Schriften für „die Abschaffung der weiblichen Geburtshülfe" ein.[358] Eine solche Forderung ging über die skeptische Meinung Steins den Hebammen gegenüber deutlich hinaus. Dieser hatte nie in Frage gestellt, dass zwar die Hebammen eines besseren Unterrichts bedurften, allein diese aber für die natürliche Geburt zuständig sein sollten.

Johann Heinrich Fischer (1759–1814) stammte aus Coburg und hatte in Erlangen, Würzburg und Göttingen studiert, ehe er 1782 für mehrere Monate zu einem „Privatissimum" zu Stein nach Kassel kam. Er hatte Stein wie viele andere im Rahmen seiner Studienreise besucht, die ihn außerdem noch nach Leiden, Amsterdam, Paris, Lyon und England führte. Mit Stein diskutierte der für das Amt in Göttingen vorgesehene Geburtshelfer neben geburtshilflichen Fragen auch Aspekte „des Baus, der Einrichtung und der Organisation eines zeitgemäßen Findel- und Entbindungshauses" im Hinblick auf den geplanten Neubau in Göttingen.[359] Darüber hinaus scheint er während seiner Kasseler Zeit sogar bei Stein gewohnt zu haben.[360] Er wurde schließlich Professor der Geburtshilfe in Göttingen und leitete von 1785 bis 1792 auch das dortige Accouchirhaus, bevor er „Fürstlich Nassau-Weilburgischer Leibarzt" wurde.[361] „Die litterarische Thätigkeit Fischer's ist eine sehr beschränkte gewesen; außer seiner nicht uninteressanten Inaugural-Dissertation (De cerebri ejusque membranorum inflammatione et suppuratione occulta 1781) und einem (1785 erschienenen) Programm über Hautkrankheiten hat er zwei Journalartikel, klinische Berichte aus dem Göttinger Kranken- und Entbindungshause enthaltend [...] veröffentlicht und eine Darstellung der Cullen'schen Nosologie (in lateinischer Sprache 1786) gegeben."[362]

Georg Philipp Lehr (Geburtsjahr nicht bekannt, Sterbejahr 1807) war Arzt in Frankfurt, hatte 1779 in Göttingen mit der Dissertation „De Olea Europa" – also einer eher botanischen Fragestellung – promoviert und verbrachte den

---

357 Vgl. Winckel, Franz von: „Weidmann, Johann Peter" in: Allgemeine Deutsche Biographie 41 (1896), S. 458–459 [Online-Version]; URL: https://www.deutsche-biographie. de/pnd117240494.html#adbcontent
   sowie Stein: Kleine Werke, 1798, S. 431 f.

358 Fasbender: Geschichte der Geburtshilfe, 1906, S. 309 f.

359 Vgl. Schlumbohm: Lebendige Phantome, 2012, S. 28

360 Vgl. Mey: Medizinerausbildung, 2018, S. 128

361 Vgl. Hirsch, August, „Fischer, Johann Heinrich" in: Allgemeine Deutsche Biographie 7, 1878, S. 74 [Online-Version]; URL: https://www.deutsche-biographie.de/ pnd116558296.html#adbcontent und Schlumbohm: Lebendige Phantome, 2012, S. 42

362 Hirsch: Fischer, Johann Heinrich, 1787, S. 74

Archivalien zufolge im Jahr 1780 mehrere Monate bei Stein in Kassel[363], er war auch beim Kaiserschnitt am 19. Dezember 1780 bei der bürgerlichen Maria Sophie Dickscheidt anwesend. Die privatärztliche Tätigkeit bildete für Stein in Bezug auf seine Lehrtätigkeit also keine Ausnahme, tatsächlich waren alle drei zu der Zeit im Accouchirhaus lernenden Studenten auch bei dem Kaiserschnitt zugegen. Lehr nahm 1782 eine Stelle im Senckenberg'schen Hospital an und führte dort die Kuhblatternimpfung ein.[364] Der Kontakt zwischen Stein und Lehr scheint erhalten geblieben zu sein. Zwölf Jahre nach Lehrs Zeit in Kassel bat dieser mehrere Ärzte um ihre Stellungnahme bezüglich eines Falls. Es finden sich hier Beurteilungen von dem mittlerweile in Marburg lebenden Stein, von (Carl Caspar von?) Siebold[365] sowie vom Chefchirurgen des Hôtel-Dieu in Paris, de Sautz, und eines weiteren französischen Kollegen namens Vortat. Der diskutierte Casus betraf eine 40jährige Patientin, die unter verschiedenen Symptomen litt, darunter einem Prolaps uteri sowie einer Verhärtung des Gebärmuttermundes und -halses, Schmerzen in den Beinen und Unregelmäßigkeiten der Menstruation. Der durch Lehr und seinen Kollegen de Neufville[366] ausführlich geschilderte Fall endet mit den Worten: *„Herr Doctor Lehr wünscht daher nebst mir die Meinung und den Rath andrer einsichtsvoller und erfahrener Aerzte zu vernehmen ›wogegen zuerst und vornehmlich gearbeitet werden muß und mit welchen auf keinen Fall Nachtheil bringenden Mitteln, das Uebel zu bekämpfen sey‹."* Die Stellungnahme Steins findet sich in den Unterlagen wenig später, offenbar als Abschrift und nicht als Autograf Steins. Wer der Verfasser des Dokuments ist, ist nicht klar. Anhand der Handschrift kommt am ehesten Georg Philipp Lehr selbst in Frage, möglicherweise hatte er Stein persönlich zu dem Casus befragt.

---

363 Siehe hierzu die Geburtsberichte aus dem Accouchirhaus im Jahre 1780, die sich im Nachlass Lehrs finden. Johann Wolfgang Goethe-Universität/Archivzentrum [UBA Ffm] Best. Na 82 Nr. 18: Nachlass Georg Philipp Lehr. Geburtenbericht Kassel. 1780–1792

364 Belli, Maria: Leben in Frankfurt am Main. Auszüge der Frag- und Anzeigungs-Nachrichten (des Intelligenz-Blattes) von ihrer Entstehung an im Jahre 1722 bis 1821. 6. Bd. Frankfurt (Main) 1830, S. 81

365 Bedeutender Professor und Mediziner in Würzburg, Vater des ebenfalls bei Stein zu verortenden Adam Elias von Siebold. Die Archivalie trägt lediglich die Unterschrift „Siebold" – aufgrund der Ärztedynastie der Siebolds ist eine sichere Zuordnung des Schreibens eher unsicher, die Söhne Siebolds waren zu dieser Zeit allerdings alle noch eher jung und unerfahren, so dass die Stellungnahme zeitlich wohl am ehesten Carl Caspar von Siebold zuzuordnen ist.

366 Am ehesten könnte hier Matthias Wilhelm de Neufville (1762–1842) gemeint sein, der als Arzt seit 1784 in Frankfurt praktizierte.

Stein plädierte bezüglich der Erkrankung von Frau Gr. von B. für ein abwartendes Prozedere in Bezug auf den Prolapsus uteri. *„Er glaubt ferner, daß jenes Uebel an der Gebärmutter nicht so schleunige Hilfe erfordere, als der Zustand in den Beinen, ja er würde fast rathen, jenes, aus Furcht mit stark würkenden Mitteln in einen Mutterkrebs zu verwandeln, ganz unberührt, als einen Noli me tangere zu lassen und dem Umstande mit dem Beine ganz allein zu begegnen."* Er stufte den Leidensdruck der Patientin durch die Schmerzen höher ein als durch die Pathologie des Uterus. Außerdem glaubte er entgegen einiger anderer Kollegen, dass beide Symptomatiken verschiedene Ursachen hatten.[367]

Bezüglich der Fragestellung sind also mehrere Aspekte in Hinsicht auf Georg Philipp Lehr interessant. Als einer der wenigen von Stein selbst genannten Schüler folgte er nicht seinem Lehrer und wurde ausschließlich Geburtshelfer, er leitete auch nie eine Accouchiranstalt. Die bei Stein erworbenen geburtshilflichen Kenntnisse und Fähigkeiten waren Lehr aber sicherlich auch in der allgemeinärztlichen Tätigkeit nützlich. Der anhaltende, möglicherweise auch wiederkehrende, Kontakt des Schülers mit seinem Lehrer kann als Zeichen des Vertrauens in die fachliche Autorität Steins gewertet werden. Wie auch in Bezug auf Osiander später zu sehen sein wird und auf seinen Neffen Stein den Jüngeren offensichtlich zutrifft, endete die Beziehung Steins zu seinen Schülern nicht immer mit deren Verlassen Kassels. Vielmehr bildete das Studium bei ihm bei einigen Schülern eine Grundlage für einen wiederkehrenden Rückbezug auf den Lehrer Stein, der – so darf man wohl schließen – einen großen Einfluss auf viele seiner Zöglinge hatte, unabhängig davon, ob diese seinem Arbeitsfeld als Leiter eines Accouchirhauses folgten oder nicht.

Was alle hier genannten Schüler gemeinsam haben ist die Herkunft aus dem deutschsprachigen Raum. Mit Ausnahme von Georg Philipp Lehr und Bernhard Christoph Faust gipfelten ihre Laufbahnen in der eigenen Leitung eines Accouchirhauses und einer Professorenstelle. Neben den bereits genannten Schülern Steins gelten ähnliche Laufbahnen auch für Leonhard Ludwig Finke (1747–1837), der später Hebammenehrer, Landphysikus und schließlich Professor für Medizin in Lingen wurde[368], Johann Ludwig Morgenthal, später Professor der Chirurgie, Anatomie und Entbindungskunst an der Hohen Landesschule in Hanau[369], sowie Gottlieb von Erhard, der Hebammenlehrer in Memmingen

---

367 Vgl. UBA Ffm Bestand Na 82 Nr. 18
368 Vgl. Hirsch, August: Finke, Leonhard Ludwig. In: Allgemeine Deutsche Biographie 7 (1878), S. 19 [Online-Version]; URL: https://www.deutsche-biographie.de/pnd100135153.html#adbcontent
369 Vgl. Strieder: Hessische Gelehrtengeschichte XVIII, 1819, S. 77

wurde.[370] Es ist anzunehmen, dass auch weniger erfolgreiche Persönlichkeiten Unterricht bei Stein nahmen, dies ist aber schwierig nachzuvollziehen, da die Quellen und Stein selbst natürlich diejenigen Schüler hervorheben, die ebenfalls einen gewissen Grad an Berühmtheit erreicht haben. Dennoch ist zu bemerken, dass die Lehren Steins sich über diese erfolgreichen Schüler in ganz Deutschland verbreiteten – auch wenn einige Wege einschlugen, die Stein fremd waren. Exemplarisch sollen drei seiner Schüler noch einmal auch bezüglich ihrer geburtshilflichen Theorie und Praxis dargestellt werden, hier zeigen sich deutliche Unterschiede sowohl im Werdegang als auch in der Ausübung der Geburtshilfe. Insbesondere die zunächst bestehende Nähe zwischen Schüler und Lehrer und die zunehmende (fachliche) Distanzierung kann anhand der Beispiele gut nachvollzogen werden, und dies in völlig unterschiedliche Richtungen. So wurde Osiander ein extremer Vertreter der Zangengeburt, Faust hingegen propagierte die Rückkehr zur natürlichen Geburt und Stein der Jüngere war wie sein Onkel bemüht um den maßvollen Einsatz der Instrumente zur rechten Zeit.

Betrachtet man die fachliche Entwicklung Steins selbst, ist entgegen dem Werdegang einiger seiner Schüler zu bemerken, dass die fachliche Nähe zu seinem Lehrer Levret Zeit seines Lebens bestehen blieb, wobei ein über die Lehrzeit hinausgehender persönlicher Kontakt zumindest nicht nachweisbar ist.

3.1.6.4.1 Friedrich Benjamin Osiander

Bezüglich Steins Schüler Friedrich Benjamin Osiander ist erst vor wenigen Jahren ein sehr ausführliches Werk Jürgen Schlumbohms veröffentlicht worden.[371] Diese quellennahe Arbeit ermöglicht einige Rückschlüsse auf Georg Wilhelm Stein als Lehrer und Person sowie dessen spezieller Beziehung zu Osiander.

Der in einem württembergischen Dorf geborene Sohn eines Theologen studierte in Tübingen und Straßburg und ließ sich schließlich in Kirchheim unter Teck nieder. Von dort aus wurde er als Professor für Entbindungskunst nach Göttingen berufen. Er war 1781 für fünf Monate zu einem Privatcollegium zu Stein nach Kassel gekommen und gewann in dieser Zeit dessen Vertrauen. *„Er durfte bei dessen Privatpraxis in der Stadt tätig werden, im Gebär- und Findelhaus kranke Schwangere, Wöchnerinnen und Kinder behandeln und zuletzt ein komplettes Vierteljahr mit Zustimmung des Landgrafen allen Geburten im Accochirhaus selbst vorstehen. Darüber hinaus konnte er mehrere Leichen von Wöchnerinnen und Kindern sezieren."*[372]

---

370 Vgl. Mey: Medizinerausbildung, 2018, S. 129
371 Schlumbohm: Lebendige Phantome, 2012
372 Ebd., S. 53

Bei Eintreffen in Kassel jedoch wollte Stein ihn zunächst nicht privat unterrichten, er willigte erst gegen die Zahlung von etwa 50 Talern ein, ihn ein Vierteljahr zweieinhalb Stunden pro Woche zu lehren. Dies ist angesichts der sonstig zu entrichtenden Gebühren ein hoher Preis, was darauf hinweist, dass Stein es sich angesichts seines Bekanntheitsgrades leisten konnte, eine solche Summe zu fordern. Gleichzeitig erscheint fragwürdig, warum er angesichts der Lukrativität dieser Nebeneinkunft so zögerlich reagierte. Die Hintergründe dieser Skepsis Steins sind nicht bekannt. Mutmaßen ließe sich auch im Rahmen des Rückzugs Steins aus dem Geburtsgeschäft ab 1775, dass seine Privatpraxis und sein freimaurerisches Engagement ebenso wie der Hebammenunterricht und die Mitgliedschaft im Collegium Medicum einen nicht unbeträchtlichen Teil seiner Zeit einnahmen. Möglich wäre ferner, dass er schlicht schon zu viele Studenten „privatissime" betreute und meinte, für einen weiteren keine Zeit erübrigen zu können. Auch die Stein durch seinen Schüler entgegengengebrachten freundschaftlichen Gefühle konnte er anscheinend in dieser Form nicht erwidern. So gab der Lehrer zu erkennen, dass er mit der vom hessischen Minister vorgeschlagenen Anstellung Osianders als Gehilfen im Accouchirhaus nicht einverstanden war.[373] Osiander kehrte also schließlich nach Kirchheim unter Teck zurück, im Gepäck einen Geburtsstuhl von Stein dem Älteren, den er in seiner Heimat bekannt machen wollte. Sein erstes Werk *„Friedrich Benjamin Osiander´s Beobachtungen, Abhandlungen und Nachrichten welche vorzüglich Krankheiten der Frauenzimmer und Kinder und die Entbindungswissenschaft betreffen"*, in der er vornehmlich Geburten aus dem Kasseler Accouchirhaus unter der Leitung Steins schilderte, widmete er Stein mit den Worten: *„Wem, verehrungswürdiger Lehrer, kann ich mit mehrern Recht diese Beobachtungen widmen, als Ihnen? Habe ich ja doch den größten Theil davon Ihnen zu verdanken. Und von wem dürfte ich hoffen, daß sie mit soviel Nachsicht und Güte aufgenommen würden, als von Ihnen? Da sie mich in Cassel mit so vieler Freundschaft aufnahmen, mit so vieler Treue unterrichteten, und mit so vielem Vorzug behandelten. Wem als Ihnen habe ich es am meisten zu verdanken, daß sich Ihr nun verewigter Landesfürst meine Uebungen im Geburtshause so gnädigst wohlgefallen ließ, daß Er mich Fremden, der ich ohne das diesem gnädigen Regenten für die Erlaubniß zur Benutzung jener so fürtrefflichen Entbindungsanstalt den größten Dank schuldig bin, mit einer Preismünze huldreichst beehrte? Ihnen, theurester Lehrer, verdanke ich nächst Gott die glückliche Ausübung der Geburtshülfe unter meinen Landsleuten, und meine unauslöschliche Liebe zu dieser Wissenschaft.*

---

373 Vgl. Schlumbohm: Lebendige Phantome, 2012, S. 65

Möchte ich doch so glüklich seyn, ein würdiger Schüler von Ihnen zu heißen!
Dies ist der Ruhm, nach dem ich strebe. [...]"[374]
Auch eine weitere Veröffentlichung über den Nutzen von Steins Geburtsstuhl[375] sowie der Hinweis im Rahmen der Vorlesungsverzeichnisse, dass er nach
dem Steinschen Lehrbuch dozieren werde, nach Osianders Berufung nach Göttingen zeigen die Nähe des Schülers zu seinem Lehrer zu Beginn seiner Tätigkeit.[376] Bei der Lehre am Phantom folgte Osiander Stein und versuchte wie er, der
Natur so nah wie möglich zu kommen, indem er statt einer Puppe Leichname
von Neugeborenen zum Unterricht verwendete.[377]

Dabei waren beide Geburtshelfer deutliche Befürworter der *„vernunftgeleite-
ten Empirie"*[378], das bedeutete, dass beide glaubten, nur auf der Grundlage von
wissenschaftlichen, physiologischen und pathologischen Kenntnissen eine vernünftige Geburtshilfe ausüben zu können und sich hier auch deutlich von den
Hebammen abgrenzen zu müssen.[379]

Doch schon bald distanzierte Osiander sich zunehmend von dem, was Stein
lehrte. Insbesondere der Zweck, zu dem ihm das Entbindungshospital und die
darin befindlichen Patientinnen dienen sollten, unterschied sich in der Akzen-
tuierung deutlich. Während Stein – wie bereits geschildert – die Hilfe für die
Schwangeren, die Verhinderung des Kindsmords und die Ausbildung von Hebammen und Accoucheuren gleichwertig nannte und dies auch in seiner praktischen Arbeit durchaus nachvollziehbar bleibt, setzte Osiander an die erste Stelle
des Entbindungshospitals in Göttingen klar die Ausbildung der Accoucheure, an
zweiter Stelle die Ausbildung der Hebammen und erst an dritter Stelle die Hilfe
für die Schwangeren. Bezeichnend für diese Einstellung ist dabei auch seine
Feststellung: *„Es ist [...] sehr unrichtig geurteilt, wenn man glaubt, dies Haus sei
Unehlich-Schwangeren wegen da. Mitnichten! Die Schwangeren, sie seien hernach
Verehlichte oder Unverehlichte, sind der Lehranstalt halber da."*[380] Damit rechtfertigte Osiander einen Umgang mit der Zangengeburt, der im Vergleich mit

---

374 Osiander: Beobachtungen, Abhandlungen und Nachrichten, 1787, S. 4 f.

375 Osiander, Friedrich Benjamin: Abhandlung von dem Nutzen und der Bequemlichkeit
   eines Steinischen Geburtsstuhls, Tübingen 1790

376 Vgl. Schlumbohm: Lebendige Phantome, 2012, S. 72

377 Vgl. ebd., S. 167

378 Ebd., S. 245

379 Vgl. ebd., S. 245

380 Osiander, Friedrich Benjamin: Denkwürdigkeiten für die Heilkunde und Geburtshülfe aus den Tagebüchern der Königlichen practischen Anstalten zu Erlernung der
   Wissenschaften in Göttingen ausgehoben. 1. Bd., Göttingen 1794, S. 91

anderen Geburtshelfern seiner Zeit deutlich über das übliche Maß hinausging. Dabei machte er kein Geheimnis daraus, dass er die Zange in vielen Fällen ohne Indikation zu Übungszwecken anlegen ließ,[381] ein Vorgehen, vor dem sein Lehrer Stein ausdrücklich warnte: *„Nur die Anwendung und der Gebrauch der Instrumente zur rechten Zeit, ist so nöthig und nützlich, als die vorzeitige und unnötige Anwendung derselben schädlich ist!"*[382]

Passend zu dieser Vorliebe zur operativen Geburtshilfe fasste Osiander – anders als sein Lehrer – die Definition der natürlichen Geburt deutlich enger, so gab es nach seiner Meinung auch mehr Indikationen zur Zangengeburt.[383]

1802 veröffentlichte Osiander dann auch ein eigenes Lehrbuch, da die Geburtshilfe große Fortschritte gemacht habe, obwohl das Steinsche Lehrbuch durchaus immer wieder in neuer Auflage erschien.[384] Bereits 1796 hatte er auch für Hebammen ein eigenes Lehrbuch verfasst, nachdem er zuvor nach dem Steinschen Hebammen-Katechismus gelehrt hatte.[385] Schließlich kritisierte Osiander Erfindungen seines Lehrers wie 1797 Steins Babywaage und schlug Verbesserungen vor, woraufhin Stein 1798 Osianders Zange öffentlich kritisierte.[386]

Neben den geschilderten Unterschieden in der Ausübung der Geburtshilfe kam es schließlich aber auch – wie Schlumbohm ausführlich schildert – zu einem persönlichen Disput. Die wissenschaftliche Debatte der beiden Männer wurde auch in der *„Allgemeinen Literatur-Zeitung"* in der Rezension zu Steins neuester Auflage der *„Theoretischen Anleitung zur Geburtshilfe"* dokumentiert,[387] die persönliche Auseinandersetzung gipfelte ebenfalls in öffentlichen Anfeindungen. So hatte Osiander Stein im Vertrauen die jährlichen Ausgaben im Göttinger Accouchirhospital mitgeteilt, und diese Information war in einer Veröffentlichung durch den Marburger Theologen Wachler in Vergleich zu den Ausgaben in Marburg gesetzt worden, die bei gleicher Geburtenzahl deutlich geringer ausfielen. Der öffentliche Vorwurf der Verschwendung in der Göttinger Gebäranstalt

---

381 Vgl. Schlumbohm: Lebendige Phantome, 2012, S. 180 ff.
382 Stein: Practische Anleitung, 1783, S. 179
383 Vgl. Schlumbohm: Lebendige Phantome, 2012, S. 164 f.
384 Osiander, Friedrich Benjamin: Grundriss der Entbindungskunst, zum Leitfaden bei seinen Vorlesungen. 2 Bände, Göttingen 1802
385 Vgl. Schlumbohm: Lebendige Phantome, 2012, S. 169
386 Vgl. ebd., S. 202
387 *„mehrere Zweifel und Einwürfe gegen verschiedene Meynungen und Verfahrungsarten des Hn. Prof. Osiander sind hinzugekommen."* (Allgemeine Literatur-Zeitung, Intelligenzblat, No. 169, Jena 1801, S. 566)

veranlasste Osiander zu einer Bloßstellung seines Lehrers noch nach seinem Tod mit dem Schlusssatz: „*Sit ei terra levis*" – sei ihm die Erde leicht.[388]

In der für Osiander typischen polemischen Art ereiferte sich der Geburtshelfer 1820 über einen weiteren Schüler Steins – Bernhard Christoph Faust, der nach seiner Lehrzeit in Kassel einen völlig anderen geburtshilflichen Weg einschlug und der im Folgenden kurz dargestellt werden soll: „*Einer der paradoxesten Aerzte war von jeher B.C. Faust, der die Bäume durch Säen ohne Inoculation und Kuhfesten, die Kinder mit Saugkörben und einer Wiege über alle Wiegen, die Knaben ohne Hosen und mit Turnjacken, mit langen Haaren und blossem Hals und die Gebärende ohne Entbindungskunst und Hebammenkunst [...] zur Natur zurükführen und der Kunst alles Unglük der Gebärenden in die Schuhe schütten will. [...] Eben dieser Mann, der keine Kunst beim Entbinden statuieren will, schreibt [...]:* »*Das Treten der Wiege ist eine Kunst, die zwar leicht zu erlernen ist, die aber doch auch Sinn und Verstand und Uebung erfordert, und die, wie ich so oft sah, viele Menschen, weil sie bei ihrem Schlendergang blieben, und keine Versuche beim Treten machten, gar nicht verstehen und schlecht treiben.*« *– So wirds wohl auch mit dem Entbinden und dem Dr. Faust seyn.*"[389]

3.1.6.4.2 Bernhard Christoph Faust

Bernhard Christoph Faust wurde am 23. Mai 1755 in Rotenberg an der Fulda in eine über Generationen bestehende Ärztefamilie hineingeboren. Er studierte in Göttingen Medizin und kam nach Abschluss seiner Dissertation in Rinteln 1777 zu einer sechsmonatigen geburtshilflichen Ausbildung zu Stein dem Älteren an das Kasseler Accouchirhaus. Danach wurde er als praktischer Arzt zunächst in seiner Heimatstadt Rotenburg, später in Altmorschen an der Fulda tätig. Schließlich erhielt er das Landphysikat in Vacha, und 1788 wurde er Leibarzt der Fürstin Juliane zu Schaumburg-Lippe und Gräflich Schaumburg-Lippischer Hofrat in Bückeburg.[390] Im Gegensatz zu den beiden anderen ausführlicher dargestellten Schülern Steins war er nicht als Direktor eines Accouchirhauses tätig, wenngleich er sich neben vielen anderen medizinischen Fragen wie der Pockenimpfung oder der medizinischen Prävention auch intensiv mit der Geburtshilfe

---

388 Schlumbohm: Lebendige Phantome, 2012, S. 203
389 Vgl. Osiander, Friedrich Benjamin: Handbuch der Entbindungskunst. Zweiten Bandes erste Abtheilung, Göttingen 1820, S. 91 f.
390 Vgl. Sahmland, Irmtraut: Bernhard Christoph Faust 1755–1842, Bückeburg 1992, S. 9 ff.

befasste und diese im Rahmen seiner Tätigkeit im Fürstlichen Collegium Medicum auch vorzugsweise prüfte.

In der geburtshilflichen Theorie nahm Faust bezüglich der Schüler Steins sicherlich eine Sonderrolle ein. So findet sich bei Faust zwar dieselbe Art der Kritik an den Hebammen, wie sie auch für Stein, Osiander und viele andere Geburtshelfer der damaligen Zeit nachweisbar ist. Gleichzeitig spezifizierte Faust diese Kritik insofern, dass er konstatierte, dass die Hebammen, die sich für sechs bis acht Wochen im Accouchirhaus ausbilden ließen, *„alte, morsche, gebrechliche Weiber"* seien, an denen die beste Ausbildung nichts nützen würde. Nur diese wären den Heimatgemeinden entbehrlich, so dass sie zum Unterricht ins Accouchirhaus kommen könnten. Er forderte daher eine Professionalisierung des Hebammenberufes durch eine Aufwertung dieses Arbeitsgebiets sowie eine dezentrale Ausbildung von Frauen *„mit geradem gesunden Menschensinn"* zu Hebammen.[391]

Auch bezüglich der erforderlichen Haltung zum Gebären hatte Faust eine deutlich andere Meinung als sein Lehrer Stein. So entwickelte Faust ein Geburtsbett, da die liegende Haltung eine langsamere und schonendere Geburt evoziere als eine Geburt auf dem Geburtsstuhl – eine Gerätschaft, von der Stein eine eigene Modifikation veröffentlicht hatte. Diese von Faust geforderte Gebärhaltung hatte ihren Ursprung in dem, was Osiander an Faust so verurteilte. Er forderte nämlich, nach einer Eingangsuntersuchung im Normalfall – und das betraf nach seiner Meinung etwa 99% der Geburten – auf jegliches Untersuchen während der Geburt zu verzichten und der Natur ihren Lauf zu lassen. Auch bezüglich der Wendung vertrat er eine Position abseits der allgemeinen Lehrmeinung. So glaubte er nicht daran, dass die Unterbrechung des Blutkreislaufs im Falle einer Fußgeburt durch Wendung den häufig eintretenden Tod des Ungeborenen hervorrief, sondern er riet sogar zum Unterbinden der Nabelschnur bereits unter der Geburt, was nach heutigem Kenntnisstand den Tod des Fötus hervorrief und dementsprechend auch zu Fausts Zeiten eine entsprechende Kritik der Geburtshelfer nach sich zog, die Faust mangelnde praktische Erfahrung vorwarfen. Einzig der deutliche Vorzug, den Stein dem Kaiserschnitt gegenüber der Symphysiotomie einräumte, findet sich auch bei den Aussagen Fausts.

Insgesamt erscheint an der Person Fausts für die vorliegende Fragestellung beachtenswert, dass er entgegen des Lebensweges vieler anderer Schüler Steins nicht einen Werdegang als Geburtshelfer einschlug, sondern als praktischer und theoretisch tätiger Arzt vielfältig interessiert die Diskussion um verschiedene

---

391 Sahmland: Bernhard Christoph Faust, 1992, S. 50 f.

medizinische, aber auch geburtshilfliche Themen verfolgte und gleichzeitig möglicherweise auch aus der deutlich geringeren praktischen Erfahrung heraus konträre Positionen in einigen geburtshilflichen Fragen einnahm. Insbesondere ist die deutliche Wertschätzung der natürlichen Geburt bemerkenswert, die Osiander so scharf kritisierte.

3.1.6.4.3 Georg Wilhelm Stein der Jüngere

Georg Wilhelm Stein der Jüngere (1773–1870) wurde am 26. März 1773 in Kassel als Sohn von Steins nur zwei Jahre jüngerem Bruder Nikolaus Karl Stein und dessen Cousine Louise Charlotte Königer geboren. Wie sein Onkel besuchte Stein der Jüngere das Collegium Carolinum in Kassel. Nachdem Stein der Ältere an die Universität Marburg versetzt worden war, begann auch sein Neffe dort zu studieren und promovierte mit der Dissertation *„De pelvis situ eiusque inclinatione"*, einer Schrift über den Clisiometer Steins. Allerdings hatte dessen Vater Vorbehalte gegenüber der Laufbahn als Geburtshelfer und hätte lieber gesehen, dass sein Sohn sich der Ingenieurswissenschaft zugewandt hätte, konnte sich aber nicht durchsetzen. Der Kontakt zwischen Lehrer und Schüler blieb mittels eines *„anhaltenden Briefwechsel[s]"* bestehen, als Stein der Jüngere sich nach dem Studium für einige Jahre als praktischer Arzt in Kassel niederließ.[392] Stein der Jüngere übernahm nach dem Tod seines Onkels 1803 die geburtshilfliche Professur und 1804 die Direktion des Geburtshauses in Marburg. 1819 ging er als Professor ordinarius an die neu gegründete Universität zu Bonn und gründete das dortige Accouchirhaus. 1828 kam es zu einem Zerwürfnis mit dem Kuratorium mit nachfolgendem Rechtsstreit, Stein wurde von seiner universitären Funktion dispensiert. Er erhielt zwar weiter eine Pension, geriet aber wegen seiner großen Familie mit sieben Kindern dennoch in finanzielle Schwierigkeiten. Trotzdem studierte sein ältester Sohn Carl Stein Medizin in Bonn und setzte so die Steinsche Ärztedynastie, die mit Stein dem Älteren begonnen hatte, fort. Stein der Jüngere selbst starb erst im Alter von 97 Jahren ohne weitere nennenswerte wissenschaftliche Karriere.[393]

In den ersten Jahren seiner Tätigkeit gab er mehrere Schriften heraus, die als Fortsetzung des Wirkens Steins des Älteren verstanden werden können, wie die siebte Auflage der *„Theoretischen und practischen Anleitung zur Geburtshülfe"* in einem gemeinsamen Lehrbuch sowie 1807 und 1809 dessen *„nachgelassene*

---

392 Vgl. Strieder: Hessische Gelehrtengeschichte XV, 1806, S. 193 f.

393 Vgl. Makowski, Hans Michael: Georg Wilhelm Stein und die frühe Geburtshilfe in Bonn. Inaugural-Dissertation, Bonn 1979, S. 77 ff.

geburtshülfliche Wahrnehmungen". Er sah sich angesichts der ansonsten nicht vorhandenen Nachfahren Steins des Älteren offenbar als berechtigt, das wissenschaftliche Erbe seines Onkels anzutreten.

In seiner Schrift *„Was war Hessen der Geburtshülfe, was die Geburtshülfe Hessen?"*[394], die er anlässlich seines Wechsels von Marburg nach Bonn anfertigte, zeichnete er ein umfassendes Bild von seinem Lehrer und Onkel, er teilte sogar die Zeitrechnung in eine Zeit vor Stein, während und nach Stein ein. Insgesamt war Stein der Jüngere von den Lehren seines Onkels überzeugt, gleichzeitig kritisierte er aber, dass dieser *„bey der Wirkung der Instrumente das Mechanische noch nicht von dem Dynamischen zu unterscheiden wusste"*.[395] Trotzdem betonte der Neffe immer wieder, dass Stein – und so lässt es sich auch anhand der Lehrbücher an verschiedenen Stellen nachvollziehen – nicht als unreflektierter Befürworter der Zange in allen Fällen gelten darf. So war Stein Zeit seines Lebens um die Indikationsstellung für Wendung, Kaiserschnitt und Zangengeburt bemüht. Stein der Jüngere rühmte ihn daher: *„Wer erkennt nicht hierin den einsichtigen, den umsichtigen Mann? Wer sieht da nicht Mäßigung im Vertrauen aufs Mechanische der Kunst; wer nicht – Achtung vor der Natur bey der schweren Geburt?"*[396] Er versuchte, *„bei aller Bewunderung für die französischen Methoden deren Anwendungsbereich eher vorsichtig einzuschränken"*, was *„ganz dem Geist seines Onkels"* entsprach.[397]

Neben der Huldigung Steins des Älteren in seiner Gelegenheitsschrift findet sich aber auch eine kritische Auseinandersetzung mit dessen Lehre und den Instrumenten.

Im Hinblick auf die Indikationsstellung zur Zangengeburt tadelte Stein der Jüngere sowohl die *„englische Späthilfe"*[398] als auch ein zu frühes Einschreiten. Dabei richtete sich seine Kritik ausdrücklich sowohl gegen die indikationslose Anwendung des Instrumentes als auch gegen die zu frühe Anwendung bei noch

---

394 Stein d.J.: Was war Hessen, 1819
395 Ebd., S. 41. Diese entscheidende Diskrepanz kennzeichnet die verschiedenen Generationen von Geburtshelfern. Vgl. hierzu Platte, Annika: Das Ereignis der Geburt. Medizinisches Wissen und Deutung des Geburtsaktes vom ausgehenden 18. bis zur Mitte des 19. Jahrhunderts. Beiträge zur Wissenschafts- und Medizingeschichte. Marburger Schriftenreihe. 5. Bd. Frankfurt (Main) 2018
396 Stein d.J.: Was war Hessen, 1819, S. 45
397 Makowski: Georg Wilhelm Stein, 1979, S. 85
398 Die von den Engländern, insbesondere von Smellie, veröffentlichten Zangen, waren deutlich kürzer als die Levretsche Zange und konnten so erst bei deutlich tiefer im Becken stehendem Kopf angewendet werden.

hoch stehendem Kopf bei Osiander.[399] Mit 18 Zangengeburten unter 99 Entbindungen reiht sich Stein der Jüngere in das Mittelfeld der hier beschriebenen Schüler in Hinblick auf die Operationshäufigkeit ein.[400]

Insgesamt setzte sich Stein der Jüngere intensiv mit der Beckenlehre auseinander, er hielt dabei die von seinem Onkel vertretene Lehre der Achse des Beckens für nicht sinnvoll und tadelte dessen Beckenmesser als ungenau, so dass eine manuelle Exploration ausreichend sei. *„Überhaupt scheint bei ihm die Manipulation mit der bloßen Hand eine größere Rolle zu spielen als bei Stein d.Ä. [...].“*[401] Auch vom Labimeter als Instrument zur Messung des Durchmessers des kindlichen Kopfes im Geburtskanal sowie von der Annahme seines Onkels, der Kopf werde durch die Anwendung der Zange komprimiert, distanzierte sich Stein der Jüngere deutlich.

Es finden sich jedoch auch vielfältige Parallelen im Wirken der beiden Männer.

Die Lehrtätigkeit Steins des Jüngeren umfasste ebenso wie bei seinem Onkel die Übung am Phantom, auch seine Einstellung in Bezug auf den Aufgabenbereich, der aus seiner Sicht den Hebammen zugebilligt werden sollte, entsprach weitestgehend den Ansichten Steins des Älteren. Die von Osiander massiv kritisierte rektale Exploration gehörte bei Stein dem Jüngeren wie bei Stein dem Älteren zur Untersuchung der Schwangeren in einigen Fällen, wobei er wie sein Onkel auf die Diskretion beim „Touchiren" achtete. Auch bei der Abgrenzung von physiologischer und pathologischer Geburt, bei der Indikation zur Sectio und Wendung sowie im Bereich des eher abwartenden Umgangs mit der Plazentalösung vertrat Stein der Jüngere weitestgehend die Ansichten seines Lehrers.

Insgesamt ist zwar eine kritische Auseinandersetzung mit der Lehre des Onkels durchaus nachvollziehbar, in wichtigen Punkten blieb Stein der Jüngere aber nah an den Einstellungen seines Lehrers.

---

399 Vgl. Stein d. J.: Was war Hessen, 1819, S. 55 ff: *„Diese Sache des Gebrauchs der Zange bey so hohem Kopfe – und also im allgemeinen besonders früh in der Geburt – wie die z. Th. damit verbundene Vergrößerung des Instruments, ging nicht blos auf Deutschland über, sondern sie fand da sogar Leute, welche sich darin noch besonders auszeichnen wollten. (Osiander)"*
400 Vgl. Makowski: Georg Wilhelm Stein, 1979, S. 87
401 Ebd., S. 70

3.1.6.5 Unterricht für Hebammen, Steins Hebammenkatechismus

Neben der Ausbildung von Medizinstudenten war ein weiterer wichtiger Aspekt des Lehrbetriebs im Accouchirhaus Kassel die Ausbildung von Hebammen. In den folgenden Ausführungen soll es zunächst ausschließlich um die damit verbundene Unterrichtspraxis gehen, der Themenkomplex um den Konflikt, der mit dem zunehmenden Vorstoß männlicher Accoucheure in den Zuständigkeitsbereich der Hebammen einherging, soll vorerst nicht im Mittelpunkt der Betrachtungen stehen. Neben den durch die hessischen Verordnungen überlieferten Weisungen zum Hebammenunterricht erlaubt uns insbesondere der von Stein verfasste „Hebammenkatechismus" einen Einblick in die für Stein spezifische Praxis dieses Bereichs der Lehre. Leider fehlen darüber hinaus Dokumente, die einen Einblick in die Zahlen der Hebammenschülerinnen in Kassel oder den genauen Unterrichtsablauf geben.

Bereits am 21. Dezember 1767 war eine Verordnung erlassen worden, dass sowohl das *„Examen aller Chirurgorum obstetricantium als auch der hiesigen Stadt-Hebammen [...] allhier in Cassel vor dem Collegio Medico Chirurgico, vornehmlich aber von dem besonders dabey bestellten Professore artis obstetriciae"*[402] abzuhalten sei. Zuvor sollten die Hebammen am Accouchirhaus einen Kurs belegen. Stein selbst betonte, dass der Hebammenunterricht als ebenso wichtig einzustufen sei wie auch der Unterricht der akademischen Geburtshelfer. Gleichzeitig dauerte der Unterricht einiger seiner Schüler mehrere Monate, während der Hebammenunterricht sich auf sechs Wochen beschränkte. Verglichen mit Fried, bei dem der Hebammenunterricht zwei Jahre dauerte, erscheint diese Zeitspanne für eine gründliche Ausbildung tatsächlich kurz. Es finden sich zudem Hinweise im Nachlass Georg Philipps Lehrs, dass die Hebammenschülerinnen seltener Geburten betreuen durften als die Studenten.[403]

Der Unterricht umfasste *„allwöchentlich zu gewissen Stunden"* eine Unterweisung *„nach Anleitung eines zum Grunde gelegten und zum Gebrauch der Hebammen auf dem Lande von dem Collegio Medico Chirurgico allenfalls vorzuschlagenden kurzen jedoch richtigen und deutlichen Hebammen-Buchs"*[404] sowie die praktische Unterweisung am Phantom und bei Geburten im Accouchirhaus.

---

402 Accouchir- und Hebammenordnung vom 21. Dezember 1767. In: HLO VI, 1767, S. 489
403 Vgl. UBA Ffm Best. Na 82 Nr. 18
404 Accouchir- und Hebammenordnung vom 21. Dezember 1767. In: HLO VI, 1767, S. 486

Die verschiedenen Städte sollten, anders als bisher, die Hebammen nun zum Unterricht nach Kassel schicken. Zuvor waren die Hebammen ohne strukturierte Weiterbildung nach einem Kurs durch den Stadtphysikus geprüft worden. Noch 1778 sollten die *„Kosten für die Nahrung und den Unterhalt einer in Cassel lernenden Hebamme [...], so lange der Unterricht dauert, mit vier Ggr. vergütet werden"*[405] – und zwar aus der Hebammenkasse. Dies scheint sich 1789 allerdings bereits nach Schließung des Accouchir- und Findelhauses insofern geändert zu haben, dass ein Regierungs-Ausschreiben erging, in dem darauf hingewiesen wurde, dass ab sofort der zu unterweisenden Hebamme von der Heimatgemeinde wöchentlich ein Gulden, das heißt für die sechs Wochen vier Reichsthaler, bezahlt werden sollten.[406]

Dabei wurde die Tauglichkeit der Hebamme, die ausgebildet werden sollte, durch das Collegium medicum geprüft, und nur diejenigen, *„welche zum Amte ein natürliches Geschicke haben"*, sollten Stein zum Unterricht übergeben werden. Schließlich, *„wenn das Collegium finden wird, daß sie diesen Unterricht gefaßt haben; so soll ihnen die Erlaubniß ertheilt werden, die ihnen in die Hände gelieferten Mittel, nach dem erhaltenen Unterrichte, allenthalben, bey den Kreisenden, den Kindbetterinnen und Kindern anzuwenden"*.[407]

In den meisten Accouchirhäusern – so auch nachweislich in Kassel – war die Institutshebamme mit den meisten natürlichen Geburten betraut.[408] In Kassel darf als Besonderheit gelten, dass in den Berichten ab 1775 Stein als Geburtshelfer nicht mehr genannt wird. Letztlich kann also auch für die praktische Unterweisung im Accouchirhaus bei natürlichen Geburten angenommen werden, dass in vielen Fällen eine Hebamme die andere lehrte. Bezüglich der Inhalte des theoretischen Unterrichts soll der 1776 von Stein verfasste und 1801 in neuer Auflage erschienene *„Hebammen-Catechismus"*[409] dienen. Diese Schrift war auf Weisung des damaligen Grafen zur Lippe Simon August für die durch den

---

405 Accouchir- und Hebammenordnung vom 21. Dezember 1767. In: HLO VI, 1767, S. 951

406 Vgl. Regierungs-Ausschreiben, den Unterricht der Hebammen betreffend, vom 16ten Februar 1789. In: HLO VII, 1789, S. 326 f.

407 HLO VI, 1778, S. 953

408 Schlumbohm: Lebendige Phantome, 2012, S. 123

409 Stein, Georg Wilhelm: Hebammen-Catechismus zum Gebrauch der Hebammen in der Grafschaft Lippe, Lemgo 1776 und Stein, Georg Wilhelm: Hebammen-Catechismus zum Gebrauche der Hebammen in den Hochfürstlichen Hessischen Landen, nebst Hebammen-Ordnung und Anlagen, Marburg 1801

122

damaligen Landphysikus Johann Erhard Trampel (1737–1817) gegründete Hebammenschule in Detmold verfasst worden.[410]

Der erste Teil des Hebammenkatechismus umfasst so auch zunächst eine *„historische Nachricht von der Hebammenschule zu Detmold"*. Stein stellte hier die Vorzüge der 1771 gegründeten Institution heraus und bezeichnete als *„das schlimste [sic!] [...], daß an manchen Orten so wenig darauf geachtet wird, den verderbten Zustand der Arzneywissenschaft überhaupt zu ändern und zu bessern. So kann man da, wo jedermann ein Arzt ist, und jeder Arzt ein Geburtshelfer seyn will, wo noch immer eine Hebamme die andere lehrt, und diese, dümmer als ihre dumme Lehrmeisterinn, es dennoch besser wissen will, als mancher wissenschaftlicher Geburtshelfer [...]in das Reich der Dummheit, von neuem wieder zurückkehren."*[411] Erstaunlich ist in Hinblick auf Steins Worte, dass in der Landhebammenschule eine *„geschickte und erfahrene Landhebamme"* die Schülerinnen unterrichtete.[412] Stein schilderte weiter, dass gleichzeitig neue Hebammenstühle und ein Phantom für die Schule angeschafft worden seien. Die Vermutung liegt also nahe, dass über die rasche Verbreitung des Steinschen Geburtsstuhls, den Stein 1772 in einer Schrift vorgestellt hatte, möglicherweise die Wahl desjenigen, der das zugehörige Lehrbuch für die Hebammen verfassen sollte, in diesem Zusammenhang auf Stein gefallen sein könnte. Schließlich war der ärztliche Leiter der Anstalt Johann Erhard Trampel zu dieser Zeit Badearzt in Bad Meinberg[413] und kein ausgebildeter Accoucheur. Gleichzeitig war aber auch die Hebamme, die der Schule vorstand, eine Schülerin Steins gewesen und bildete so eine weitere Verbindung.[414] Wie genau die Umstände waren, die dazu führten, dass Stein für die entfernte Hebammenschule das Lehrbuch schrieb, ist nicht bekannt. Es zeigt gleichzeitig, dass der Bekanntheitsgrad Steins durch seine

---

410 Vgl. Krünitz, Johann Georg: Oeconomische Encyclopädie oder allgemeines System der Land-, Haus- und Staats- Wirtschaft in alphabetischer Ordnung. 22. Theil. Brünn 1789, S. 548

411 Stein: Hebammen-Catechismus, 1776, Historische Nachricht von der Hebammenschule in Detmold, ohne Paginierung

412 Vgl. Richter: Chirurgische Bibliothek, 4/2, 1777, S. 292 ff.

413 Vgl. Trampel, Johann Erhard: Beschreibung der Meinberger Mineralquellen in der Grafschaft Lippe nebst einem Sendschreiben des Herrn D. Johann Friedrich Zückert. Zweyte vermehrte Auflage mit Kupfern. Lemgo 1775

414 Vgl. Wagler, Carl Gottlieb: Hebammenkatechismus zum Gebrauch der Hebammen in der Grafschaft Lippe. Rezension. In: Allgemeine deutsche Bibliothek. 1777. 30. Bd., 1. Stück, S. 228–233

Veröffentlichungen und Erfindungen mittlerweile so hoch war, dass ihm diese Aufgabe zugedacht wurde.

Die Institution in Detmold scheint es tatsächlich zu einem gewissen Ansehen gebracht zu haben, darauf weist zumindest ein Eintrag in der „*Deutschen Enzyklopädie*" hin, der die Schule in Detmold neben der in Straßburg und der in Kassel erwähnt.[415]

Dass der Hebammenkatechismus auch in Kassel zur Grundlage des Hebammenunterrichts diente, darf angesichts der Verordnungen mit dem Hinweis, dass nach einem kurzen und prägnanten Lehrbuch unterrichtet werden soll, angenommen werden. Darüber hinaus existiert eine inhaltlich nahezu identische Auflage, die Stein 1801 veröffentlichte, als er bereits am Accouchirhaus in Marburg lehrte, die nicht mehr die Hebammen der Grafschaft Lippe, sondern die Hebammen in den Hochfürstlichen Hessischen Landen als Zielgruppe im Titel nennt.

Im Gegensatz zu dem ausführlichen zweibändigen Lehrbuch, das Stein den akademischen Geburtshelfern widmete, umfasste der Hebammenkatechismus nur 100 Seiten und war in Frage und Antwort abgefasst. Eine Erklärung für diese Eigenart findet sich in einem zeitgenössischen allgemeinen Artikel zum Hebammenkatechismus: „*Weil der größte Theil der Hebammen aus solchen Leuten besteht, die von Jugend auf an keinen andern Unterricht gewöhnt worden, als an denjenigen, so sie bey Erlernung der Religion in Fragen und Antwort empfangen haben, die auch zum eigenen Denken und dem Lehrer in seinem wissenschaftlichen Vortrage zu folgen, nicht im Stande sind; so hat man, um ihnen die Erlernung ihrer Kunst zu erleichtern, solche Bücher zu ihrem Unterricht geschrieben, die in Fragen und Antworten abgefaßt und so deutlich und populär sind, daß dem Lehrer seine mündliche Unterweisung, und den Hebammen sie zu begreifen, und zu Hause zu wiederholen und sich ins Gedächtnis zu prägen erleichtert werde.*"[416] Die Katechismusform war insgesamt eine beliebte Art, medizinische Aufklärungsinhalte für das Volk verständlich zu publizieren, wie auch andere Gesundheitskatechismen und Hebammenkatechismen zeigen.[417]

Die deutliche geschlechtsspezifische Komponente betonte Stein selbst, wenn er im Vorbericht stolz davon sprach, dass man nun den Hebammen einen

---

415 Vgl. Höpfner, Ludwig Julius Friedrich: Deutsche Enzyklopädie oder Allgemeines Real-Wörterbuch aller Künste und Wissenschaften von einer Gesellschaft Gelehrten. 14. Bd., Frankfurt am Main 1789, S. 6 38 ff.

416 Höpfner: Deutsche Enzyklopädie, 1789, S. 637

417 Vgl. hierzu Sahmland, Irmtraut: Der Gesundheitskatechismus – ein spezifisches Konzept medizinischer Volksaufklärung. In: Sudhoffs Archiv. 75. Bd. 1991, S. 58–73

„*männlicheren Unterricht geben konnte*".[418] Eine klare Trennung der weiblichen Hebamme und des männlichen Geburtshelfers findet sich in den meisten Texten Steins. Dass, wie beispielsweise die akademisch zur Geburtshelferin ausgebildete Charlotte Heiland zeigte, auch Frauen diesen Zweig der Wissenschaft beschreiten könnten, lag offensichtlich außerhalb von Steins Vorstellungskraft.[419] Gleichzeitig zeigt sich hier die sich anbahnende strikte Trennung zwischen natürlicher (weiblicher) und künstlicher (männlicher) Geburtshilfe, wobei die unterschiedliche Ausgangslage durch das anatomische Studium der ausschließlich männlichen Studenten, das den Hebammen fehlte, berücksichtigt werden muss. Obwohl die von Stein vertretenen Vorurteile gegenüber dem weiblichen Geschlecht für die damalige Zeit nicht ungewöhnlich waren, könnte seine Ehelosigkeit und damit das fehlende weibliche Korrektiv im Steinschen Privatleben ein Aspekt für die auffallend einseitige Beurteilung der Frauen sein. Die im Hebammenkatechismus folgenden Ausführungen enthalten ein Zitat, dessen Relevanz Stein betont. Es wird hier die Schwierigkeit betont, ein Hebammenbuch zu schreiben, das *den „eingeschränkten Fähigkeiten"* der zukünftigen Leser gerecht wird. Des Weiteren fielen die meisten Hebammen durch „*Aberglaube und handwerksmäßige[n] Schlendrian"* auf. Die Vorwürfe gingen aber auch darüber noch hinaus, wird den Hebammen im Folgenden noch vorgeworfen, dass sie lieber hundert Menschen opferten als ein Vorurteil aufzugeben und dass sie die, die nicht so denken wie sie, mit „*allen Waffen der Dummheit und Bosheit"* bekämpften.[420] Bedeutsam erscheint an diesem Zitat, dass Stein dieses ausdrücklich an die Hebammen richtete, ihnen also in einem für sie verfassten Lehrbuch zunächst sehr kritische Worte entgegenbrachte. Dies scheint keineswegs ein Tabubruch gewesen zu sein, sondern sogar die allgemein gültige Meinung unter den Akademikern widerzuspiegeln. Zumindest in den Rezensionen findet sich keinerlei Hinweis darauf, dass dies irgendeinen Anstoß erregt hätte. Ähnlich polemisch formulierte Meinungen bezüglich der Hebammen finden sich darüber hinaus auch in anderen Schriften der damaligen Zeit häufig.

So spiegelt sich in diesen Aussagen durchaus bereits das Konfliktfeld zwischen Hebamme und Arzt, das ausführlicher noch einmal an anderer Stelle hinterfragt werden soll.

Inhaltlich enthält der Hebammenkatechismus Steins wie angekündigt tatsächlich sehr knapp in Frage und Antwort dargestellt die wichtigsten Fakten

418 Stein: Hebammen-Catechismus, 1801, S. IV
419 Vgl. Schlumbohm: Lebendige Phantome, 2012, S. 237
420 Vgl. Stein: Hebammen-Catechismus, 1801, S. VII ff.

zur Anatomie und zur natürlichen Geburt. Die Sprache ist einfach gehalten, es fehlen im Gegensatz zum akademischen Lehrbuch sämtliche lateinischen Bezeichnungen. Teilweise werden für die anatomischen Strukturen stattdessen umgangssprachliche Ausdrücke zur Erklärung herangezogen. Darüber hinaus ging es Stein offenbar vor allem darum, den Hebammen ihre Grenzen aufzuzeigen, sowohl im Falle einer widernatürlichen Geburt als auch bei Erkrankungen der Wöchnerinnen und der Kinder. Lediglich die natürliche Geburt und das unkomplizierte Wochenbett sah Stein als Aufgabe der Hebamme.

Bezüglich der Rezeption des Hebammenkatechismus lassen die Rezensionen darauf schließen, dass das Buch durchaus Verbreitung auch außerhalb von Detmold fand. So wurden – das ist sicher – neben den Hebammen der Grafschaft Lippe auch Hebammen „im Heßischen und Hildesheimischen"[421] nach diesem Katechismus unterrichtet. Auch in Herborn wurde nach dem Steinschen Hebammenkatechismus gelehrt, in Lübeck übernahm der Hebammenlehrer Adolph Friedrich Vogel „wörtliche Passagen aus diesem Buch"[422] und Steins Schüler Osiander unterrichtete zu Beginn seiner Tätigkeit die Hebammen in Göttingen nach dieser Schrift, es ist anzunehmen, dass auch andere Schüler Steins so vorgingen. Gleichzeitig erscheint tatsächlich ein Aspekt frappant, den Osiander anmerkte. So ist die Pflege der Wöchnerinnen und Kinder im Hebammenkatechismus Steins nicht abgehandelt, Osiander empfahl daher ergänzende Literatur.[423]

Insgesamt gibt es bezüglich des Wochenbetts eine eklatante Lücke in den Steinschen Schriften – sowohl im Bereich der akademischen Literatur als auch im Hebammenkatechismus. Steins Begeisterung für das Fach der Geburtshilfe endete augenscheinlich mit dem Augenblick der Geburt – lediglich die Erfindung der Brust- und Milchpumpe kann als das einzige Zeugnis dafür gewertet werden, dass Stein dieser Periode überhaupt Beachtung schenkte. Letztlich ist aufgrund der kompletten Aussparung des Wochenbetts in den Steinschen Lehrschriften nicht klar, wer aus seiner Sicht für kranke Wöchnerinnen und Kinder zuständig sein sollte. Für die Nachbetreuung nach Kaiserschnitten fühlte er sich den Fallberichten nach selbst zuständig, möglicherweise sah er nicht direkt aus

---

421 Osiander: Beobachtungen, Abhandlungen und Nachrichten, 1787, S. 187

422 Mey: Medizinerausbildung, 2018, S. 117

423 Er empfahl hier: Hirzel, Hans Caspar: Lesebuch für das Frauenzimmer über die Hebammenkunst, den Hebammen der Stadt und Landschaft Zürich bestimmt und gewidmet. Zürich 1784 sowie May, Franz Anton: Unterricht für Krankenwärter zum Gebrauche öffentlicher Vorlesungen. Mannheim 1774, vgl. Osiander: Beobachtungen, Abhandlungen und Nachrichten, 1787, S. 186 f.

dem Geburtsmodus resultierende Erkrankungen aber auch als Aufgabe von allgemeinmedizinisch tätigen Ärzten an.

Bezüglich des praktischen Unterrichts der Hebammen gab es mehrfach Probleme. Im Accouchirhaus fanden sich wiederholt nicht genügend Hebammen ein, so dass 1770 in der „Policey- und Commercien-Zeitung" darauf hingewiesen wurde, das neben der Verköstigung *„ein sicheres Gehalt"* für die Hebammenschülerinnen angeboten wurde.[424] Dass sich nicht genügend Hebammen meldeten, scheint ein über die Jahre andauerndes Problem gewesen zu sein. So hatte Stein 1790 eine Anwärterin aus Ottrau zweimal zurückschicken müssen, da sie die einzige Hebammenschülerin war.[425]

Darüber hinaus scheinen noch 1786 die Regelungen der Hebammenausbildung nicht eindeutig gewesen zu sein. Zwar war seit 1767 eigentlich das Collegium Medico-Chirurgicum und dabei vornehmlich der Professor der Geburtshilfe für die Prüfung der Hebammen zuständig und ein vorhergehender sechswöchiger Kurs im Accouchirhaus angeordnet worden, dieser Regelung scheinen aber bei weitem nicht alle Gemeinden nachgekommen zu sein. So findet sich am 6.2.1786 eine erneute Abmachung Steins mit der Landständischen Versammlung, in der vereinbart wurde, dass die Hebammen solange unterrichtet werden sollten, bis sie das Nötige wissen, um danach eine Prüfung vor drei Deputierten des Collegium Medicum abzulegen und ein Attestat zu erhalten. Dafür sollte die Landständische Versammlung fünf Reichstaler pro Ausbildung und drei Reichstaler pro Attestat zahlen. Stein wies 1789 noch einmal darauf hin, dass die sonst übliche Prüfung durch einen Physikus aus seiner Sicht nicht ausreichend sei, er hoffe, dass nun mehr Hebammenschüler kommen werden, wenn sie eine bessere „Subsistenz" während der Ausbildung bekämen. Doch mehrere Gemeinden beantragten, ihre Hebammen von den dortigen Physici prüfen lassen zu dürfen, so am 17.5.1789 Schmalkalden, 1790 Kammerbach und am 14.11.1791 Süss.[426] Diese Gesuche wurden aber mit dem Verweis auf den zentralen Unterricht in Kassel zumindest in Steins Kasseler Zeit in allen Fällen abgelehnt. Doch mehrere Ortschaften der Schülerinnen, die aus weiter entlegenen Gebieten anreisen mussten, konnten 1789 die *„Reise- und Zehrungskosten"* nicht aufbringen. Die Bereitwilligkeit, Frauen zur Ausbildung zu Stein nach Kassel zu

---

424 Mey: Medizinerausbildung, 2018, S. 127
425 Vgl. HStAM Best. 5, Nr. 1249: Die Bestellung derer LandPhysicorum, desgleichen desselbigen zu verabreichende Besoldung betreffend. 1785 ff.
426 Vgl. ebd.

schicken, variierte offenbar erheblich von Gemeinde zu Gemeinde. So hatte der Fürstbischof von Hildesheim auf eigene Kosten 16 Hebammen für sechs Monate zu Stein geschickt[427] und Oldenburg hatte sich dieses zum Vorbild genommen.[428] Gleichzeitig hatten die von einigen Orten geschickten Frauen teilweise wohl nur eine fragliche Eignung zur Ausbildung. Dies war auch einer der Hauptkritikpunkte an der Hebammenausbildung in Accouchirhäusern von Steins Schüler Faust (s.o.). Tatsächlich war 1789 von der Gemeinde Willinghausen eine Hebamme geschickt worden, die bereits 56 Jahre alt war. Ihr Alter war aber kein Grund für eine Ablehnung, obwohl eigentlich die Forderung bestand, dass die Frauen unter 50 Jahre alt sein sollten, gleichzeitig aber wurden Witwen und Frauen, die keine eigenen Kinder mehr bekämen, bevorzugt.[429]

Mehrfach und insbesondere anlässlich der Schließung des Accouchir- und Findelhauses wurde aus oben genannten Gründen diskutiert, ob nicht ein dezentraler Unterricht und eine Prüfung durch die Stadtphysici zu bevorzugen sei. Stein äußerte sich diesbezüglich immer kritisch und betonte die Notwendigkeit eines praktischen Unterrichts. Darüber hinaus waren die meisten Physikate mit in der Geburtshilfe unerfahrenen Ärzten besetzt, so dass diese Lösung verworfen wurde.[430]

Auch die Zahlen der Hebammenschülerinnen scheinen erheblich variiert zu haben. So berichtete Stein 1789, dass im Juli und Oktober nur vier Hebammenschülerinnen gekommen seien, im März und April 1790 waren es jeweils acht und im Oktober 1790 wurden ihm erneut acht Schülerinnen angekündigt. Aufgrund der unterschiedlichen Zahlen der Schülerinnen forderte Stein 1790, dass der Unterricht besser reguliert werden müsse, der offenbar bisher auch im Semester gehaltene Unterricht sollte künftig in den Ferien fortgesetzt werden.

Räumliche Probleme wurden spätestens ab der Schließung des Accouchir- und Findelhauses 1791 offenbar. Stein bat bereits am 22. Oktober um Brennholz, da Anfang November der Landhebammenunterricht stattfinden müsse, er aber nicht über Brennholz verfüge. Entgegen seiner Vermutung wurde ihm das für den Unterricht bestimmte Zimmer im Findelhaus entzogen, so dass das Collegium medicum am 2. November mitteilte, dass man bereits anwesende

---

427 Vgl. HStAM Best. 5 Nr. 1249
428 Mey: Medizinerausbildung, 2018, S. 127
429 Vgl. HStAM Best. 5 Nr. 1249
430 Vgl. ebd.

Hebammenschülerinnen zurückschicken müsse, wenn Stein nicht bald ein Unterrichtsraum zugeteilt würde, seine eigenen Räumlichkeiten seien hierfür ebenfalls zu klein.[431]

Zur Unterrichtspraxis Steins ist bezüglich der Hebammen kaum etwas bekannt. In der Kaisergeburtsgeschichte der Anna Maria Dickscheidt wird die Anwesenheit von zwei Hebammenschülerinnen erwähnt, die Stein offenbar zu der Geburt bei der Bürgerlichen mitgenommen hatte. Ob dies der üblichen Praxis entsprach, kann indes nicht sicher beantwortet werden. Im November 1791 weigerte sich die gewählte Hebammenschülerin von Uffeln, für sechs Wochen zum Hebammenunterricht zu Stein zu gehen, da dieser oft nicht da sei, wodurch sich der Unterricht verzögere. Des Weiteren sei es nicht zuzumuten, für sechs Wochen von zu Hause weg zu sein, wo ein eigener Haushalt zu versorgen sei, und die durch die Gemeinde bereitgestellte Verpflegung würde nicht ausreichen.[432]

Schließlich wurde der Unterricht der Hebammen ebenso wie das gesamte Accouchirhaus nach Marburg verlegt.

3.2 Stein als Mitglied des Collegium Carolinum, Prorektorate, Kollegen Steins

Die medizinische Fakultät des Collegium Carolinum war während Steins Lehrtätigkeit zumindest anfangs personell sehr gut ausgestattet, lehrten hier doch bis zu sechs Professoren gleichzeitig. Dies führte zumindest in den ersten Jahren aber auch dazu, dass neben Stein noch Böttger und Schleger Geburtshilfe lehrten, wobei sie verschiedene Lehrbücher zugrunde legten. *„Dieses Nebeneinander bzw. die Konkurrenz der Professoren untereinander wurde durch die Accouchir- und Hebammenordnung vom 21. Dezember 1767 beendet. Die neue Ordnung gab dem Professor Artis obstetriciae, d.h. Stein, das alleinige Recht, Collegia publica über die Hebammenkunst zu lesen."*[433] Die Themenbereiche der öffentlichen Kurse sollten nun personell strikter getrennt werden, wohl um unnötigen Kompetenzstreitigkeiten unter den Professoren vorzubeugen. Bereits bei seiner Einstellung erhielt jeder Professor *„eine spezielle Instruction"* über die zu lehrenden Inhalte. Ansonsten war er angewiesen, *„sich aller Collegiorum publicorum und privatorum zu enthalten, die in eines andern Professoris Instruction enthalten sind. Doch bleibt es*

---

431 Vgl. HStAM Best. 73 Nr. 361: Erteilung des Hebammenunterrichts im Niederfürstentum durch Hofrat Stein zu Kassel und im Oberfürstentum durch den Prof. Busch in Marburg auf Kosten der Landstände. 1789; 1791
432 Vgl. HStAM Best. 5 Nr. 1249
433 Mey: Medizinische Fakultät, 1994, S. 64

ihnen frey, dergleichen Collegia privatissime zu lesen, wenn sie von den Studiosis freywillig darum ersucht werden sollten."[434]

Solche Kompetenzstreitigkeiten und auch Rufmord scheinen sowohl am Collegium Carolinum als auch in der praktischen Ausübung der Heilkunst ein Problem gewesen zu sein, wie die Regelungen aus den Medicinalordnungen von 1767 und 1778 nahelegen. Auch Stein trug Rivalitäten aus, beispielsweise mit seinem Schüler Osiander und seinem Kollegen Stegmann.

Weitere Einblicke in die Organisation und die Aufgaben des Kollegiums geben uns die am 23. November 1773 erschienenen *„Statuta Collegii Carolini"*[435] So sollten die Professoren des Collegium Medicum *„ohne Rücksicht auf [ihren] sonstigen Character, Rang, Alter, Ancienneté, Gradus academicos und vorige oder jetzige Profession, gleiche Rechte in den Deliberationen und Zusammenkünften des Collegii"*[436] haben. Dabei gab es verschiedene Gremien, denen unterschiedliche Aufgaben oblagen. Die Zusammenkünfte des Gesamtkollegiums waren eher die Ausnahme und zunächst einmal jährlich im Oktober vorgesehen. Der Versammlungsort sollte entweder das Auditorium des Collegium Carolinum oder das Kunsthaus sein. Bei dieser Versammlung aller Professoren wurden in einer geheimen Wahl zwei Professoren als Kandidaten zum Prorektorat bestimmt, von denen einer vom Landgrafen für ein Jahr zum Prorektor ernannt wurde, der als *„primus inter pares"* fungierte. Darüber hinaus sollten in dieser Zusammenkunft die Einberufung neuer Professoren sowie Änderungen im Kollegium veröffentlicht und Strafen für Studierende festgelegt werden. Bei besonderen Fragen konnte der Prorektor das gesamte Kollegium aber auch außerhalb dieses Zeitraums einberufen. Insbesondere sollte dies geschehen, wenn die wöchentlich am Sonnabend um 11 Uhr gehaltene Versammlung einiger Professoren (in den Statuten als „Deputation" bezeichnet), die aus dem Prorektor, dem Ex-Prorektor, dem Rath Raspe[437], Professor Runde und Professor Casparson sowie dem Sekretär als Beisitzer bestand, dies für nötig befand. Diese kleinere Versammlung einiger Professoren sollte jährlich aktuelle Studierendenlisten anfertigen und dem Landgrafen zukommen lassen sowie die Aufsicht über Fleiß und Sitten der Studierenden führen. Diesbezüglich oblag es dieser Deputation auch, die Strafen für eventuelle Fehltritte der Studenten festzulegen, öffentliche

---

434 HLO VI, 1773, S. 744

435 Ebd., S. 740 ff.

436 Ebd., S. 741

437 Vgl. dazu Mey, Eberhard: Rudolph Erich Raspe als Professor am Collegium Carolinum. In: Linnebach, Andrea [Hrsg.]: Der Münchhausen-Autor Rudolph Erich Raspe. Wissenschaft-Kunst-Abenteuer. Kassel 2005, S. 98–104

Prüfungen gegen die Gebühr von einem Reichsthaler für jeden Anwesenden abzuhalten sowie die Aufsicht über fremde Studierende zu führen. Stein selbst gehörte diesem kleineren Gremium den Quellen zufolge nicht jedes Jahr an. Er wurde jedoch 1775 und 1782 zum Prorektor ernannt, so dass er in diesen Jahren sowie den jeweiligen Folgejahren dem Gremium beiwohnte. Die zweimalige Ernennung zum Prorektor war dabei eher ungewöhnlich, neben Stein waren in den Jahren von 1767 bis 1786 nur Stegmann und Casparson zweimal Prorektor.[438] Möglicherweise waren die zusätzlichen Aufgaben durch das Prorektorat ein Grund für Steins Rückzug aus der praktischen Geburtshilfe 1775. Betrachtet man die vielfältigen Aufgaben des Prorektorats, die zunehmende Dichte an Veröffentlichungen und die mit seinem Bekanntheitsgrad zunehmende Privatpraxis, erscheint ein Zusammenhang beider Ereignisse durchaus einleuchtend. Auch Böttger berichtete in einer Bewerbung um eine Professur, dass er aufgrund der häufigen Abwesenheit Steins bei schweren Geburten habe helfen können, in der Polizey- und Commercien-Zeitung fand sich häufig der Name Stein in der *„Liste der Fremde(n) und hiesige(n) Personen, so […] in Casssel angekommen"*, wenn er beispielsweise aus Arolsen, Weimar und Eutin zurückkehrte.[439] Es oblag dem Prorektor, in den Zusammenkünften der Professoren den Vorsitz und auch den Vortrag zu führen. Alle fürstlichen Befehle, die ihn erreichten, mussten entsiegelt, gelesen und den übrigen Professoren kundgetan werden. Die übrigen Professoren konnten außerdem *„Klagen, Anfragen, Anzeigen und Vorstellungen"* an ihn herantragen, die dieser wiederum dem Gesamtgremium der Professoren weitergeben musste. Auch die eigentliche Einberufung der Professoren durch den Pedell musste durch den Prorektor veranlassen. Der Antritt des neuen Prorektors sollte durch *„Ueberreichung der Actorum Collegii, des Albi Studiosorum und des Siegels"* in den ersten Tagen nach Neujahr geschehen. Dabei *„ist er vom Ex-Prorectore nach einer aufs geendigte Prorectorat sich beziehenden Rede, durch einen Handschlag auf die Statuta und auf deren, Unserer Verordnungen und der Instructionen Erhaltung zu verpflichten"*.[440] Neben der oben genannten Inauguration seines Nachfolgers war der Prorektor angehalten, neue Professoren vorzustellen, die Feierlichkeiten zu Namens- und Geburtstagen des Fürsten samt einer öffentlichen Rede und öffentlicher Verteilung von *„Praemiis an Studiosos bene merentes"* auszurichten sowie die öffentliche Bekanntmachung sowohl dieser Feierlichkeiten als auch sonstiger öffentlicher Reden oder Disputationen zu

---

438 Vgl. HStAM Best. 5 Nr. 2914
439 Mey: Medizinerausbildung, 2018, S. 116
440 HLO VI, 1773, S. 741

veranlassen.[441] Auch die Immatrikulation der Studierenden oblag allein dem Prorektor. In diesem Falle war es ihm gestattet, von jedem Studenten „*I. species Ducaten, als ein Accidens zu genießen*".[442] Stein veröffentlichte im Rahmen seiner Tätigkeit als Prorektor zu den oben genannten Daten diesbezügliche Reden, die insgesamt im jeweiligen Jahr des Prorektorats etwa 100 Seiten umfassen. So lud Stein als neuer Prorektor am 6. März 1775 anlässlich des Namensfestes des Landgrafen in den großen Hörsaal. Er selbst konnte der Veranstaltung wegen einer Reise, deren Hintergründe unklar sind, nicht beiwohnen, er übertrug die Aufgabe daher an den Prorektor des Vorjahres, Casparson.[443] Die Feierlichkeit anlässlich des 55. Geburtstags des Landgrafen am 14. August 1775 hielt er persönlich mit einer Rede zum Thema: „*Daß Hygiens Wünsche für das Wohl des Fürsten den wesentlichsten unter allen enthalte, welchen ein Volck und welche die Musen für ihn thun können*". Dasselbe gilt für die Ansprache anlässlich der Inauguration des Nachfolgers am 2. Januar 1776, bei der Stein ankündigte, „*von der beträchtlichen Anzahl würdiger und nützlicher Männer, welche das Carolinum seit seiner Stiftung dem Vaterlande geliefert hat*" zu sprechen.[444] Auch in seinem zweiten Prorektorat veröffentlichte Stein – wie damals

---

441 Vgl. HLO VI, 1773, S. 742

442 Ebd., S. 742

443 Vgl. Stein, Georg Wilhelm: Zur frohen Feyer des höchsten Namensfestes des Durchlauchtigsten Fürsten und Herrn Friedrich des Zweyten Regierenden Landgrafen von Hessen [et]c. [et]c. [et]c. ladet hierdurch auf den 6ten März um 10. Uhr in den großen Hörsaal unterthänig und gehorsamst ein G. W. Stein, Dr. der Arzney, Wundarzney und Entbindungskunst … Prorector. Es wird die Beschreibung eines Baromacrometers und eines Cephalometers, als nützlicher Werkzeuge in der Entbindungskunst, vorausgeschickt. Kassel, 1775

444 Vgl. Stein, Georg Wilhelm: Zur frohen Feyer des Fünfundfunfzigsten Geburtsfestes des Durchlauchtigsten Fürsten und Herrn Friedrich des Zweyten regierenden Landgrafen zu Hessen [et]c. [et]c. [et]c. welche das Collegium illustre Carolinum den 14ten August um 10 Uhr in dem großen Hörsaale begehen wird, ladet hierdurch alle Gönner und Freunde der Wissenschaften und Künste unterthänig und gehorsamst ein G. W. Stein, Dr. der Arzney, Wundarzney und Entbindungskunst … Prorector. Es wird die Beschreibung eines Pelvimeters, als eines in der Entbindungskunst nützlichen Werkzeuges, vorausgeschickt. Cassel, 1775 und Stein, Georg Wilhelm: Zu dem feyerlichen Antritte des von Sr. Hochfürstlichen Durchlaucht unserm gnädigst regierenden Herrn Landgrafen Friedrich dem Zweyten neuernannten Prorectors des Collegii Carolini ladet hierdurch auf den 2ten Jänner 1776 um 10 Uhr unterthänig und gehorsamst ein G. W. Stein, Dr. der Arzney, Wundarzney und Entbindungskunst jetzt abgehender Prorector. Es werden einige Kaysergeburtsgeschichten beygefügt. Kassel, 1776

üblich – Gelegenheitsschriften, in denen er zu den jeweiligen Feierlichkeiten einlud, so auch anlässlich des Namenstages Friedrichs II. am 5. März 1782, an dem er den Moment nutzen wollte, um einige herausragende Studenten zu ehren.[445] Eine weitere Gelegenheit für eine Rede Steins gab der 72. Geburtstag des Landgrafen am 14. August 1782, in der er darüber referierte, *„daß gute und schöne Thaten eines Fürsten sein beßter Panegyricus seyen.*"[446] Darüber hinaus stellte Stein einen neuen Professor des Carolinum vor – Ernst Gottfried Baldinger. Dies ist als durchaus wichtiger Einschnitt in Steins Leben zu werten, denn Baldinger sollte einer der engsten Vertrauten und Freunde von Stein werden. Die letzte Rede im Rahmen seines Prorektorats war die Inauguration seines Nachfolgers am 2. Januar 1783. Das Thema seiner Ansprache sollte *„das Andenken ehemaliger glücklicher Zeiten am Carolino"* sein.[447]

Die formalen Aufgaben Steins sowohl als Professor als auch in den Jahren 1775 und 1782 als Prorektor sind anhand der vorliegenden Quellen gut nachvollziehbar.

Interessant erscheint darüber hinaus die Frage, welchen Umgang Stein privat mit seinen Kollegen pflegte. Den direktesten beruflichen Umgang hatte Stein dabei wohl mit Christoph Heinrich Böttger. Dieser war 1763 gemeinsam mit ihm zur Leitung des Accouchirhauses angestellt worden. Der Lebensweg Böttgers war dabei eng mit dem seinigen verwoben gewesen. So waren beide als Söhne von Hofangestellten – Stein als Sohn des Hofschneiders, Böttger als Sohn des Hofschreiners – aufgewachsen und hatten beide am Collegium Carolinum und später an der Universität Göttingen studiert.[448] Obwohl Böttger insgesamt mit

---

445 Vgl. Stein, Georg Wilhelm: Zu dem feyerlichen Antritte des von Sr. Hochfürstlichen Durchlaucht unserm gnädigst regierenden Herrn Landgrafen Friedrich dem Zweyten [et]c. [et]c. [et]c. für das Jahr 1783 ernannten Prorectors des Collegii illustris Carolini ladet hierdurch auf den 2ten Jänner 1783. um 10 Uhr in das große Auditorium des Carolini unterthänig und gehorsamst ein G. W. Stein, Dr. [et]c. jetzt abgehender Prorector: Es wird eine merkwürdige Kaisergeburtsgeschichte bekannt gemacht. Kassel 1782, S. 12

446 Stein, Georg Wilhelm: Zur frohen Feyer des Zweyundsechzigsten Geburtsfestes des Durchlauchtigsten Fürsten und Herrn Herrn Friedrich des Zweyten Regierenden Landgrafen zu Hessen [et]c. [et]c. [et]c. welche das Collegium illustre Carolinum den 14ten August um 10 Uhr in dem großen Auditorio begehen wird, ladet hierdurch unterthänig und gehorsamst ein der zeitige Prorector G. W. Stein, Dr. Fürstl. Hofrath; der Arzney, Wundarzney und Entbindungskunst Professor ordinarius. Voran gehet die Beschreibung eines Labimeters, sammt der Anwendung desselben in der Geburtshülfe. Cassel, 1782, S. 19

447 Vgl. Stein: Zu dem feyerlichen Antritte, 1782

448 Zum Lebensweg Böttgers vgl. Bernhardi: Böttger, Christoph Heinrich. In: Allgemeine Deutsche Biographie 3 (1876), S. 202

nur vier Veröffentlichungen deutlich weniger produktiv erscheint als Stein und sein Hauptinteresse dem Botanischen Garten galt, weist eine Veröffentlichung Steins auf ein vertrauensvolles Miteinander im Hinblick auf geburtshilfliche Fragestellungen hin. So berichtete er im Rahmen einer schweren Geburt im Winter 1780 bei einer Frau, die das vorletzte Mal durch Stein selbst, das letzte Mal aber wegen der Abwesenheit Steins von Böttger entbunden worden war: „[...] so verließ ich die von Seiten der äussersten Armuth so beklagenswürdige, als von Seiten ihrer körperlichen Beschaffenheit so unglückliche Gebärerinn mit dem Ersuchen, den Herrn Professor Boettger, welcher sie das letztemal entbunden, ohne großen Zeitverlust mit zum Beyrathe zu ziehen [...]."[449]

Neben der engen beruflichen Zusammenarbeit bis zum Tode Böttgers 1781 waren die Kontakte Steins auch durch die Freimaurerei zu einigen seiner Kollegen besonders intensiv. Dazu ist insbesondere der postalische Kontakt im Staatsarchiv Marburg nachzuvollziehen. Auch die enge Freundschaft, die Stein mit der Familie Baldinger verband, gehört an diese Stelle.

3.3 Stein als Mitglied und Direktor des Collegium medicum

Das Collegium medicum war ein Gremium, das im Rahmen der Gesundheitspolitik in der Medizinalordnung Landgraf Moritz des Gelehrten von 1610 installiert worden und der Regierung zugeordnet war.

1767 war die Zusammensetzung des Collegium medicum in der Medicinalordnung festgelegt worden: „*Unser hiesiges Collegium Medicum soll aus einem Provincial-Decano, Unseren Leib- und Hof-Medicis, auch denen medicinischen Professoribus allhier, welche Wir darzu durch ein gnädigstes Rescript besonders bestellt haben, bestehen. So wie aber bey denen in Medico Pharmaceuticis vorkommenden Sachen der Hofapothecker mit in das Collegium zu ziehen ist; So sind auch in rebus Chirurgicis besonders Unsere darzu expresse ernannte Chirurgi mit zu Rath und in die Sessiones zu ziehen, um mit denenselben ein förmliches Collegium Medico Chirurgicum auszumachen.*"[450]

Das Collegium medicum hatte vor allem beratende Funktion, aber auch Verwaltungsaufgaben zu erledigen. Auch die Prüfung der Mediziner, die Führung einer Liste aller praktizierenden Ärzte, Wundärzte und Apotheker sowie der Seuchenschutz waren weitere Kernaufgaben des Collegiums.[451]

---

449 Stein: Zu dem feyerlichen Antritte, 1782, S. 12
450 HLO VI, 1767, S. 470
451 Vgl. ebd., S. 470

In der „*erneuerten und erweiterten Medicinal-Ordnung*" vom 31. Juli 1779 wurde das Collegium medicum sowohl in Hinblick auf die Personalia als auch in Bezug auf die Aufgabenbereiche noch einmal erweitert. So wurden die Leib- und Hof-Medici sowie die Professoren des Carolinum in ihrer Rolle bestätigt, daneben sollten aber auch alle medizinischen Professoren der Universitäten Marburg und Rinteln als ordentliche Mitglieder des Collegiums gelten. Diese sollten jedoch „*wegen Entfernung von Unsrer Fürstlichen Residenz [...] als zwo besondere Deputationen des hiesigen Collegii Medici betrachtet werden*"[452], die Erweiterung erfolgte also mit der Einrichtung dezentraler Medizinaldeputationen.

Neben dem personellen und flächenmäßigen Ausbau des politischen Organs wurden auch die Aufgaben- und Einflussbereiche erweitert. So sollten nun nicht nur alle Mediziner, Wundärzte und Apotheker dem Collegium medicum unterstellt sein, sondern „*die Prüfung und Untersuchung der Geschicklichkeit und Einsicht eines jeden, der sich mit Heilung irgend einer Art menschlicher Gebrechen beschäftigen will*", die Ausfertigung entsprechender „*Erlaubnißscheine*", aber auch die Verteilung der vorhandenen Mediziner, Wundärzte, Apotheker und Hebammen im Sinne eines Sicherstellungsauftrages dem Collegium obliegen. Die neue Medizinalordnung ordnete die Unterstellung aller Heilberufe unter das Collegium medicum an, dies waren namentlich „*alle Aerzte, Land- und Stadtphysici, [...] Land-, Stadt-, Amts-, Garnisons-, Regiments- und Compagnie-Chirurgi, wie auch alle andere gnädigst adprobirte Chirurgi und Apotheker, alle Geburtshelfer und Hebammen, alle Oculisten, Stein- und Bruchschneider, desgleichen alle anderen Operateurs, nicht weniger alle Bader, und alle anderen Personen, die sich in Unsern Fürstlichen Ländern mit innerlichen und äußerlichen Curen, sie mögen Namen haben wie sie wollen, abgeben*".[453] Bezüglich der bereits 1767 als Kernaufgabe des Collegiums festgelegten Prüfung der Mediziner findet sich in der neuen Ordnung eine genaue Klassifikation, in die jeder Arzt eingruppiert werden sollte sowie die genaue Bezeichnung, die das dem jeweiligen Arzt auszustellende „*Patente*" bezüglich seiner Geschicklichkeit enthalten sollte.[454] Es musste also jeder praktizierende Arzt nachträglich vorgeladen, geprüft und mit einem

---

452 HLO IV, 1778, S. 920

453 Ebd., S. 922

454 Vgl. dazu ebd., S. 924 ff.: Gesetze, welche das Prüfen und die Classification der Aerzte betreffen. Die genaue Einteilung in die 6 Klassen der Ärzte führt angesichts des Themenkomplexes dieser Arbeit zu weit. Bemerkenswert ist jedoch, dass die erste Klasse der Ärzte denjenigen vorbehalten war, die „*Entdeckungen von Gewichte*" bekannt machen. Dies könnte eine in der damaligen Zeit durchaus zu verzeichnende „*Veröffentlichungswut*" der Ärzte begünstigt haben.

solchen Patent ausgestattet werden, was eine relativ umfassende Aufgabe für das Collegium medicum gewesen sein muss. Das unentschuldigte Nichterscheinen der vorgeladenen Mediziner zur Prüfung war beim ersten Mal mit zehn Reichstalern, beim zweiten Mal mit zwanzig Talern und beim dritten Mal mit dem Verbot der Ausübung seines Berufes zu ahnden. Ein Berufsverbot durfte vom Collegium medicum auch dann nach vorheriger Verwarnung erteilt werden, wenn Ärzte sich *„durch Saufen, Schwelgen und eine unartige Lebensart [...] auf die liederliche Bahn begeben"* haben.[455]

Die Klassifikation der Ärzte hatte der Medizinalordnung nach durchaus Einfluss auf ihre Praxis. So konnten sich nur Ärzte in Kassel selbst niederlassen, die mindestens in die vierte von den sechs Klassen eingeteilt waren. Fremde Ärzte durften sich nach der neuen Ordnung ohnehin nicht frei niederlassen. Diese wurden vom Collegium an Orte verteilt, an denen es Bedarf an Medizinern gab. Wollte sich ein Arzt, der höher klassifiziert war als der bereits ansässige, in einem Ort niederlassen, war dies ihm jedoch gestattet. Dementsprechend konnte die Klassifikation in eine hohe Klasse eine gewisse Planungssicherheit bieten.[456] Ob diese Regelungen wirklich umgesetzt wurden, bleibt allerdings fraglich.

1764 wurde Stein zunächst in das Collegium medico-chirurgicum aufgenommen, 1766 auch in den engeren Kreis des Collegium medicum, 1790 wurde er Direktor desselben in Marburg.[457] Er war also neben den bereits dargestellten Aufgaben als universitärer Lehrer, Schriftsteller und Erfinder von geburtshilflichen Instrumenten sowie Vorsteher des Accouchir- und Findelhauses auch wichtiger Funktionär der damaligen Gesundheitspolitik.

Einen kleinen Einblick in diese Arbeit Steins bietet eine Archivalie (Abb. 4), in der Stein berichtet: *„Vom Auftrage Fürstlichen Collegii Medici zu Folge haben wir Endesunterzeichnete uns heut dato in die selbige Wildische Apotheke zur Sonne verfügt und deren Visitation vorgenommen. Da wir nun bey dieser Untersuchung auf der Materialienkammer wohlgeordnete Opulenty tüchtiger sowohl einfacher als zusammengesetzter Pharmacorum in der Officin selbst aber die vortrefflichsten Medicamenta, auch nirgends Mangel oder Gebrechen vorgefunden, so ermangelen wir nicht solches pflichtmäßig zu berichten. Cassel, den 6ten Nov. 1786."*[458] Unterschrieben ist das Dokument von F. Cornitius und G.W. Stein. Gemeint ist laut dem entsprechenden *„Hochfürstlichen Hessen-Casselischen Staats- und*

---

455 Vgl. HLO VI, 1778, S. 928 ff.
456 Vgl. ebd., S. 932
457 Vgl. Creuzer: Memoria, 1803, S. 9 ff.
458 HSTAM Best. 26a Nr. 562: Visitation der Apotheken. 1. Bd. 1786

Adreß-Calender" desselben Jahres der Hofrath und General-Chirurgus Franz Eckenbert Cornitius.[459] Da diese Quelle auch einen guten Aufschluss über das sonstige Personal des Collegium medicum gibt, kann diesbezüglich in der Amtszeit Steins bemerkt werden, dass er anscheinend nach dem Tod Gössels, dessen Gehalt er als Professor extraordinarius erhielt, wie dieser in das Collegium medicum aufrückte, das 1765 nur noch aus Theodor August Schleger (1727–1772), Johann Jacob Huber d. Ä. (1707–1778) und Ephraim Mutillet (1703–1774) bestand. 1766 wurde neben Stein auch sein Kollege Christoph Heinrich Böttger (1737–1781) ins Collegium medicum berufen. Etwa vier Jahre wurde die Zusammensetzung des Collegiums in dieser Form beibehalten, bis 1770 der Generalchirurgus der hessischen Truppen, Johann Heinrich Brandau (1711–1776), aufgenommen wurde. Als 1777 die Anzahl der Mitglieder durch den Tod Schlegers, Mutillets und Brandaus auf vier geschrumpft war, wurde 1778 der kurfürstlich-kölnische Leibarzt Christoph Ludwig Hoffmann (1721–1807) als weiteres Mitglied benannt, der ab 1779 dann sogar als Direktor fungierte.[460] Nachdem 1778 eine umfangreiche neue Medizinalordnung erlassen worden war, war die Zusammensetzung des Collegium medicum im Folgejahr erneuert worden. Vizedirektor war nun oben genannter Franz Eckenbert Cornitius, außerdem wurden wie oben beschrieben verschiedene Deputationen eingerichtet. Mitglieder der Casselischen Deputation waren Stein und Böttger, in Marburg und in Rinteln waren auch jeweils zwei Professoren benannt. Die Zahl der Mitglieder in Kassel steigerte sich langsam wieder, als 1780 der Anatom Samuel Thomas Soemmerring (1755–1830), 1781 der Chemieprofessor Jakob Dietrich Ebert (1741–1787) und der Chirurg und Augenarzt Conrad Henrich Brandau (1752–1791) zum Collegium hinzustießen. Nach dem Tod Böttgers rückte der Apotheker Conrad Mönch auf, der neu ans Carolinum gekommene Ernst Gottfried Baldinger (1738–1804) wurde im Folgejahr Mitglied. Noch 1785 wurden die Professoren Christian Friedrich Michaelis (1727–1804) und Johann Wilhelm Christian Brühl (1757–1806) im Collegium medicum aufgenommen, so dass mit sieben Mitgliedern eine der höchsten Mitgliederzahlen erreicht war. Doch bereits 1786 finden sich, nachdem die meisten Kollegen Steins bereits nach Marburg versetzt worden waren, nur noch Stein und Ebert im Collegium medicum Kassels. Für die folgenden Jahre fehlen diese Daten im Adreßkalender. Wie aus der Ernennung Steins zum Direktor des Medizinalkollegiums 1790 ersichtlich, bestand

---

dieses Gremium aber durchaus auch über die Versetzung der Professoren unge-
brochen fort.[461]

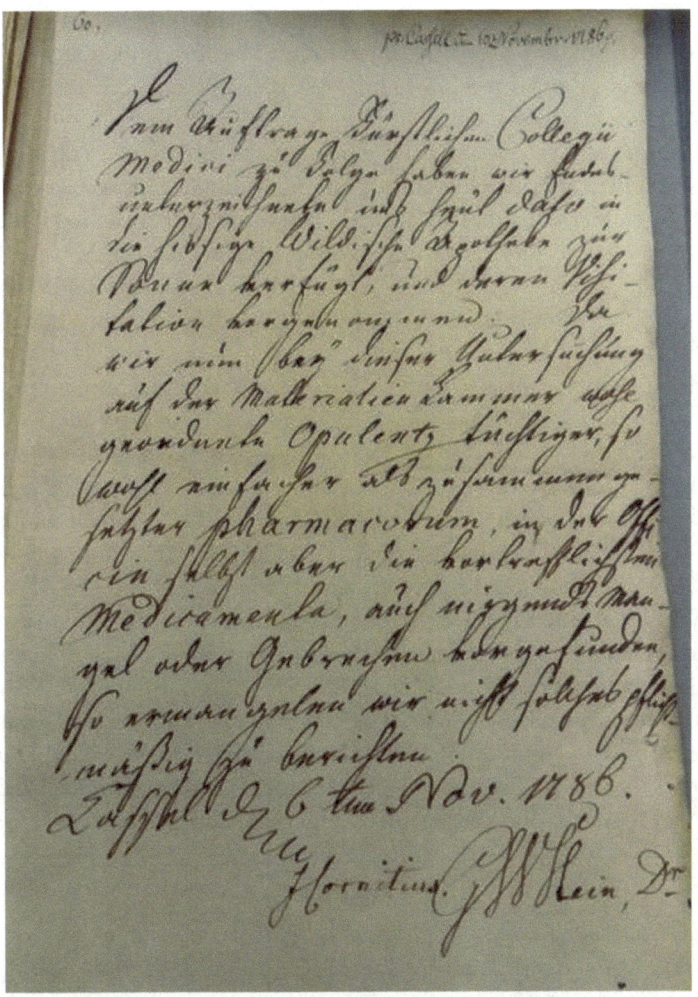

Abb. 4: Autograf Steins in der Funktion als Mitglied des Collegium medicum.
HStAM Best. 26 a Nummer 562

---

461 Nach der Schließung des Collegium Carolinum sind die genauen zeitlichen Abläufe
auch in Hinblick auf die Mitwirkung Steins im Collegium medicum anhand des ausgewerteten Materials nicht sicher zu rekonstruieren.

3.4 Freimaurerei, Korrespondenz Baldinger, Glaß und Harnier

Neben den dargestellten umfangreichen Aufgaben im Collegium medicum sowie im Collegium Carolinum ist für Stein ein bemerkenswertes Engagement als Freimaurer dokumentiert. Im Staatsarchiv Marburg finden sich zahlreiche Schriftstücke aus den Jahren 1794 und 1795, die Stein offenbar in seiner Funktion als Meister vom Stuhl der Freimaurerloge *„Friedrich von der Freundschaft"* erhalten und verfasst hatte.[462] Darüber hinaus existieren Transkriptionen von Dokumenten von Adolf Kallweit, die über diesen Zeitraum noch hinaus gehen.[463] Auch hier fallen besonders viele Briefe der Schriftwechsel in den Zeitraum um 1794, was kaum verwunderlich erscheint, wenn man bedenkt, dass 1793 die freimaurerische Tätigkeit durch den neuen Landgrafen Wilhelm IX verboten worden war und diese Verordnung 1794 zur Schließung aller Kasseler Logen führte.

Zunächst jedoch soll ein kurzer Überblick über die Freimaurerei bis zu diesem Zeitpunkt das Verständnis von Steins Engagement in diesem Bereich erleichtern.

Die freimaurerische Bewegung war *„in der zweiten Hälfte des 18. Jahrhunderts eine durchaus bedeutsame Komponente im gesellschaftlichen und kulturellen Leben".*[464] Sie hatte sich dabei seit der Gründung der *„Großloge von England"* 1717 über weite Teile des Kontinents und Amerika ausgebreitet. 1737 wurde in Hamburg die erste Loge Deutschlands gegründet. Bei den Freimaurerlogen handelte es sich um ständeübergreifende Organisationen, die zwar hierarchisch organisiert waren, aber dennoch durch die Freiwilligkeit der Unterordnung in diese Strukturen gesellschaftliche Zwänge aufbrachen. Die Logen waren *„dem Geist der Aufklärung und ihren Idealen der Toleranz, Gleichheit und Humanität verpflichtet"*[465], was sich sowohl in der allgemeinen *„Unterstützung bedürftiger Brüder"* sowie in sozialem Engagement außerhalb der Logen zeigte. Doch auch

---

462 Vgl. HStAM Best. 6a Nummer 2802 – 1: Freimaurerei: Korrespondenz des Professors Glaß mit Oberhofrat Stein betreffend: Funktion des Professors Klingender als Kassierer bei der Freimaurerloge; Beitragsentrichtung 1794 durch Baldinger, Stein, Harnier (Marburg), von Monroy (Kassel) an Klingender; Zusammenkünfte der Freimaurer (1795) – auch Korrespondenz Steins mit Harnier und Baldinger (Marburg) betreffend Casparson, Illuminaten. 1794; 1795
463 Vgl. Kallweit: Freimaurerei, 1966
464 Sahmland: Soemmerring, 1994, S. 355
465 Ebd., S. 356

die Arbeit an sich selbst mit dem Ziel der *„eigenen charakterlichen Läuterung"*, deren erfolgreiche Umsetzung sich durch einen Aufstieg innerhalb der Loge vom Lehrling über den Gesellen zum Meister zeigte, spielte eine große Rolle im Selbstverständnis der Maurer. Der *„Geheimbundcharakter"* mit bestimmten Aufnahmeriten und Symbolhandlungen, deren Verständnis der Mitgliedschaft in der Loge bedurfte, zeichnete darüber hinaus die damalige freimaurerische Tätigkeit aus. Doch auch die vielfältigen Korrespondenzen innerhalb und unter den verschiedenen Freimaurerlogen sorgte durch entstehende soziale Netze für zusätzliche Attraktivität.[466]

Die erste Kasseler Loge *„Zum Thale Josaphat"*, die 1766 gegründet worden war, hatte aufgrund von internen Schwierigkeiten keine längere Wirkungszeit, am 13. Oktober 1771 wurde die Loge *„Zum gekrönten Löwen"* gegründet, deren Gründungsmitglieder zum Theil der alten Loge *„Zum Thale Josaphat"* entsprachen. Die zunächst vorwiegend aus Juristen und Militärpersonen bestehende Gruppierung entwickelte sich rasch zu einer größeren Vereinigung, der im Laufe der Zeit auch Professoren des Collegium Carolinum wie Wilhelm Johann Casparson, Christian Wilhelm Dohm, Georg Forster, Justus Friedrich Runde und Samuel Thomas Soemmerring, Karl Prizier sowie der Hofmaler Johann Heinrich Tischbein der Ältere beitraten. Auch Georg Wilhelm Stein wurde am 20. Februar 1773 Mitglied.[467]

Zwei Jahre nach der Gründung dieser Loge wurde am 13. August 1773 die Loge *„Friedrich von der Freundschaft"* gegründet. *„Auch die neue Loge berief sich darauf, Landgraf Friedrich II. habe die Protektion übernommen und die Erlaubnis gegeben, seinen Namen zu führen. [...] In Distanz zur »strikten Observanz« fühlte diese Großloge sich der englischen Maurerei verbunden."*[468] Die Gründer waren drei Personen aus dem künstlerischen Bereich: der Theaterinspektor Anton Moretti sowie die Schauspieler Anton Marion und Jacob Plante. Zunächst stagnierte die Gruppierung aus vornehmlich am Theater tätigen Personen, erst Anfang der achtziger Jahre nahm die Attraktivität dieser Loge zu – wohl beflügelt durch die Krise in der Loge *„Zum gekrönten Löwen"*, die schließlich 1784 sogar zur Spaltung und zur Bildung der letzten der vier Ende des 18. Jahrhunderts bestehenden Kasseler Logen *„Zum Tempel der wahren Eintracht"* am 16.11.1784

---

466 Vgl. Sahmland, Irmtraut: Auf der Suche nach dem Stein der Waisen – Samuel Thomas Soemmerring und Georg Forster als Rosenkreuzer in Kassel. In: Wenzel, Manfred [Hrsg.]. Naturforscher der Goethezeit in Kassel. Kassel 1988, S. 96–125; S. 96

467 Vgl. Kallweit: Freimaurerei, 1966, S. 105

468 Wörner-Heil: Familiarität und Gleichheit, 2000, S. 246

führte. Dennoch erhielt die Loge „Friedrich von der Freundschaft" bereits am 19. August 1773 die Anerkennung der Loge Royale York.

1781 traten der Loge „Friedrich von der Freundschaft" neben fünf Militärs, fünf Beamten, einem Weinhändler und einem Schriftsteller auch Stein (am 1. April 1781) bei. Nachdem zunächst vor allem Bürgerliche an dieser Loge beteiligt waren, wurde auch der Adelsanteil nun größer – dennoch überwogen die Mitglieder aus der unteren Beamtenschicht und dem Bürgerstand. Doch auch die Gründergruppe der Künstler machten einen nicht unerheblichen Anteil an der Loge aus. Dies führte dazu, dass „in besonderer Weise die Musik" gepflegt wurde. In den Folgejahren traten auffallend viele Mediziner und Geistliche der Loge bei, was Wörner-Heil mit Stein als langjährigem Meister vom Stuhl in Zusammenhang bringt.[469] Dieses Amt führte Stein seit 1784. Er führte bei allen Logenversammlungen den Vorsitz und schrieb eigenhändig die Protokolle. Am 4. Januar 1785 stiftete Stein außerdem zusammen mit zwei weiteren Brüdern den sogenannten Freundschafts-Club, „worein auch Profane den Zutritt"[470] hatten. „Es ist durchaus wahrscheinlich, dass auch die Gründung des »Friedrich Clubs« Anfang 1785 [...] eine Offensive darstellte, um in der Konkurrenz zwischen drei nun in Kassel bestehenden Logen unterschiedlicher Systeme zu bestehen. Man traf sich am Mittwoch und Samstag jeder Woche, bot Spiele an und führte gemeinsame Tafellogen durch. Ein Schwerpunkt lag auf der karitativen Verantwortung des Clubs, wofür Gelder gesammelt wurden."[471] Sowohl die Arbeit in der Loge als auch im Friedrich-Club gestaltete sich umfangreich für Stein. Dazu zählten zahlreiche Versammlungen (Meßlogen zweimal jährlich, je fünf Gesellen- und Meisterlogen), darüber hinaus gab es im Winter dienstags Konzertabende. Auch die karitative Arbeit sowie die Zusammenarbeit mit anderen Logen ist noch zum Teil nachvollziehbar. „Im Februar meldete die Casselische Polizey- und Commerzien-Zeitung die Unterstützung, die diese dem Werkhaus hatte zukommen lassen: Der »Gekrönte Löwe« habe zwölf, die Friedrichsloge sechs und die beiden Clubs ebenfals sechs Kinder des Werkhauses völlig neu eingekleidet. Weitere Hilfe erbrachte ein von beiden Logen vorbereitetes Konzert."[472]

469 Vgl. Wörner-Heil: Familiarität und Gleichheit, 2000, S. 246
470 Kallweit: Freimaurerei, 1966, S. 161
471 Wörner-Heil: Familiarität und Gleichheit, 2000, S. 248
472 Ebd., S. 250

Insgesamt gab es immer wieder interne Streitigkeiten in der Loge „*Friedrich von der Freundschaft*", die mehrfach zur Suspension von Maurern führten. 1790 gipfelten diese sogar in der Spaltung von „*Friedrich von der Freundschaft*", die Großloge erkannte aber die Opposition nicht an und schrieb: „*Eine gültige Anerkennung als Mitglieder und ächte Brüder unserer Tochterloge der Loge Friedrich v.d. Fr. [...] von Cassel können nur diejenigen Brüder erhalten, welche unter dem Hammer des hw. Br. Stein gegenwärtig stehen oder die, welche in Zukunft unter seinen gesetzmäßigen nachfolgenden Logenmeistern der gedachten Loge arbeiten werden.*"[473]

Mit der Machtübernahme des Landgrafen Wilhelm IX. 1785 änderte sich für Stein Vieles. Er setzte sich sowohl der Verlegung des Collegium Carolinum nach Marburg als auch des 1793 gefassten Beschlusses gegen die geheimen Gesellschaften erfolglos entgegen. „*Alle Logen wurden geschlossen [im Jahr 1794] und jede fernere freimaurerische Tätigkeit bei strenger Ahndung verboten. Die Verfolgungen waren so unerhört, daß man sogar in Privatbriefen peinlich mied, von der ›bedenklichen Freimaurerei‹ zu sprechen, und sich dafür mit Umschreibungen, verabredeten Ausdrücken oder Schlüsselzeichen behalf.*"[474] Nach 1794 konnte Stein im Rahmen seines freimaurerischen Engagements nur noch einmal bei der Einweihung der neugegründeten Loge „*Socrates zur Standhaftigkeit*" in Frankfurt/Main als Ehrenmitglied der großen Loge Royale York am 19. April 1802 tätig werden. Die Wiedereinführung der Loge „*Friedrich von der Freundschaft*" 1807 erlebte er im Gegensatz zu seinem Freund Johann Jakob Glaß (1747–1823)[475] nicht.

Die freimaurerische Korrespondenz, die in der Publikation von Kallweit dokumentiert und im Staatsarchiv noch erhalten ist, soll im Folgenden nur im Sinne der für die vorliegende Fragestellung relevanten Aspekte mit der Frage nach Freundschaften Steins sowie seinem freimaurerischen Wirken und dort enthaltenen Informationen zu seiner geburtshilflichen Tätigkeit dargestellt werden – insbesondere, da diese Korrespondenz in seine Marburger Zeit fällt, die im Rahmen dieser Dissertation nicht ausführlich behandelt werden soll.

In einem Brief von Glaß an Stein vom 9. November 1793 berichtete dieser von der Anordnung, alle freimaurerische Tätigkeit einzustellen, dem habe er Folge geleistet, „*da das erste Gesetz ist, als Maurer den Befehlen des Regenten unbedingter Weise sich zu unterwerfen.*"[476] Darüber hinaus bat er Stein, diese Information

---

473 Kallweit: Freimaurerei, 1966, S. 169
474 Ebd., S. 106
475 Professor der Philosophie und Geschichte am Collegium Carolinum
476 Zit. nach Kallweit: Freimaurerei, 1966, S. 106

an alle Ordensbrüder weiterzugeben. Am Schluss heißt es in dem Brief: „*Meine Frau empfiehlt sich herzlich und siehet Deiner Ankunft mit Freude entgegen, da es immer wahrscheinlicher wird, daß sie Deine Hilfe insbesondere anflehen muß. Ich umarme Dich und versichere Dich meiner Freundschaft und Liebe und grüß alle Freunde von Herzen*".[477] Daraus kann geschlossen werden, dass Stein auch über sein freimaurerisches Engagement (Privat-) Patientinnen akquirierte.

In einem Folgebrief schrieb er, dass er das Lokal zum Folgejahr kündigen und die Möbel an einem sicheren Ort einquartieren werde. Da Stein, der inzwischen nach Marburg versetzt worden war, an Weihnachten ohnehin nach Kassel kommen wolle, könne man alles Weitere mündlich besprechen. Tatsächlich zeigt sich hier einmal mehr die Verbundenheit Steins zu seiner Heimatstadt.

Die Bedeutung, die Stein der Freimaurerei beimaß, ist an seinen kämpferischen und wütenden Antworten ablesbar. So bezeichnete er den Polizei-Director Manger, der das Dekret verfasst hatte, als Schuft, der „*sein boshaftes Werk vollbracht*" habe. Auf den Vorschlag Steins hin, das Lokal noch länger zu behalten und zu hoffen, dass die Loge bald wieder erlaubt werde, berichtete Glaß an Stein am 25. Februar 1794, dass die meisten Mitglieder dies verneint hätten. Tatsächlich stellten die Männer ihre freimaurerische Tätigkeit zwar ein, einige von ihnen zahlten aber weiter Beiträge, mit denen auch das Lokal erhalten werden konnte, dazu zählten Stein, Baldinger, Hunold, von Monroy, Schwarzkopf und Glaß, wie ein Schreiben von Glaß vom 26. Januar 1798 beweist.[478] Darüber hinaus versuchte Stein sogar, seine geburtshilfliche Reputation zur Erlangung einer Erlaubnis des Landgrafen zu nutzen. So schrieb er am 9. Juni 1799, dass er seine „*Herzens-Angelegenheit, die Wiederherstellung der unterbrochenen Arbeiten unserer Loge*" dem Landgrafen persönlich vortragen wolle, da er ohnehin zur Niederkunft der Gräfin von Schlotheim[479] befehligt worden sei.[480] Stein hatte tatsächlich den Landgrafen in dieser Sache sprechen können. Die weiteren am Ende erfolglosen Bemühungen Steins und der verbliebenen Brüder sind durch die zahlreichen weiteren Briefe dokumentiert. Dabei hatte der kämpferische Stein durchaus auch Angst, wie in einem nicht datierten Brief an seinen Freimaurerbruder und Freund Ernst Gottfried Baldinger dokumentiert: „*Diesen Augenblick passirt die hlöbl. Polizey schon wieder bey meinem Hause vorbey. Gott bewahre!! Amen!!*"[481]

---

477 Kallweit: Freimaurerei, 1966, S. 108
478 Ebd., S. 127
479 Die Geliebte des Landgrafen Fräulein Caroline Auguste (Juliane) von Schlotheim.
480 Kallweit: Freimaurerei, 1966, S. 135
481 HStAM Best. 6a Nummer 2802 – 1

Weitere Freundschaften neben derjenigen zu Glaß, die aus der Korrespondenz hervorgeht und im Rahmen der freimaurerischen Tätigkeit gesehen werden kann, sind die zu Ernst Gottfried Baldinger[482] sowie zu Heinrich Wilhelm Carl von Harnier[483]. Sie sollen in diesem Kapitel Erwähnung finden, da sie eng mit der Freimaurerei verknüpft waren, waren es doch nur noch die vier Erwähnten sowie von Monroy und Klingender, die 1794 noch Beiträge an die eigentlich schon verbotene Freimaurerloge entrichteten.[484] So ist ein Schriftwechsel zwischen Baldinger, Harnier und Stein erhalten, in dem sie sehr vertrauliche Informationen austauschten. Am 3. August 1794 schrieb Harnier an Stein, dass er *„endlich dann also das schändl. Complott der vereinigten dumheit und bosheit"* aufgedeckt habe. Die weiteren Briefe, die teilweise durchaus unvollständig erscheinen, zeigen, dass Stein sich offenbar maßlos darüber ärgerte, dass Carl Daub (1765–1836) – aus seiner Sicht wohl durch das Zutun von Tiedemann, Jung und Strieder sowie Casparson[485] – an ein Gymnasium nach Hanau versetzt worden war. Der Zusammenhang wird von Wilhelm Münscher 1850 folgedermaßen dargestellt: *„Nur erschien die Aufregung, welche durch die kantische Philosophie hervorgebracht wurde und welche mit einer auch in Hessen weit verbreiteten Theilnahme an dem Umschwung der öffentlichen Verhältnisse in Frankreich der Zeit nach zusammenfiel, dem gegen die Staatsumwälzung in Frankreich heftig eingenommenen, durch falsche Berichte irregeleiteten und in seinem Mißtrauen bestärkten L. Wilhelm IX. [...] in politischer Hinsicht verdächtig. K. Daub*

---

482 Gemeint ist der Professor der Medizin Ernst Gottfried Baldinger (1738–1804)

483 Mit dem erwähnten Doktoranden Harnier ist der spätere preußische Legionsrat Heinrich Wilhelm Carl von Harnier (1767–1823) gemeint.

484 So heißt es in einem Dokument aus dem HStAM Best. 6a Nummer 2802-1: *„Aus einem Briefe des Professors Glaß an den Oberhofrath Stein in Marburg war zu ersehen, daß der hiesige Professor Klingender Cassierer bei der Freymaurerloge ist. Die Beiträge pro 1794 hatten die Brüder: Baldinger, Stein und Harnier in Marburg – fed. von Monroy in Cassel, gegen Quittungen des Professor Klingender, entrichtet."* Die Angst der Freunde davor, dass die Post geöffnet wird und man so Verdacht gegen sie hegen könnte, scheint also durchaus berechtigt – berichtet hier ein Dritter über den Inhalt des Briefes.

485 Zwar sind die Namen in den Briefen chiffriert, diese Verschlüsselung wird aber an der oben zitierten Stelle in Steins Briefen (wahrscheinlich durch einen Dritten) dechiffriert, so dass die Zuordnung relativ sicher ist.

wurde 1794 nach Hanau an das ganz verfallene obere Gymnasium versetzt und so gleichsam ins Exil geschickt [...]"[486]

An Baldinger schrieb Stein am 29. Juli 1794: *„Alle guten Geister loben Gott den Herrn aber keine falschen Menschen wie T__n (sic!) /: Tiedemann:/J___g/: Jung:/ Strieder:/C_p_s/: Casparson:/M_nger/:Manger:/*[487] *und ihres gleichen. [...] Kurz, was ich Ihnen und Freund Harnier zu schreiben habe, ist und bleibt wahr, ich will auf allen Fall meinen Mann sagen. Folgen Sie um des Himmels willen des gefährl. Müßiggängers seiner ferneren Lockungen nicht. Brechen Sie kurz mit ihm ab, wenn Sie nicht noch selbst unglückl. seyn wollen. Sie erinnern sich ja wohl noch, wie ihm Gelegenheit fast willkommen war, Sie zum Illuminaten u. Jacobiner zu machen. Was kann der Elende für einen Einfluß auf das Wohl unserer Universität haben? [...]"*[488] Der Mann, vor dem Stein seine Freunde warnen wollte, scheint Casparson gewesen zu sein, dieser versuchte sich in einem Brief an Baldinger am Folgetag zu rechtfertigen: *„[...] Alsdann ist Anzeige Pflicht. Ausserdem kennt Deutschland u. selbst der gelehrte Landgraf Wilhelm Duldung, die er in so manchem Falle schon bewies, u. ich bin von Seiner Denkungsart, auch von seinem Gefühl u. Einsichten gewiß versichert, daß er Daub sogar diesmal von einer Seite hat kennen gelernt, die solche seiner Gnade für die Zukunft empfohlen hat. Alles das können Sie dem ganzen Marburg sagen. Schreiben Sie mir doch alles, was Sie wissen, was geschah. Sie sind überzeugt davon, daß ich, so klein u. gering ich freylich bin, so gerne von allem Gebrauch mache, was zum Besten ihrer Universität gereichen mag: Und vor Gott kann ich's versichern, daß ich Daub als einen armen Menchen erwarb u. gewann. Daß Tiedemann, als Neider ihm auch sollte geschadet haben, das halte ich für falsch: ich kenne ihn, als theoretisch- und practischen Philosophen, der zwar in einem Moment seine Philos. als Mensch, wie wir alle, seine Philosophie vergaß.[...]"*[489] Dieser Brief schien zumindest bei Baldinger Eindruck gemacht zu haben. So schrieb Stein an Harnier: *„[...] Bekehren Sie nur unsern Freund Baldinger über sein GedankenSystem von Unschuld dieser Bösewichte, u. die Treulosigkeit eines heuchelnden C___/Casparson/ der ehrln. Leuten, wie er*

---

486 Münscher, Wilhelm: Über kirchliches Leben und kirchliche Einrichtungen mit besonderer Rücksicht auf Kurhessen. Thatsachen, Erörterungen und Vorschläge. Erster Theil: Geschichte der hessischen reformirten Kirche. Kassel 1850, S. 146 f.

487 Gemeint sind hier wohl der Philosophieprofessor Dietrich Tiedemann (1748–1803), Professor der Ökonomie und Finanzwissenschaft Johann-Heinrich Jung-Stilling, der Historiker Johann Wilhelm Christian Gustav Casparson (1729–1802) und der Ober-Polizeidirektor Ludwig von Manger (1770–1847).

488 HStAM Best. 6a Nummer 2802 – 1

489 Ebd.

und ich, nur Männer aus der Nase ziehen, u. zu eigenem Vortheil den Schlechtes-
ten – den niederträchtigsten Gebrauch davon machen will. [...]"[490] Die genaueren
Umstände sind unklar, jedoch schrieb Stein in einem weiteren (nicht datierten)
Brief an Baldinger: *„Daß Heiden und Christen, T__ J__ [sic!] und Strieder all-*
hier dem guten D__b [sic!] den Hals gebrochen, weiß ich jetzt so mathematisch,
als daß 3x3 = 9 ist. Mit C.R_s [sic!] ist es eine andere Sache. Die war 6 Wochen
vor der T_schen [sic!] Cabale am Werk. Das letzte gab dem ersten nur noch die
letzte Sanction. Die Teufelsbraten!!! Warum steiniget man sie nicht???"[491], woraufhin Baldinger antwortete: *„Daß Str__ [sic!] von jeher ein Cujon*[492] *war, ist mir von*
jeher bekannt."[493] Auch sein Freund Glaß hat zu diesem Vorfall etwas an Stein
zu berichten: *„Von Professor Daubs Schicksal habe weiter nichts erfahren können;*
Gott begleite ihn! man nennt schon öffentlich seine schwarzen Verläumder. [...]
aber auch die Feinde der Kantischen Philosophie sollen ihn gestürzt haben: Die
Herrschaft dieser Bösewichter überhaupt wird wohl auch einmal mit Schanden ein
Ende nehmen."[494] Auch politische Dinge wurden in den Schriftstücken diskutiert. So schrieb Baldinger an Stein: *„Am politischen Horizont wird es mehr und*
mehr trübe, und wir werden auch bald französische Bürger werden."[495]

Die Französische Revolution, aber auch Interna der Universität scheinen zen-
trale Punkte der Diskussion unter den Freunden und Freimaurerbrüdern gewesen zu sein. Die Versetzung Daubs nach Hanau passt dabei zeitlich aber so gut zu
den Briefen, dass die Interpretation zulässig erscheint, dass die Freunde – allen
voran Stein – Casparson, Tiedemann, Jung und Strieder eine Intrige unterstellten, die letztlich zu der Versetzung Carl Daubs durch Wilhelm IX. geführt hatte.
Leider sind die genaueren Umstände unklar, die Vertraulichkeit, mit der die drei
Hauptbeteiligten die Informationen austauschten, ist aber durchaus bemerkenswert.

Ein weiterer Beweis für die Freundschaft zu der gesamten Familie Baldingers
sind ein Grußwort und ein Gedicht, welches Baldinger und seine Frau anlässlich
von Steins Geburtstag in Baldingers *„Magazin für Ärzte"* abdrucken ließen:
Bereits 1794 schrieb Baldinger selbst:

---

490 HStAM Best. 6a Nummer 2802 – 1
491 Ebd.
492 Lumpenhund
493 HStAM Best. 6a Nummer 2802 – 1
494 Ebd.
495 Ebd.

An Herrn Oberhofrath Stein,
Der Geburtshülfe und Chirurgie ordentlichen Prof. zu Marburg, der med. Facult. Mitglied,
Director des von Fürst Wilhelm IX. neugestifteten Geburtshauses, auch Direct. des Collegii
Medici zu Cassel und Marburg, u.s.w.
An dessen Geburtstage 1794 von E.G. Baldinger
Dignum Laude Virum,
Musa vetat mori -!!![496]
Fröhlich und heiter kehrt er zurück; der erwünschte Tag, der uns einen STEIN gab, den
grossen Meister in seiner Kunst, die Zierde Marburgs, dessen Verdienste Europa längst
verehrte, und die Fürst WILHELM IX:, der Schöpfer des ietzigen Marburgs, der MANSOR
*) unsrer Zeit, selbst unter dem Geräusche der Waffen, so huldreichst schätzt und belohnt.
Anbetung, Preiss, Lob und Danck, dem BAUMEISTER der WELTEN, DER unsern STEIN
diesen Tag seiner Geburt so fröhlich, so heiter, so kraftvoll, so thätig und unermüdet, mit so
hohem Ehrgefühl für seine Aemter und das Wohl der leidenden Menschheit und Marburgs,
erleben ließ.
Wir Alle, Verehrer, Amtsgehülfen, Schüler und Freunde, unsers VEREHRUNGSWÜR-
DIGSTEN FREUNDES STEIN, sind der Hoffnung gewiss, dass dieser Tag noch oft, und
eben so heiter und froh, wiederkehren werde.
Das Glück des heutigen Tages, unsern STEIN, so fröhlich, so heiter begrüssen zu können,
gewährt mir das Wonnegefühl, was keine Sprache, keine Worte auszudrücken vermögen,
und sich nur im Herzen empfinden lässt.
Nur so viel, vermag ich, mit Worten zu sagen, ich sey mit unnennbarer Empfindung, bis
ienseits des Grabes, der unbegränzte Verehrer, und allergetreueste Freund, meines innigst
geschätzten und innigst geliebten STEIN -!!![497]
E.G. Baldinger

Ein Jahr später wurde erneut zum Geburtstag Steins ein Gedicht von Baldingers Frau veröffentlicht, in dem sie insbesondere auch die wissenschaftlichen Errungenschaften Steins hervorhob.[498] Dies gründete sich 1795 auf den langen Lebensweg eines Gelehrten, der durch verschiedene Innovationen auf sich aufmerksam gemacht hatte.

---

496 Daß ein des Ruhmes Würdiger stirbt, duldet die Muse nicht. Zitat von Horaz
497 Baldinger: Magazin für Ärzte. 16/4, 1794, S. 290 ff.
498 Vgl. Baldinger: Magazin für Ärzte 17/1, 1795, S. 26 ff.

4 Medizinische Arbeit Steins

4.1 Steins Beginn und Steins Vermächtnis – die Verbreitung der Levretschen Geburtszange in Deutschland

Als eines der wichtigsten Verdienste Steins sahen viele Geburtshelfer der folgenden Generationen die Verbreitung der Levretschen Zange in Deutschland.

So schrieb auch Fasbender in seiner umfangreichen *„Geschichte der Geburtshilfe"*: *„Während Fr. Benj. Osiander [...] die operative Tendenz der französischen Geburtshülfe zu einem Extrem steigerte, hat Stein in der Verarbeitung der in Frankreich empfangenen Eindrücke Mass gehalten, wenngleich sich auch in seinen Lehren vielfach der Charakter der Levretschen Richtung widerspiegelt. [...] Die Einführung und Verbreitung der Levretschen Zange in Deutschland war besonders sein Werk."*[499] Kann man diese Aussage kritisch im Sinne einer erfolgsorientierten medizinischen Geschichtsschreibung hinterfragen, zeigen doch auch zeitgenössische Stellungnahmen, dass die Einführung der Levretschen Geburtszange als besonderes Verdienst Steins gewürdigt wurde.[500]

Stein selbst widmete sich sehr früh sowohl der Indikationsabgrenzung von Wendung und Zangengeburt als auch der Bekanntmachung der Levretschen Zange in Deutschland.

So befasste er sich in seiner 1763 anlässlich der Berufung zum Professor extraordinarius veröffentlichten Schrift *„Versionis negotio pro genio partus salubriet noxio vicissim agit et labores hac hyeme publice et privatim habendos indicit"*[501] mit dem *„wechselseitigen Nutzen und Schaden des Wendungs-Geschäfts"*. Eine deutsche Übersetzung von Johann Peter Schotte, der ebenfalls als Schüler Steins am Geburtshaus gelernt hatte, wird 1775 in *„Baldingers Magazin für Ärzte"*[502] veröffentlicht, da – so Schotte – *„ohnehin keine lateinischen Exemplare mehr zu haben"* seien, außerdem seien viele Geburtshelfer *„in der lateinischen Sprache unerfahren"*.[503]

---

499 Fasbender: Geschichte der Geburtshülfe, 1906, S. 301
500 Vgl. Mey: Medizinerausbildung, 2018, S. 115
501 Stein, Georg Wilhelm: De Versionis negotio pro genio partus salubriet noxio vicissim agit et labores hac hyeme publice et privatim habendos indicit. In: Schulprogramme des Collegium Carolinum zu Cassel 1754–1770, Kassel 1763
502 Schotte: Nutzen und Schaden des Wendungsgeschäfts, 1775
503 Ebd., S. 99

Es finden sich neben den Anzeigen und Gegenanzeigen zur Wendung bereits hier einige Seiten, die den Nutzen der Levretschen Geburtszange als „*zweite Hand des Geburtshelfers*" und „*das allervollkommenste eiserne Werkzeug*" darstellen.[504] So sei zwar die Wendung indiziert, wenn eine baldige Geburt im Sinne eines „*accouchement forcé*" notwendig sei und der Kopf noch hoch stehe, gleichzeitig sei bei bereits tief stehendem oder eingekeiltem Kopf die Wendung kontraindiziert. Stein zitierte in dieser frühen Schrift auffallend viel, besonders häufig bediente er sich der Worte seiner Lehrer Levret und Röderer. Die erst kürzlich zurückliegenden Erfahrungen, die Stein in seinem Studium sammeln konnte, drücken sich hier deutlich aus.

Mit dem 1767 als öffentliche Einladungsschrift zu den praktischen Arbeiten im Geburtshaus erschienenen „*De mechanismo et praestantia forcipis levretianae*"[505] setzte Stein seine Propaganda für die Zange seines Lehrers fort. Eine deutsche Übersetzung findet sich in den 1797 erschienenen „*Kleinen Werken zur Geburtshülfe*".[506] Auch in dieser Schrift betonte Stein zunächst die Wendung als das größte Verdienst der Entbindungskunst. Darüber hinaus beklagte er, dass „*manche ihren erfinderischen Geist mehr auf die Vervielfältigung, als auf die Einschränkung der Werkzeuge, anstrengen*".[507] Er folgerte, dass das einfachste Instrument und nicht die vielen Verbesserungsvorschläge seiner Kollegen „*den größten Grad der Vollkommenheit*"[508] besitze. Stein schrieb nun selbst, dass die Intention seines Werks darin bestehe, die Levretsche Zange nach der letzten Verbesserung 1760 in Deutschland zu verbreiten. Neben einer detaillierten Beschreibung und einer Abbildung unterzog Stein die Levretsche Geburtszange einem Vergleich mit der Smellieschen, wobei er auch von dieser eine Abbildung abdrucken ließ (Abb. 5). Schließlich versuchte er zu begründen, warum in jedem Fall die Levretsche Zange zu bevorzugen sei.

Er fasste in der letzten Fußnote noch einmal zusammen, was ihm besonders wichtig erschien: „*Nach der Existenz der Levretschen Zange von letzter Verbesserung sind alle und jede Zange ohne Ausnahme, ihre vielleicht zwanzig und mehrere an der Zahl, das gegenwärtige besonders fruchtbare Decennium ja nicht etwa ausgenommen, unnütz, lächerlich [...]*"[509] Tatsächlich wird Stein Zeit seines

---

504 Schotte: Nutzen und Schaden des Wendungsgeschäfts, 1775, S. 128

505 Stein, Georg Wilhlem: De mechanismo et praestantia forcipis levretianae agit ad exercitia in arte obstretica auditores suos publice invitat. In: Schulprogramme des Collegium Carolinum zu Cassel 1754–1770, Kassel 1767

506 Stein: Kleine Werke, 1798, S. 391 ff.

507 Ebd., S. 394 f.

508 Ebd., S. 395

509 Ebd., S. 410

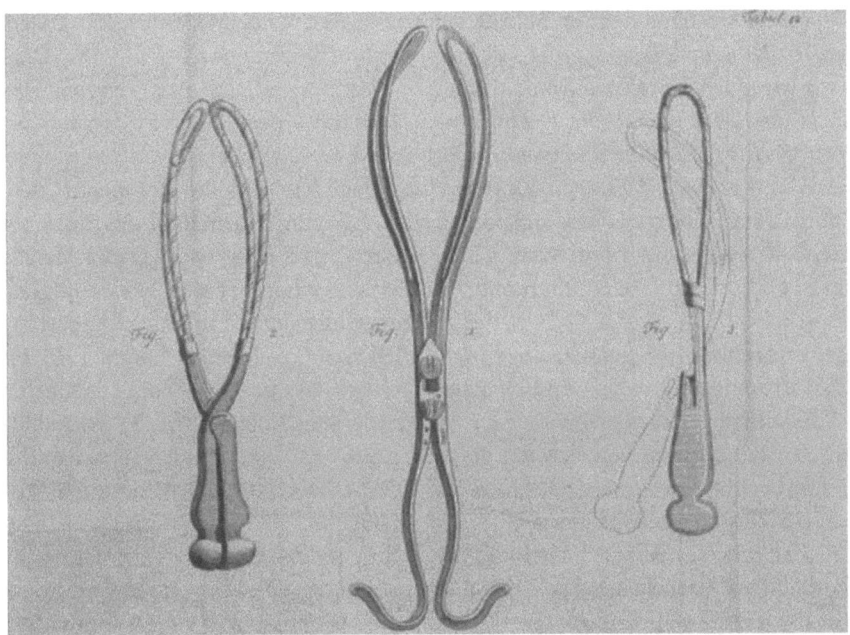

Abb. 5: Figur 1 Smelliesche kurze Zange, Figur 2 Levretsche Zange, Figur 3 Smelliesche gebogene Zange. Abb. aus Stein: Kleine Werke, 1798, Kupfertafeln

Lebens, obwohl auch er der Erfinder vielfältiger geburtshilflicher Instrumente war, keinen Verbesserungsvorschlag für die Geburtszange seines Lehrers Levret vorlegen.

Vier Jahre nach dieser Abhandlung erschien eine erneute Veröffentlichung Steins zum Thema der Levretschen Geburtszange: *„De praestantia forcipis ad servandam foetus in partu difficili vitam"* erschien als *„Einladungs-Programm zu Fortsetzung der Vorlesungen über die Geburtshilfe"* 1771. Auch von dieser Schrift existiert eine deutsche Übersetzung in den *„Kleinen Werken zur practischen Geburtshülfe"*. Dieser Abhandlung ist schließlich sogar ein dreiseitiges französisches Zitat Levrets vorangestellt. Stein bedient sich entgegen seines sonst eher nüchternen Sprachstils hier in Teilen eines Subjecto/Percontatio. Dieses Stilmittel, das vornehmlich der Belehrung des gemeinen Volks galt, scheint Stein bewusst einzusetzen, denn er stellt fest, dass er nun zum letzten Mal die Unschädlichkeit und die Vorzüge der Zange darstellen wolle, obwohl er dies bereits mehrfach getan habe, wobei er sich auch noch einmal explizit auf die beiden vorhergehenden Schriften bezieht. Fast schon resigniert klingt sein Fazit: *„Ich habe leider erfahren, daß Hopfen und Malz verloren war. Was daher noch übrig ist, bestehet darinnen, daß ich ihrentwegen [sic!] noch einmal, aber auch zum letzten mal, die Feder ergreife, und die unschädliche Eigenschaft des Instruments [...] zeige. Und hieraus mögen diese Menschen lernen klug zu werden, wenn sie können."*[510] Er argumentierte im Folgenden, dass die Kopfgeburt dem natürlichen Geburtsmodus entspreche und daher im Normalfall das Kind am leichtesten mit dem Kopf voran geboren werde und es so weniger der Gefahr eines perinatalen Todes ausgesetzt sei. Es sei daher bei der Notwendigkeit künstlicher Hilfe in der Geburt die Zangengeburt der Wendung vorzuziehen. Stein wertete im Folgenden die widernatürlichen Geburten der Jahre 1761 bis 1770 in seiner Praxis aus und berichtete weiter, dass unter 54 Zangengeburten 13 Säuglinge gestorben seien, unter 66 Wendungen jedoch sogar 35 Todesfälle bei den Kindern zu verzeichnen gewesen seien. Es bestätigt sich hier also der Befund Schlumbohms für das Göttinger Geburtshaus, dass die Wendung die für das Ungeborene gefährlichere Operation darstellte.[511] Gleichzeitig zeigt sich an den Zahlen, dass dennoch auch die Erfahrung mit der jeweiligen Operation die Sterblichkeit beeinflusste. So überlebten im Göttinger Geburtshaus unter dem mit der Zange sehr erfahrenen Osiander etwa 89% der Kinder die Operation, während nur 29% der Kinder eine Wendung überlebten. Bei Stein hingegen überlebten die Zangengeburt etwa 76%, die Wendung immerhin 47%. Dabei ist die Vergleichbarkeit der Zahlen aufgrund der unterschiedlichen Fallzahlen natürlich eingeschränkt. Darüber hinaus muss bedacht werden, dass auch die Indikationsstellung auf die Mortalität Einfluss nahm. So griff Stein möglicherweise in einfacheren Fällen, in denen das Kind überlebte, nicht zur Zange, sein Schüler Osiander hingegen schon. Genau dasselbe gilt für die Wendung, die im Göttinger Accouchirhaus nur in 5% der Fälle vorgenommen wurde, also möglicherweise den Fällen vorbehalten war, die besonders komplikativ verliefen.

Interessant erscheint im Zusammenhang mit der persönlichen Entwicklung Steins noch seine letzte Anmerkung. Er habe die ersten beiden Veröffentlichungen, in denen er noch die Wendung vor die Zangengeburt stellte und die Zangengeburt eher im Falle einer Kontraindikation für die Wendung indiziert sah, nur *„einem ruhmredigen aber unglücklichen Naturalist in der practischen Geburtshülfe, einem allzugroßen Freund der Wendung, dem längst verstorbenen Hofrath Sch – r in Cassel, zu Gefallen geschrieben."*[512] Gemeint ist hier Theodor

---

510 Stein: Kleine Werke, 1798, S. 451
511 Schlumbohm: Lebendige Phantome, 2012, S. 436
512 Stein: Kleine Werke, 1798, S. 472

August Schleger, der zu Beginn von Steins Tätigkeit als Professor extraordinarius noch die Geburtshilfe am Collegium Carolinum lehrte. Auch die Zitate, in denen Stein nun häufiger seine eigenen als die Worte seiner Lehrer wiedergab, weisen auf ein zunehmendes Selbstbewusstsein Steins von sich als Geburtshelfer hin. Gleichzeitig sah er erneut die Levretschen Lehren in seiner zunehmenden praktischen Erfahrung bestätigt.

Tatsächlich verbreitete sich in Deutschland, aber auch in anderen Ländern Europas vornehmlich die Levretsche Zange und deren verschiedenste Modifikationen, derer es sehr viele gab. So konnte Dietrich Wilhelm Heinrich Busch in einem Atlas 98 verschiedene Zangen abbilden.[513] Stein sah auch den neueren Auflagen der „Anleitung zur practischen Geburtshülfe" zu Folge in keinem der nachfolgenden Instrumente einen Nutzen. Bezüglich seines Lehrers Levret und seiner Erfindung blieb er sich Zeit seines Lebens treu. Welcher Einfluß ihm letztendlich an dem europäischen Prozess, der ja trotz aller Veränderungen als eine Verbreitung der Levretschen Zange angesehen werden kann[514], zugebilligt werden kann, ist fraglich. Wenn man das Eingangszitat berücksichtigt, schienen ihn zumindest die folgenden Generationen als maßgeblichen Motor für die deutsche Entwicklung zu sehen. Gleichzeitig ist bekannt, dass die Verbreitung der Geburtszange durchaus nicht als einheitlich erfolgte. So gab es auch in Deutschland verschiedene Schulen, die die Indikation zur Zangengeburt sehr unterschiedlich handhabten.

Zur praktischen Anwendung der Zange finden sich sowohl in den Lehrbüchern Steins, aber inbesondere auch in den „Nachgelassenen geburtshülflichen Wahrnehmungen" Informationen. Die Applikation erfolgte, indem man die einzelnen Blätter der Zange in den Geburtskanal einbrachte, den Kopf des Kindes umfasste, und die beiden Blätter mittels des Schlosses verband.[515] Interessant erscheint in diesem Zusammenhang, dass Stein mehrfach schilderte, dass er im Falle einer Indikation zur Zangengeburt teilweise aus einer „Lust" heraus das eine oder andere Instrument – so beispielsweise das Baudelocquesche oder das kurze Smelliesche – versuchsweise gebrauchte. Letztlich befand er aber weiterhin die Levretsche Zange als die insbesondere in schwierigen Fällen dienlichste.[516] Gleichzeitig enthalten die Fallbeschreibungen verschiedene Gründe

513 Busch, Dietrich Wilhelm Heinrich: Atlas geburtshülflicher Abbildungen mit Bezugnahme auf das Lehrbuch der Geburtskunde, Marburg 1841
514 Vgl. Hibbard: Obstetrician´s armamentarium, 2000, S. 59 ff.
515 Vgl. Schlumbohm: Lebendige Phantome, 2012, S. 54
516 Vgl. Stein d. J.: Nachgelassene Wahrnehmungen, 1807, S. 133 ff.

zum Zangengebrauch, die neben der Gefahr für das Kind und Wehenschwäche auch den Wunsch der Mutter nach baldiger Beendigung der Geburt umfassen. Diese entsprechen seinen allgemein zur Indikation der Zangengeburt festgelegten Richtlinien, die er in der *„Practischen Anleitung zur Geburtshülfe"* veröffentlicht hatte. Nach Stein sind demnach insbesondere eine verzögerte Geburt, eine außerordentliche Entkräftung der Mutter, ein Missverhältnis von Kopf und Becken, wenn dieses nicht so hochgradig ist, dass die Indikation zum Kaiserschnitt gegeben wäre, aber auch eingekeilte Schultern oder ein eingekeilter Hintern Indikationen zur Zangenanwendung. Gleichzeitig sollte der Forceps bei der Notwendigkeit der schnellen Beendigung der Geburt im Sinne eines Accouchement forcé Anwendung finden, wenn der Kopf schon in die obere Beckenapertur eingetreten war. Stein warnte aber immer wieder davor, die Zange in nicht indizierten Fällen zu gebrauchen, die seiner Ansicht nach bei noch nicht in das Becken eingetretenem Kopf sowie bei falscher Lage des Kopfes bestanden.[517] Er war auch aufgrund der beschriebenen Indikationen Verfechter der Levretschen Zange, die neben dem Vorteil, eine für die Applikation dienliche Beckenkrümmung aufzuweisen, in der von Stein verwendeten Version mit einer Länge von etwa 42 cm anscheinend seinen Bedürfnissen entsprach.[518] Die von Osiander angefügten Veränderungen zeigen insbesondere die durch ihn ausgeweitete Indikation, indem er die Krümmung und die Länge derart anpasste, dass der Kindskopf auch vor Beckeneintritt gefasst und herabgeführt werden konnte, was Stein abgelehnt hatte.[519] Doch auch die mit 28 bis etwa 32 cm eher kurzen, leichten Zangen von Smellie konnte Stein trotz ihrer ebenfalls vorhandenen Beckenkrümmung im Sinne seiner Indikationslehre nicht befürworten, da sie durch ihre Beschaffenheit nicht dazu geeignet waren, den Kindskopf zu fassen, wenn dieser nicht schon weit in das Becken eingetreten war.[520] Dabei muss bemerkt werden, dass die Levretsche Zange, die Stein verwendete, bereits eine Weiterentwicklung von Levret selbst war. Dieser hatte, nachdem unter anderem von Peter Chamberlen (1560–1631), Eduard Chapman (1680–1756) und Johann Palfyn (1650–1730) Modelle konstruiert worden waren, zunächst eine Zange ohne Beckenkrümmung mit einer dreiteiligen *„axe ambulant"* entwickelt, erst 1751

---

517 Vgl. Stein: Practische Anleitung, 1783, S. 170 ff.
518 Vgl. Hibbard: Obstetrician´s Armamentarium, 2000, S. 39 ff.
519 Vgl. Schlumbohm: Lebendige Phantome, 2012, S. 182
520 Vgl. Hibbard: Obstetrician´s Armamentarium, 2000, S. 33 ff.

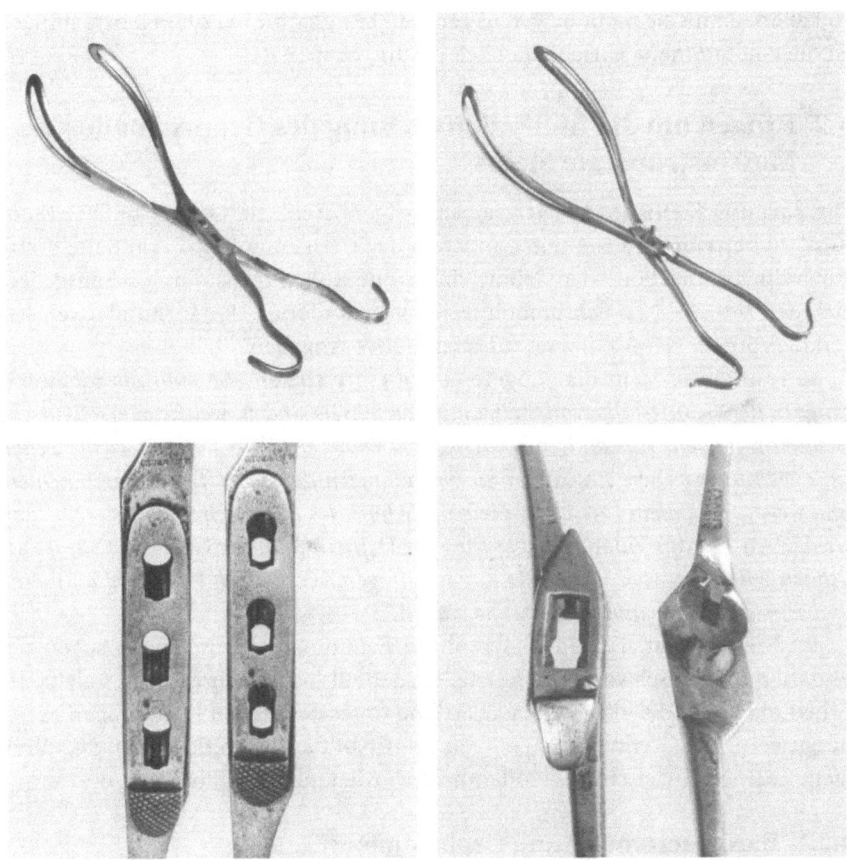

Abb. 6: Vergleich der ersten Geburtszange Levrets (links) mit „axe ambulant" und der später von Stein verwendeten Weiterentwicklung von 1751 mit einfachem Steckschloss und Beckenkrümmung (rechts). Abb. aus Kuhn; Tröhler: Armamentarium obstetricium Gottingense, 1787, S. 95 f.

entwickelte er die von Stein verwendete Zange mit Beckenkrümmung und französischem Steckschloss (Abb. 6).[521]

Zu den Folgen einer Zangengeburt für das Kind betonte Stein lediglich immer wieder, im Falle eines toten Kindes froh gewesen zu sein, diese nicht gebraucht

---

521 Vgl. Kuhn, Walther; Tröhler, Ulrich: Armamentarium obstetricium Gottingense. Eine historische Sammlung zur Geburtsmedizin. Göttingen 1987, S. 75 ff.

zu haben, damit sie nicht in Verruf geriete.[522] Er glaubte bei richtigem Gebrauch an die vollkommene Unschädlichkeit des Instruments.

4.2 Ringen um die Indikationsstellung des Geburtsmodus, Messinstrumente Steins

Die Neigung Steins und vieler seiner Zeitgenossen, die Geburtshilfe *„scientifisch"* zu betreiben, führte unter anderem dazu, dass empirisch ermittelte Werte zur Indikationsstellung der Geburt eine große Rolle für die durch sie ausgeübte Geburtshilfe spielten. Schlumbohm nennt dies die im 18. Jahrhundert einsetzende „Vorliebe der Mediziner für quantitative Angaben".[523]

So resümierte Stein der Jüngere einige Jahre später: *„So sind die Meßwerkzeuge in der Geburtshülfe von Stein ausgegangen; sie sind es, welche zuerst deutsche Geburtshülfe dem Auslande unwiderleglich bewiesen; eben sie, die, was so selten ist, die Franzosen wie Engländer zu Nachahmern deutscher Erfindung machten, und welche allgemein Cassel für die hohe Schule des Fachs gelten ließen, wie dann wieder, was für das Vaterland, was für ganz Deutschland, um Gelds, Ehre und Sittlichkeit willen, so wichtig ist, dem Zug der jungen Aerzte nach Paris Einhalt thaten und zum Theil eine andere Richtung gaben!"*[524]

Tatsächlich lässt sich unter den vielen Erfindungen Steins allein schon der Anzahl nach ein Schwerpunkt feststellen, der auf Instrumenten liegt, welche der Erhebung von Messgrößen dienen. So sind unter den sieben Erfindungen beziehungsweise Weiterentwicklungen von geburtshilflichen Werkzeugen, die durch Stein in einer Einzelschrift veröffentlicht wurden, fünf Messinstrumente.

4.2.1 Baromacrometer und Cephalometer

Der Baromacrometer (Abb. 8) und der Cephalometer (Abb. 9) wurden in einer gemeinsamen Schrift vorgestellt, die Stein im Rahmen seines ersten Prorektorats 1775 veröffentlichte.[525]

Das Wiegen des Neugeborenen war bereits bei Steins Lehrer Röderer in Göttingen üblich gewesen, allerdings bediente sich Röderer einer gewöhnlichen Waage und das Vermessen des Kindes musste in einem weiteren Schritt vollzogen werden. Stein hob hervor, dass das Accouchirhaus in Göttingen *„eine*

---

522 Vgl. Stein d.J.: Nachgelassene Wahrnehmungen, 1807, S. 150 ff.
523 Schlumbohm: Lebendige Phantome, 2012, S. 155
524 Stein d. J.: Was war Hessen, 1819, S. 34 ff.
525 Stein: Zur frohen Feyer des höchsten Namensfestes, 1775

Kinderwaage zuerst besessen und öffentlich benutzt" habe.[526] Das Wiegen und Messen der Neugeborenen war also keineswegs wie heute ein obligatorischer Bestandteil der Geburtsleitung. Stein berichtete, dass er gerade in der Privatpraxis keine Möglichkeit zur Bestimmung der Kindesmaße besessen habe und er in einer *„fleißige[n] Correspondenz"* mit seinem Freund Wagler[527], in der er auch einige Geburtsgeschichten mitgeteilt habe, lediglich Schätzwerte habe liefern können. Wagler habe ihn auf diese Ungenauigkeit aufmerksam gemacht und ihm ein Modell einer Federwaage zur zweckmäßigen Einrichtung und Verbesserung überlassen. So waren zwar weder eine Federwaage noch ein Tasterzirkel unbekannte Dinge, die spezifische Einrichtung zur Messung Neugeborener hingegen war eine Innovation.[528]

Nun stellte Stein eine portable Federwaage vor, deren Haltetuch eine Skala trug, so dass man Gewicht und Länge des Neugebornen in einem Vorgang messen konnte – und als besonderer Vorteil im Geburtshaus konnten mehrere Zuschauer den Wiegevorgang gleichzeitig begutachten.[529] Das Baromacrometer wurde also auch in Hinblick auf die Lehrtätigkeit Steins in dieser Weise verfertigt. Das neue Gerät könne außerdem dazu dienen, das Gedeihen der Neugeborenen in den ersten Monaten genauer zu untersuchen.

In derselben Veröffentlichung stellte Stein einen Tasterzirkel vor, der zur Messung des Kopfes und der Schultern des Kindes dienlich sein sollte – und nannte diesen Cephalometer.

Sowohl der Baromacrometer als auch der Cephalometer dienten zwar nicht im eigentlichen Sinne der Prognostizierbarkeit der Geburt und damit der richtigen Indikationsstellung a priori, die Messdaten konnten aber zur nachträglichen mathematischen Demonstration der Notwendigkeit bei Eingriffen seitens des Geburtshelfers dienen. So schrieb Stein: *„Denn nur der wahre Geburtshelfer und Arzt, der seine Kunst nicht handwerksmäßig treibt, gebraucht und nutzet sie*

---

526 Stein: Zur frohen Feyer des höchsten Namensfestes, 1775, S. 4

527 Gemeint ist Carl Gottlieb Wagler (1731–1778). Er studierte in Göttingen, lernte wie Stein bei Johann Georg Röderer Geburtshilfe und traf bei dieser Gelegenheit auf Georg Wilhelm Stein. Er hatte als Sohn eines Müllers einen ähnlichen sozialen Aufstieg wie Stein hinter sich, wurde später Leibarzt der Braunschweiger Herzogin Philippine Charlotte und gründete das Braunschweiger Entbindungshaus. Vgl. Beisswanger: Accouchierhospital in Braunschweig, 2004, S. 127 ff.

528 Vgl. Anonym: Stein, Georg Wilhelm: Praktische Abhandlung von der Kaysergeburt, in zwo Wahrnehmungen: Rezension. In: Allgemeine deutsche Bibliothek. 1771–1791, Anhang 25.–36. Bd. 5. Abtl., 1780, S. 2922 f.

529 Vgl. Stein: Zur frohen Feyer des höchsten Namensfestes, 1775, S. 14 ff.

zugleich, bald, dem wahren Fortgange der Kunst zum Vortheile, bald zu seiner eignen Rechtfertigung, beydes nicht ohne Vergnügen. Denn [...] was kann ihn in derjenigen Praxis, worinnen er seine Ehre fast in einem jeden Falle auf die Spitze gesetzt sieht, und sich so gar der tollkühnverleumderischen Zunge elender Weiber, preis geben muß, beruhigen, als die mathematische Demonstration, die er sich durch Beyhülfe dieser Instrumente, allenfalls noch hintennach, und allenfalls auch nur für sich selbst, [...] warum er diese oder jene Operation [...] zu verrichten, sich in die Nothwendigkeit versetzt gesehen habe."[530] Diese nachträgliche Legitimation scheint eine nicht unerhebliche Bedeutsamkeit für die erst langsam an Akzeptanz seitens der Bevölkerung gewinnenden Accoucheure gehabt zu haben. So widerholte auch Stark 1801 noch einmal diesen Nutzen im Falle des Cephalometers.[531] Stein fügte nun noch mehrere Tabellen mit Maßen von früh- und rechtzeitig geborenen Kindern an und gab nicht nur das Gewicht und die Länge des Kindes und die Länge und Breite des Kopfes, sondern auch die Länge der Nabelschnur, das Gewicht der Nachgeburt, das Gewicht des Fruchtwassers und die Breite der Schultern an. Er folgerte aus diesen Daten, dass ein ausgetragenes Neugeborenes mindestens sechs Pfund wiege, dass mit zunehmender Schwangerschaftsdauer das Gewicht des Fruchtwassers abnehme, und dass das Gewicht der Kinder im Falle von Zwillingsschwangerschaften geringer als bei Einlingen sei. Noch interessanter ist bezüglich der *„mathematischen Demonstration"* und der empirischen Ermittlung von Indikationen für den Geburtsmodus jedoch die letzte Tabelle, die Stein anfügt (Abb. 7). Diese zeigt im Falle von drei Kaisergeburten Größe und Beckendurchmesser der Gebärenden, Gewicht und Länge des Kindes sowie Breite der Schultern und Länge und Breite des Kopfs. Dabei liegen in allen drei Fällen die Durchmesser des Kopfes über den Beckenmaßen.

Stein folgert für kommende Geburten, dass *„Personen, welche unter fünf Schuhe am Maas*[532] *haben, [...] allezeit verdächtig"* seien und bei einer ermittelten Beckenweite von drei Zoll oder weniger ein termingerechtes Kind nicht anders als durch Kaiserschnitt lebend geboren werden könne.[533]

---

530 Vgl. Stein: Zur frohen Feyer des höchsten Namensfestes, 1775, S. 6
531 Vgl. Stark, Dietrich Johann Christian: D. Johann Christian Stark´s Neues Archiv für die Geburtshülfe, Frauenzimmer- und Kinderkrankheiten mit Hinsicht auf die Physiologie, Diätetik und Chirurgie. 2. Stück. Jena 1801, S. 118
532 Also unter 1,45 m Körpergröße
533 Stein: Zur frohen Feyer des höchsten Namensfestes, 1775, S. 14

Kaysergeburten.

Beobachtungszahl.	Geburtszahl.	Maaß der Person.	Durchmeff. d. Beckens.	Gewöhnl. Maaß Kinds.	Länge des Kinds.	Breite der Schultern.	Länge des Kopfs.	Breite des Kopfs.	Ausgang der Geburt.
Nro.	Nro.	S.Z.	Zoll.	Pf.Lt.	S.Z.	Zoll.	Zoll.	Zoll.	
—	I.	3. 8.	1½.	6.8.	1.8.	5.	4¾.	3¾.	Todt, nach dem Tode der Mutter operirt.
464.	4.	4.11.	2½.	8.—	1.9.	5.	4¾.	3¾.	Beyde lebend, bey Leben
495.	1.	4. 5.	3.	6.16.	1.8.	5.	4½.	3½.	der Mutter operirt.

Abb. 7: Tabelle der nach drei Kaiserschnitten ermittelten Messwerte Steins. Abb. aus Stein: Zur frohen Feyer des höchsten Namensfestes, 1775, S. 14

Die akribische Ermittlung der Maße des Kindes dienten Stein also nicht nur dazu, den Geburtsmodus im Nachhinein begründen zu können, sondern er versuchte aus den empirisch ermittelten Daten darüber hinaus Leitlinien zu entwickeln, aus denen die Indikation zum Kaiserschnitt hervorging.

Damit die Instrumente Steins auch anderen Geburtshelfern zugänglich waren, fügte er an, dass der *„Hofmechanicus Breithaupt"* das Baromacrometer für 5 Reichtaler und das Cephalometer für 2 Reichtaler herstelle.[534]

Tatsächlich wurde das Gerät auch außerhalb Kassels verwendet. So ermittelte auch Osiander in Göttingen in der Anfangszeit mit dem Baromacrometer Steins die Kindesmaße, stellte aber 1796 ein eigenes Modell vor, da aus seiner Sicht zwar der Vorteil für die Privatpraxis sei, dass das Gerät gut transportabel war, gleichzeitig warnte er vor ungenauen Messungen, da die Stahlfeder ausleiern könne.[535]

Die Kritik ließ Stein nicht unkommentiert. So schrieb er 1796, dass er auf Osianders Kritik nichts entgegnen möchte, meinte aber, dass Osianders Vorschlag – eine Modifikation einer römischen Schnellwaage – nur zum Einsatz im Geburtshaus und nicht für die Privatpraxis geeignet sei.[536] Eine notwendige Verbesserung, die Stein hingegen in seinen *„Kleinen Werken zur practischen Geburtshülfe"* selbst einräumte, war aufgrund der leichten Brüchigkeit eines

---

534 Stein: Zur frohen Feyer des höchsten Namensfestes, 1775, S. 19
535 Vgl. Schlumbohm: Lebendige Phantome, 2012, S. 157
536 Vgl. Stein: Kleine Werke, 1798, S. 130

reinen Wachstuches als zunächst verwendetes Material für die Waagschale die Verfertigung aus seidenem Wachstuch, wobei Stein bemerkte, dass auch diese Idee von seinem Freund Wagler stamme.[537]

Insgesamt beinhaltete die Messung und die nachträgliche Demonstration einen Denkfehler, den auch Stein der Jüngere offenlegte – vernachlässigte diese Demonstration die dynamischen Kräfte der Geburt, die im Falle eines Missverhältnisses von Kopf und Becken durch Veränderung der Form des Kopfes des Kindes und durch die Kraft der Wehen möglicherweise eine natürliche Geburt möglich gemacht hätten. Die nachträgliche Demonstration eines Missverhältnisses konnte also entgegen Steins Annahme aus heutiger Sicht keine Rechtfertigung bieten.

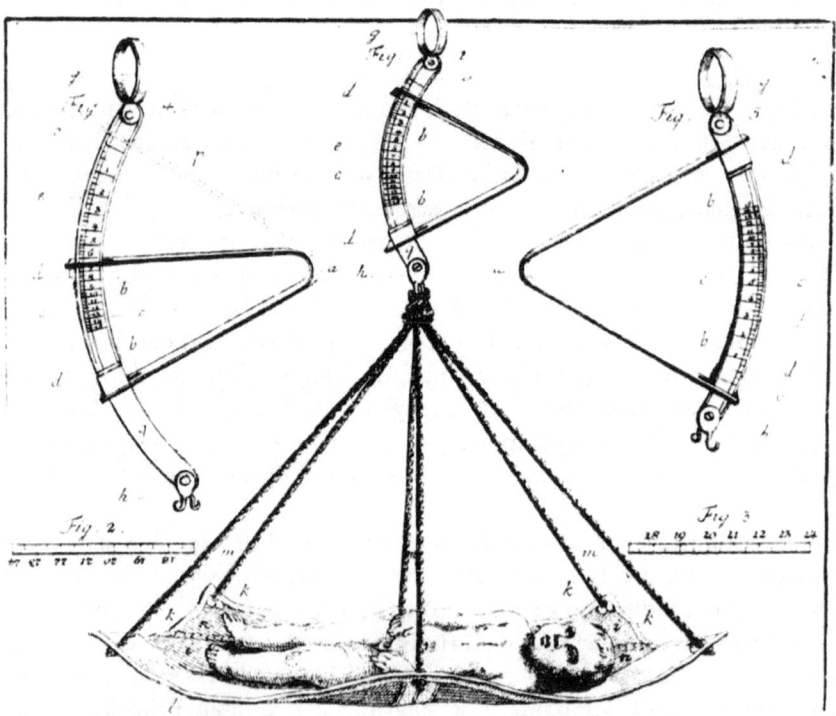

Abb. 8: Baromacrometer. Abb. aus Stein: Kleine Werke, 1798, Kupfer

---

537 Vgl. Stein: Kleine Werke, 1798, S. 110

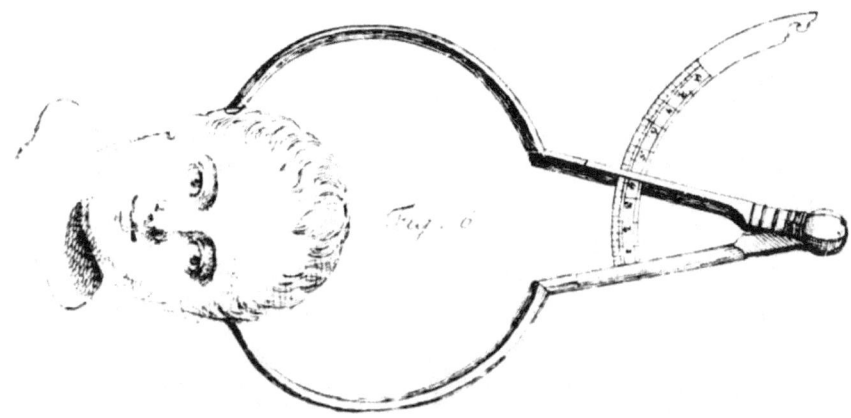

Abb. 9: Cephalometer. Abb. aus Stein: Kleine Werke, 1798, Kupfer

4.2.2 Stein als Begründer der inneren Pelvimetrie?

Bereits 1772 hatte Stein – laut Fasbender als Erster überhaupt – in seiner „*Anleitung zur practischen Geburtshülfe*" einen Pelvimeter erwähnt. Dabei handelte es sich um eine einfache, 8 Zoll[538] lange hölzerne Sonde, die mit einer Längenskala versehen war. Dieser erste Beckenmesser war nach Steins eigenen Angaben noch vitiös: „*Bey der Anwendung [...] bestand die ganze Ungemächlichkeit darinnen, daß die gekrümte Nagelspitze des Zeigefingers der einen oder der anderen Hand (...) das unter dem Bogen der Schoosbeine [gemeint: Os pubis] gefundene Maß angeben musste, und dasselbe beim Herausnehmen des Instruments aus den Theilen nicht, wie leicht geschahe, verlieren durfte.*"[539] Er verbesserte daher diesen Beckenmesser, indem er die Skala in kleinere Einheiten einteilte (Viertelzolle statt ganze Zolle), sowie mit einer Stellschraube versah, um „*die Stelle des wankenden Fingers*" durch den durch die Stellschraube befestigten Körper aus Messing zu ersetzen.[540] Doch auch hier zeigte sich das Problem, dass die Stellschraube innerhalb des zu untersuchenden Körpers festgestellt werden musste und es schwierig war, das gefundene Maß zu fixieren, während man das Instrument herausnahm. Daher verbesserte Stein den Beckenmesser erneut, und es entstand das in Abbildung 10 dargestellte Instrument. Er bemerkte zu dieser

---

538 nach heutigem Maß also etwa 22 cm
539 Stein: Kleine Werke, 1798, S. 139 f.
540 Ebd., S. 140

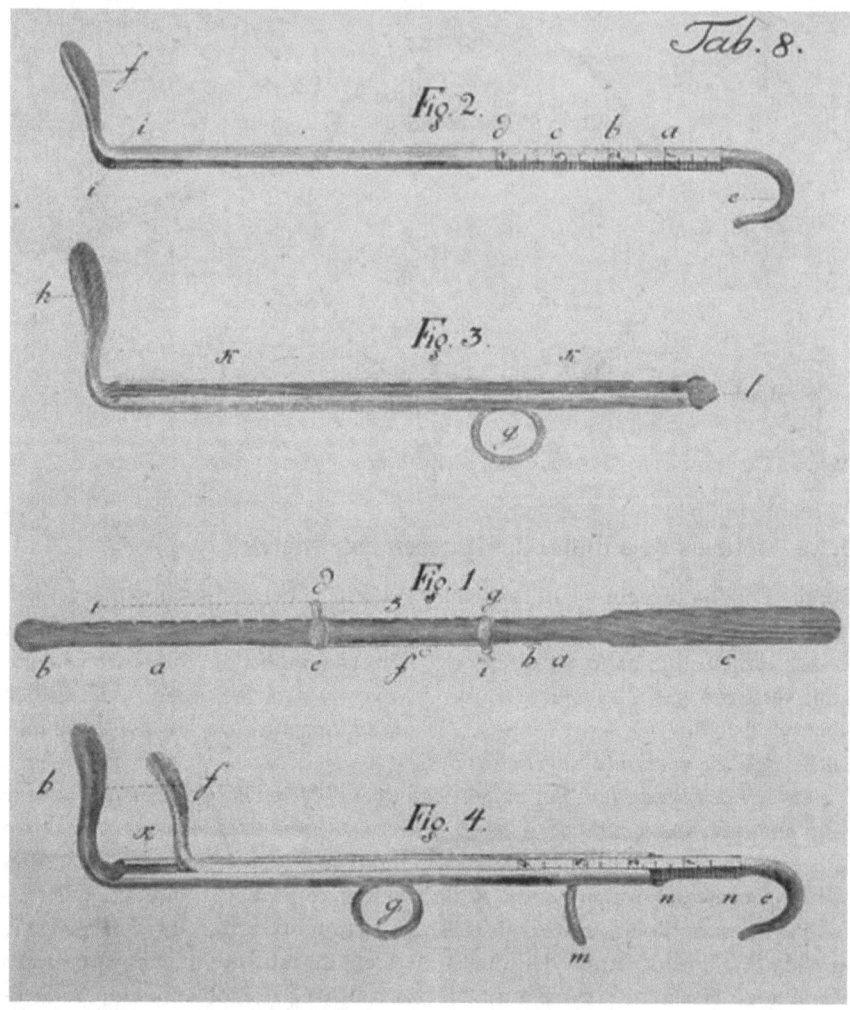

Abb. 10: Figur 1: Kleiner, einfacher Beckenmesser Steins, Figur 2–4: Beckenmesser Coutoulys. Abb. aus Stein: Kleine Werke, 1798, Kupfertafeln

Erfindung, dass das Werkzeug „*anwendungsweise von dem Visirstabe der Küfer hergenommen und entlehnt*"[541] sei. Den so letztmals von Stein selbst verbesserten einfachen Pelvimeter stellte er erst 1782, also 10 Jahre nach seiner ersten

541 Stein: Kleine Werke, 1798, S. 143

Erwähnung, in einem Programm in seiner Funktion als Prorektor am Collegium Carolinum vor.[542]

Er wurde als der kleine und einfache Beckenmesser bekannt. In der Anleitung zum eigentlichen Messvorgang, die Stein in seiner Beschreibung gab, sah er zunächst einmal die Entleerung des Mastdarms mittels eines Klystiers vor. Danach sollte sich die Frau auf den Geburtsstuhl setzen, um mittelst der Reklination der Rückenlehne in eine liegende Position gebracht zu werden. Der Geburtshelfer strich daraufhin das Instrument mit Öl ein und schob es dann bis zum Promontorium ossis sacri per vaginam ein, um nun die Stellschraube zu lösen und den Knopf so weit auf sich zuzuziehen, dass der zweite verstellbare Messkörper auf der Symphysis pubica stand. Nun musste die Stellschraube wieder festgezogen, das Gerät aus den Geschlechtsteilen genommen werden und – was Stein als zweiten großen Vorteil seines Instruments sah – konnte dann betrachtet werden, ohne dass der Geburtshelfer einen unzüchtigen Blick auf die Intimzone der Frau werfen musste.[543] Auf diese Weise konnte die Conjugata diagonalis ermittelt werden, die Rückschlüsse auf die Conjugata vera als engstes Maß des Beckens zulässt.[544]

Diese Idee war nicht ganz neu. Bereits im 17. Jahrhundert galt die Unmöglichkeit des Eingehens mit der Hand als Indikator für ein zu enges Becken. Guillaume Moqueste de la Motte und nach ihm Levret hatten diesen Befund ebenfalls als Indikation zum Kaiserschnitt gesehen. Schließlich beschrieb William Smellie die erste manuelle Messung der Conjugata diagonalis.[545] Auch Stein hatte die Beobachtung gemacht, dass die manuelle Messung der Beckenenge eine

---

542 Vgl. Stein, Georg Wilhelm: Zur frohen Feyer des höchsten Namensfestes des Durchlauchtigsten Fürsten und Herrn Friedrichs des Zweyten Regierenden Landgrafen von Hessen sc. sc. sc. welche das Collegium illustre Carolinum den 5ten März um 10 Uhr in dem großen Hörsaale begehen wird, ladet hierdurch unterthänig und gehorsamst ein der zeitige Prorector G.W. Stein, Dr. Fürstl. HofRath, der Arzney, Wundarzney und Entbindungskunst Professor ordin. Vorher werden noch einige neue in der Geburtshülfe nützliche Werkzeuge bekannt gemacht. Hochfürstl. Hofbuchdruckerey, Kassel 1782. In: Schulprogramme des Collegium Carolinum zu Cassel 1777–83

543 Stein: Kleine Werke, 1798, S. 147 ff.

544 Ein Vorschieben bis zum Os sacrum vom Scheideneingang aus ist aufgrund der Anatomie der Beckenorgane nicht möglich. So liegen die hintere Uteruswand und das Rektum vom Sondenmaß aus gesehen noch vor dem Os sacrum. Auf der einen Seite bedingt dies eine ungenaue Messung. Auf der anderen Seite aber kann vermutet werden, dass das Instrument so weit wie möglich vorgeschoben wurde und die Gefahr einer Verletzung der Weichteile hier nicht ausgeschlossen werden kann.

545 Vgl. Fasbender: Geschichte der Geburtshilfe, 1906, S. 667 ff.

prognostische Bedeutung hatte: „*So oft ich nämlich im Stande war, bey wider-natürlichen und schweren Geburten in der gewöhnlichen Untersuchung mit den Fingerspitzen das Heiligebein zu berühren, so oft überzeugte mich der unglückliche Ausgang der Geburt von der üblen Beschaffenheit des Beckens*"[546] Die Innovation Steins war nun, diesen Befund mathematisch messbar und somit objektivierbar zu machen. Auch er sah als Hauptaufgabe der Pelvimetrie die Indikationsstellung zur Kaisergeburt. Seiner Vorliebe für klare Zahlen und empirisch gegründete Geburtshilfe entsprechend, sah er in der Festlegung einer definierten Becken-weite einen weiteren Fortschritt in dem Prozess, die Geburtshilfe wissenschaft-lich zu betreiben.

1775 veröffentlichte Stein einen weiteren Pelvimeter, der als der große, zusam-mengesetzte Beckenmesser bekannt wurde (Abb. 11).

Das vorgestellte Instrument sollte nun zur direkten inneren Messung ins-besondere der Conjugata vera obstetrica dienen, das heißt des Durchmessers von der oberen Rückseite der Symphyse bis zum Promontorium, der auch aus heutiger Sicht als der kleinste Durchmesser des Geburtskanals gilt.[547] Zuvor war dieses Maß nur durch Berechnung über die Conjugata diagonalis ermittelbar gewesen.

Als weitere Ungenauigkeit des kleinen Beckenmessers und zur Begründung der Notwendigkeit der Erfindung des zusammengesetzten Instruments schil-derte Stein Folgendes: „*Allein, da diese Verfahrensart nach der verschiedenen Aushöhlung des Heiligenbeins bald mehr bald weniger trog, und also das eigent-liche Maß nicht genau genug zu bestimmen vermochte; so musste ich es mir ange-legen seyn lassen, auf ein anderes Werkzeug zu sinnen.*"

Es handelte sich bei dem neuen Werkzeug um ein scherenartiges Instrument, bei dem je nach zu messendem Durchmesser sowie verschiedener Konstitution der Patientin die vorderen Blätter ausgetauscht werden konnten.[548] Mit sechs Reichsthalern lag der Preis für das Instrument im Gegensatz zu den anderen geburtshilflichen Instrumenten, die beim Hofmechanikus Johann Christian Breithaupt erworben werden konnten, relativ hoch. Bei der Anwendung des Instruments wurde das gesamte Gerät sowie eine Hand des Geburtshelfers in die Vagina der Schwangeren eingeschoben, wobei der Zeigefinger der ein-geführten Hand das Instrument zunächst an das Promontorium führen sollte, um das Gerät dann zu öffnen und den zweiten Arm des Pelvimeters so auf den

---

546 Stein: Kleine Werke, 1798, S. 138
547 Ebd., S. 180
548 Ebd., S. 197 ff.

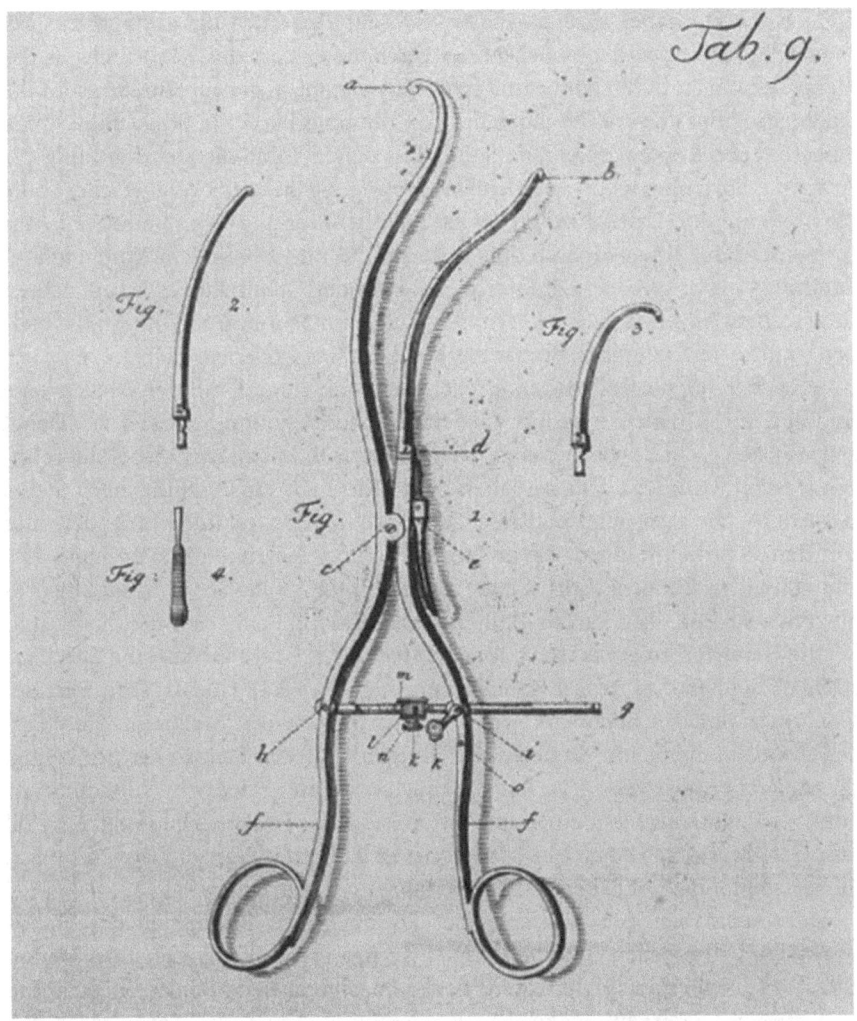

Abb. 11: Großer und zusammengesetzter Beckenmesser. Abb. aus Stein: Kleine Werke, 1798, Kupfertafeln

zuvor auf die Symphyse gelegten Daumen der eingeführten Hand zuzubewegen. Das gefundene Maß wurde an der Skala fixiert, das Gerät geschlossen und wieder herausgeführt, so dass das gefundene Maß nicht vor der Intimzone der Frau, sondern am Gerät nach dessen Herausnahme betrachtet werden konnte.

Stein bemerkte dabei, dass normalerweise der Gebrauch des Instruments bei Frauen indiziert sei, deren Becken so verengt sei, dass das Kind nicht in das kleine Becken eintreten könne und so der Kindskopf auch kein Hindernis für die Applikation des Pelvimeters darstelle. Im Falle eines bereits in das kleine Becken eingetretenen Kopfes behauptete Stein, dass dieser durch die Hebelwirkung der Arme des Instruments in einer leichten Bewegung aus dem Weg weiche. Sollte die Messung durch den Kindskopf dennoch behindert sein, empfahl Stein, das Instrument mit einem Arm in den Muttermund und neben dem Kopf entlangzuführen, wobei er selbst darauf hinwies, dass der Geburtshelfer darauf achten müsse, nicht mit dem anderen Arm des Geräts im Muttermund hängen zu bleiben.[549] Eine Verletzungsgefahr für das Kind sah Stein offenbar nicht.

Je nach Ergebnis der Messung teilte Stein dann den Grad der Beckenweite in Viertelzollschritten verschiedenen indizierten Verfahrensweisen zu. Dabei setzte er den Grad der Beckenenge, bei dem das Kind nicht mehr lebendig geboren werden kann und also bei lebendigem Kind ein Kaiserschnitt nach Steins Ansicht indiziert sei, auf drei Pariser Zoll oder weniger fest und begründete dies mit den Wahrnehmungen, die er im Laufe seiner Karriere gemacht habe. Die Indikation zur Zangengeburt setzte Stein bei unter 3,5 Pariser Zoll, das entspräche etwa 9,5 cm, ab 4 Pariser Zoll entsprechend 10,8 cm seien natürliche und leichte Geburten zu erwarten.[550] Aus heutiger Sicht ist diese Maßgabe durchaus nachvollziehbar, drei Pariser Zolle entsprechen etwa 8,12 cm, als Normwert der Conjugata vera gilt heute ein Maß von etwa 11 cm. Die Indikation zum Kaiserschnitt erscheint im Vergleich mit einigen Kollegen Steins eher großzügig. So gingen beispielsweise Jean Louis Baudelocque und Friedrich Wilhelm Scanzoni von Lichtenfels von einer Indikation bei einer Beckenenge unter 2,5 Zoll aus, Carl Braun gab sogar ein Maß von 1–2 Zoll an, wobei die letzten beiden Geburtshelfer ihre Angaben erst im 19. Jahrhundert machten.[551]

Stein selbst sah den Beckenmesser als integralen Bestandteil des Handwerkzeugs eines jeden Geburtshelfers.[552] Er betonte als Unterschied der beiden Messwerkzeuge, dass der einfache Beckenmesser auch an einer ledigen Frau *„bey etwaiger Besorgniß, mißlicher Geburten im Ehestande"* angewendet werden könne.[553]

---

549 Vgl. Stein: Kleine Werke, 1798, S. 200 ff.
550 Ebd., S. 173
551 Vgl. Fasbender: Geschichte der Geburtshilfe, 1906, S. 994
552 Vgl. Stein, Georg Wilhelm: Practische Anleitung zur Geburtshülfe. Zum Gebrauche der Vorlesungen. Fünfte verbesserte und vermehrte Auflage. Marburg, 1797, S. 173 f.
553 Stein, Georg Wilhelm: Kurze Beschreibung einiger Beckenmesser. Kassel 1782, S. 10

Die nachfolgende Generation bevorzugte deutlich den einfacheren Beckenmesser Steins, der zusammengesetzte erschien vielen zu kompliziert in der
Anwendung.

Insgesamt waren die Beckenmessung sowie die unterschiedlichen Becken-
morphologien in der damaligen Zeit ein vieldiskutiertes Thema unter den
Geburtshelfern. Die meisten waren sich einig, dass die Kenntnis der Weite des
Beckens und der Größe des Kindskopfes von ungeheurer Wichtigkeit für die
Prognose des Geburtsverlaufes seien.

Dies belegen auch die vielen Instrumente, die nach dem Steinschen zur instrumentellen Beckenmessung von verschiedenen Geburtshelfern verbreitet
wurden. Stein selbst schrieb zu den zahlreichen Weiterentwicklungen, Nachahmungen und Verbesserungen seines Pelvimeters: *„Eine in der That so höchst
nothwendige als wichtige Sache, worinnen der Nachahmungs- und Verbesserungseifer von den Meistern in der Kunst zum Wohl des gemeinen Wesens nicht genug
gelobt und erkannt werden kann."*[554] Auf der anderen Seite aber bezeichnete Stein
den Beckenmesser von Coutouly als *„eine erzwungene Nachahmung"*[555] seines
Beckenmessers und sah es als *„unangenehmen und allen Wohlstand beleidigen-
den Fehler"*[556], dass der Geburtshelfer das gefundene Maß hier direkt bei der Messung in der Intimzone der Frau betrachten musste. Es scheint ein Widerspruch
zu sein, wenn Stein im allgemeinen die Verbesserungen an seinen Instrumenten
befürwortete, auf der anderen Seite aber speziell das Werkzeug Coutoulys kritisierte. Einen Hinweis zur Klärung finden wir viele Jahre später bei dem Bonner
Geburtshelfer Hermann Friedrich Kilian[557]. Er schrieb in einer Fußnote: *„Mit
bewunderungswürdiger, ächt französischer Unkenntnis des Gegenstandes bezeichnet Mme. Boivin [...] Coutouly und Baudelocque als die eigentlichen Erfinder der
Beckenmessung, und thut dies gerade in einem Werke, welches sie zum Danke für*

---

554 Stein: Kleine Werke, 1798, S. 135
555 Ebd., S. 150
556 Ebd., S. 155
557 Hermann Friedrich Kilian, der am 5. Februar 1800 in Leipzig geboren wurde und
am 7. August 1863 in Bad Siebenstein starb, war Professor für Gynäkologie in Bonn.
Er strebte danach, dort eine gynäkologische Klinik zu errichten, was ihm aber nicht
gelang. Sein Vater Konrad Joachim Kilian war selbst Professor der Medizin in Jena,
Würzburg und Leipzig und wird der naturphilosophischen Schule zugerechnet. Vgl.
Allgemeine Deutsche Biographie, Elektronische Version, herausgegeben von der Historischen Kommission bei der Bayerischen Akademie der Wissenschaften und der
Bayerischen Staatsbibliothek, Februar 2007. 15. Bd., S. 739

den ihr aufgesetzten Doctorhut[558] *denjenigen Professoren widmet, in deren früheren Kreisen der ältere Stein selbst eine hohe Zierde war.*"[559] Die Betonung Steins, dass Coutoulys Instrument eine Imitation sei, könnte also darauf beruhen, dass der Ruhm, als erster den Beckenmesser erfunden zu haben, ihm durch diesen Geburtshelfer streitig gemacht wurde. Bis heute hält sich die Behauptung, Coutouly gelte als der eigentliche Erfinder der inneren Pelvimetrie. So schreibt Bryan Hibbard in seinem Werk *„The obstetrician's armamentarium"*: *„An instrument for internal pevimetry was devised toward the end of the eighteenth century by P.V. Coutouly [..]"*[560], während zum Beispiel Felix Skutsch 1886 in seiner Habilitationsschrift über die Beckenmessung an der lebenden Frau Stein als den Begründer der Beckenmessung sah.[561] Wer nun wirklich als der Inventor der Pelvimetrie angesehen werden muss, sei dahingestellt. Aber was diese Kontroverse unterstreicht, ist ein Konkurrenzkampf, der damals zwischen den einzelnen geburtshilflichen Schulen ausgetragen wurde.

Neben Coutouly – sei es eine eigene Erfindung oder eine Nachahmung – gab es nach Stein noch viele, die einen Beckenmesser erfanden. Der Verbesserungseifer ging nicht so weit wie bei der Geburtszange[562], kann aber dennoch als evident bezeichnet werden.

Allein der kleine Beckenmesser Steins gab einigen Geburtshelfern Anlass zur Verbesserung und Nachahmung. So brachte sein Schüler Weidmann an das vordere Ende desselben eine Aushöhlung an, damit sich das Werkzeug gewissermaßen durch ein entstehendes Vakuum in den Weichteilen der Frau festsöge und so besser fixiert sei, Creve fügte einen Bindfaden an, um der Schmerzhaftigkeit der Messung abzuhelfen, Mende wiederum gab Creves Werkzeug eine Krümmung, Aitken verwendete einen mit Maßstab versehenen weiblichen Katheter statt des Stäbchens von Stein.[563] Der Italiener Asdrubali *„wollte die digitale Messung mit*

---

558 Marie-Anne Boivin (1773–1841) wurde die Ehrendoktorwürde der Universität Marburg verliehen. Vgl. Fischer-Homberger, Esther: Geschichte der Medizin. 2. Auflage. Berlin; Heidelberg; New York 1977, S. 156

559 Kilian, Hermann Friedrich: Die operative Geburtshülfe. 1. Bd. Zweite Auflage. Bonn 1849, S. 93

560 Hibbard: Obstetrician's armamentarium, 2000, S. 265

561 Vgl. Skutsch, Felix: Die Beckenmessung an der lebenden Frau. Jena 1886, S. 52

562 So schreibt Klaus Richard-Klein über die Entwicklung der Geburtszange: *„Im Laufe der Jahre wurden Hunderte von Neuentwicklungen angegeben, nur die wenigsten davon stellten echte Fortschritte dar."*; Richard-Klein, Klaus: Geburtshilfliche Zangen und der Wandel ihrer Merkmale. Ein historisch-statistischer Überblick über die Sammlung in Marburg. Inaug. Diss. Marburg 1983, S. 100

563 Vgl. Skutsch: Beckenmessung an der lebenden Frau, 1886, S. 53

der instrumentellen kombinieren und brachte an einem Stab einen geschlossenen Fingerhut an; in diesen wurde der Zeigefinger hineingesteckt und so der Finger gleichsam verlängert. "[564] Es gab also mindestens vier Varianten allein des kleinen Beckenmessers Steins.

Hinzu kommen die Verbesserungen, die sein zusammengesetzter Beckenmesser erfahren hat. Skutsch urteilte 1886: *„Nach dem Beckenmesser von Stein sind bis in die neueste Zeit Beckenmesser konstruiert worden.* "[565] Zunächst fügte Stein der Jüngere an beiden Enden Ringe für die Fingerspitzen an und verlegte die Skala an das Ende der Griffe. Doch nicht nur der eigene Neffe – das wäre wahrlich noch kein Beweis für große Quantität an Nach- und Umbildungen des Steinschen Pelvimeters –, sondern auch verschiedene andere Geburtshelfer modifizierten seinen zusammengesetzten Beckenmesser. Zu nennen sind hier der allgemeine Beckenmesser von Aitken, der eine Kombination der Instrumente Steins und Baudelocques darstellt. Dem Steinschen Beckenmesser sehr ähnlich war der Pelvimeter von Greenhalgh-Harris und Lumley Earle. Zudem versuchte Stark den Beckenmesser Steins insofern zu modifizieren, dass er auch bei Nicht-Schwangeren angewendet werden konnte. Folgt man der Beurteilung von Wellenbergh[566], so stellen auch die Pelvimensoren von Coutouly, Köppe, Simeon, Kurtzwich und Wigand Nachahmungen des Steinschen zusammengesetzten Beckenmessers dar. Wenn man nun annimmt, dass Coutoulys Instrument eine Nachahmung war, kommt man in eine weitere Flut von veränderten Instrumenten nach dieser Messweise. Doch auch ohne diese Aufzählung, die – unter der Annahme Steins als Erfinder der inneren, instrumentellen Pelvimetrie – noch erheblich weiter führen würde, zeigt diese Reihe eindrücklich, dass es einige Geburtshelfer gab, die eine Verbesserung des Pelvimeters für nötig erachtet haben, woraus die Konklusion zulässig ist, dass ein Bedürfnis nach der genauen Messung des Beckens zwar bestand, aber gleichzeitig auch die Defizite der ersten Instrumente so manifest waren, dass Modifikationen notwendig erschienen.

Um der Frage nachzugehen, welche Mängel an seinem Instrument beanstandet wurden, sollten nun die Rezensionen betrachtet werden, die über Steins Instrument geschrieben wurden.

---

564 Skutsch: Beckenmessung an der lebenden Frau, 1886, S. 54
565 Ebd., S. 56
566 Vgl. Wellenbergh, J.H.J.: Abhandlungen über einen Pelvimeter, nebst Wahrnehmungen über die Anwendung desselben. Durchgesehen und mit einer Vorrede von W.J.P. Kiehl. Haag 1831

1783, also ein Jahr nach der Beschreibung des kleinen Beckenmessers in einer Einzelschrift durch Stein, widmete August Gottlieb Richter[567] in seiner „*Chirurgischen Bibliothek*" einen längeren Artikel der Erfindung. Hier findet sich vor allem eine Zusammenfassung dessen, was Stein selbst zu seinem Pelvimeter geschrieben hat, eine eigentliche Bewertung fehlt, es handelt sich im engeren Sinne also eher um eine Anzeige als um eine Rezension.[568]

1794 schrieb Carl Caspar Creve eine gemischte Bewertung der inneren, instrumentellen Pelvimetrie. Zum einen kritisierte Creve einige Spezifika des kleinen Steinschen Beckenmessers, weshalb er auch ein neues Instrument vorstellte. Zum anderen – und das ist das wirklich Neue – behauptete er, ein geübter Geburtshelfer benötige nicht mehr als seine Finger zur inneren Beckenmessung. Dieser könne, um die Genauigkeit zu erhöhen, zuvor seinen Finger ausmessen oder eine Skala auf demselben einzeichnen. Er verurteilte die instrumentelle Pelvimetrie jedoch nicht, sondern stellte sie – je nach Vorliebe des jeweiligen Geburtshelfers – als gleichwertig dar.[569]

Bernhard Nathanael Gottlob Schreger[570] gab 1799 in einer ausführlichen Darstellung der geburtshilflichen Werkzeuge auch eine sehr differenzierte Stellungnahme zu den Instrumenten, die der inneren Pelvimetrie dienen. So sah er als zu erreichende Maxime für die Beckenmesser folgende Merkmale: „*Einfachheit des Baues, leichte Entwicklung, sichere Application, präcisen Stand in den wahren Messpunkten, Gemeinnützigkeit im iungfräulichen und schwangern Zustande, Anwendbarkeit für alle Durchmesser des Beckens, Rücksicht auf den tiefen Stand des Untersegments des Uterus, dauerhafte Bestimmtheit im Anzeigen des Maases*"[571]. Diese Eigenschaften seien aber in keinem der bereits existierenden Werkzeuge vereinigt und so stelle sich – 27 Jahre nach der Ersterwähnung eines

---

567 August Gottlieb Richter wurde 1842 in Zörbig (Sachsen) geboren und starb 1812 in Göttingen. Er war Professor der Chirurgie in Göttingen und befasste sich besonders mit der Augenheilkunde. Die Artikel in seiner Chirurgischen Bibliothek verfasste er zum großen Teil selbst.

568 Vgl. Richter: Chirurgische Bibliothek, 6/3, 1783, S. 447 ff.

569 Vgl. Creve, Carl Caspar: Vom Baue des weiblichen Beckens. Leipzig 1794, S. 62

570 Bernhard Nathanael Schreger wurde 1766 in Zeitz geboren und starb 1825 in Erlangen. Er war Professor der Anatomie, Chirurgie und Geburtshilfe in Erlangen und gab von dort aus mehrere Zeitschriften mit Christian Fiedrich Harleß und Christoph Wilhelm Hufeland sowie eine große Menge an eigenen Schriften heraus.

571 Schreger, Bernhard Nathanael Gottlob: Die Werkzeuge der ältern und neuern Entbindungskunst. Erster Theil. Erlangen 1799, S. 17

solchen Instruments durch Stein – die Frage, ob die Entwicklung einer zufriedenstellenden Lösung überhaupt möglich sei.

Eine insgesamt sehr positive Beurteilung des Steinschen Pelvimeters findet sich dann aber 1801 bei Johann Christian Stark[572]. Er sah Stein als den alleinigen Erfinder der Beckenmessung an der lebenden Frau und honorierte den schöpferischen Einfall folgendermaßen: *„Aber es liegt in ihm [dem zusammengesetzten Beckenmesser – N.L.] der ganze Mechanismus der Hand [...]. Freylich hat der grosse Künstler von aussen eine Linie und Zollmaas so geschickt angebracht, daß man gleich im umgekehrten Verhältniss die Weite nach Zoll und Linien bestimmen kann.“*[573] Seine einzige Kritik und somit auch der Anlass zur Erfindung seines eigenen Pelvimeters war die beschränkte Anwendbarkeit des zusammengesetzten Beckenmessers Steins nur bei Schwangeren. Seinen eigenen Beckenmesser müsse man nicht in die Scheide einführen, so dass die Handhabung auch bei *„Nicht-Schwangeren und Leichen“* möglich werde.[574]

Die Anwendbarkeit an Leichen könnte eine gerichtsmedizinische Komponente im Sinne eines Beweises zugunsten der Tätigkeit des Geburtshelfers bei tödlichem Ausgang einer Geburt haben. Solche Fälle sind mehrfach dokumentiert. Auch Stein wendete seine Beckenmessung schließlich zur nachträglichen Demonstration an verstorbenen Wöchnerinnen an.[575]

Bezüglich der von Stein und mehreren Rezensenten hervorgehobenen Anwendbarkeit an Nicht-Schwangeren und/oder Jungfrauen finden sich keinerlei Fallbeispiele. Ob diese nur nicht dokumentiert waren oder ob der vermeintliche Vorzug der Instrumente eher ein theoretischer Aspekt blieb, kann nicht mehr nachvollzogen werden.

---

572 Johann Christian Stark wurde 1769 in Sachsen-Weimar geboren und starb 1837 in Jena. Er war Stadt- und Landphysikus in Jena und leitete dort viele medizinische Einrichtungen, unter anderem das Landkrankenhaus, die ambulatorische Klinik und das Geburtshaus. Außerdem war er Professor für Chirurgie und Geburtshilfe an der Universität Jena.

573 Stark: Neues Archiv für die Geburtshülfe, zweites Stück, 1801, S. 258 ff.

574 Ebd., S. 261 ff.

575 Dies kann man aus den Beckenmaßen schließen, die Stein jeweils im Rahmen der Beschreibung seiner Kaiserschnitte in den Sektionsberichten anfügte. Vgl. Stein: Kleine Werke, 1798, S. 233, 275, 320 ff.

Insgesamt finden wir hier also eine positive, durch die Ernennung Steins zum *„großen Künstler"* und *„höchst zu verehrenden Vater einer reinen und vernünftigen Geburthülfe in Deutschland"* bis zur Glorifizierung anmutende Bewertung des zusammengesetzten Beckenmessers Steins.

Mittlerweile 26 Jahre nach dem Tode Steins, also 1829, ist die Nützlichkeit der verschiedenen Beckenmesser weiter Diskussionspunkt in einigen deutschsprachigen geburtshilflichen Lehrbüchern. So charakterisierte Dietrich Wilhelm Heinrich Busch[576] – ebenso wie Stark – in seinem *„Lehrbuch der Geburtskunde"* Stein als den *„ersten Erfinder eines Beckenmessers"*[577]. Er rühmte dessen kleinen Beckenmesser als ein *„sehr brauchbares Instrument"*[578], bezeichnet aber den großen Pelvimeter als *„zu zusammengesetzt, um mit Nutzen gebraucht werden zu können."*[579] Er stellte insgesamt 22 verschiedene Beckenmesser vor, die bis in seine Zeit gefertigt worden seien, befand aber schließlich, dass Steins einfacher Beckenmesser und Baudelocques Dickenmesser neben der Hand die besten Resultate erzielten, wobei er betonte, dass der Vergleich der inneren (durch Stein´s Instrument) und äußeren (durch Baudelocques Dickenmesser) Beckenmessung als zielführend anzusehen sei.[580] Die äußere Beckenmessung nach Baudelocque wurde mit einem Tasterzirkel von außen ermittelt, indem man eine Seite auf das Kreuz im Bereich des Promontorium und die andere Seite auf die Symphyse setzte. Sie war entsprechend schonender für die Patientin, gleichzeitig aber auch noch ungenauer als die innere Messung (Abb. 12).[581]

---

576 Dietrich Wilhelm Heinrich Busch wurde 1788 in Marburg geboren und starb 1858 in Berlin. Er war lange Lazarettharzt und beteiligte sich unter anderem am Aufstand gegen den König von Westfalen Jérôme. Danach wurde er zunächst Professor der Chrirurgie und Geburtshilfe in Marburg und dann in Berlin.

577 Busch, Dietrich Wilhelm Heinrich: Lehrbuch der Geburtskunde. Ein Leitfaden bei akademischen Vorlesungen und bei dem Studium des Faches. Marburg 1829, S. 497

578 Ebd., S. 498

579 Ebd., S. 498

580 Vgl. ebd., S. 503

581 Vgl. ebd., S. 73

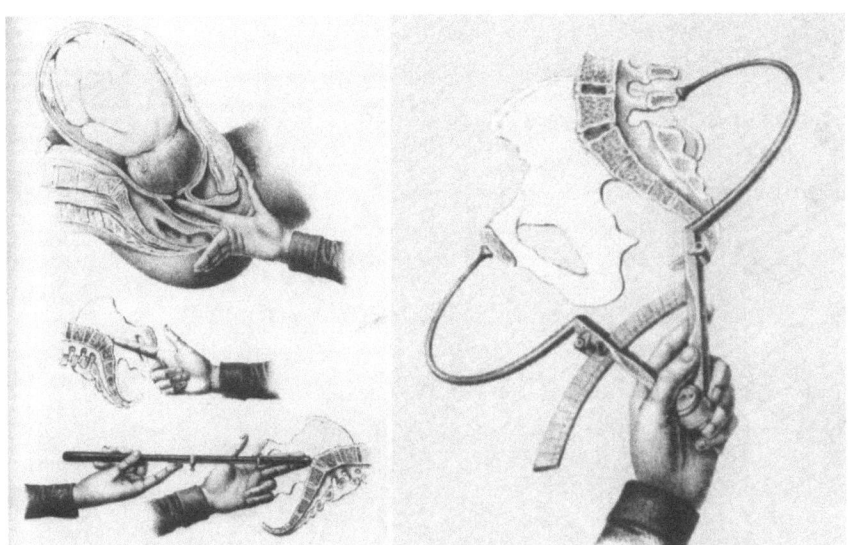

Abb. 12: Innere Pelvimetrie mit dem einfachen Beckenmesser Steins (links unten), äußere Beckenmessung mit dem Tasterzirkel Baudelocques (rechts). Abb. aus Kuhn; Tröhler: Armamentarium Gottingense, 1987, S. 55 ff.

Interessant ist hier also, dass viele Jahre nach Steins Erfindung und nach Vergleich mit 22 anderen, später entwickelten Beckenmessern (Abb. 13/14/15) der kleine Pelvimeter unter den zwei besten Pelvimetern überhaupt gesehen wird.

Ebenso bemerkenswert ist aber, dass trotz der hier scheinbar so sorgfältigen Abwägung der verschiedenen Werkzeuge zur instrumentellen Pelvimetrie Busch am Ende resümierte: *„Vollkommene Sicherheit gewähren diese beiden Instrumente nicht; doch ist es rathsam in Fällen von Wichtigkeit dieselben neben der immer vorzüglicheren Ausmessung des Beckens mit der Hand in Gebrauch zu ziehen."*[582]

Aus der Analyse verschiedener geburtshilflicher Abhandlungen ergibt sich, dass viele Geburtshelfer diese Einstellung teilten. Steins eigener Neffe und Schüler, Georg Wilhelm Stein der Jüngere, schrieb schon 1819, also bereits 10 Jahre vor Busch, dass der Gebrauch des Pelvimeters *„so gewiß durch die Hand ersetzt werden kann, als die Hand, die dessen nicht fähig ist, noch weniger fähig ist, den Beckenmesser so zu gebrauchen, daß man nicht in Gefahr käme, mehr vom Ziele abzukommen, als ihm nahezukommen."*[583]

---

582 Busch: Lehrbuch der Geburtskunde, 1829, S. 505
583 Stein d. J.: Was war Hessen, 1819, S. 51 ff.

172

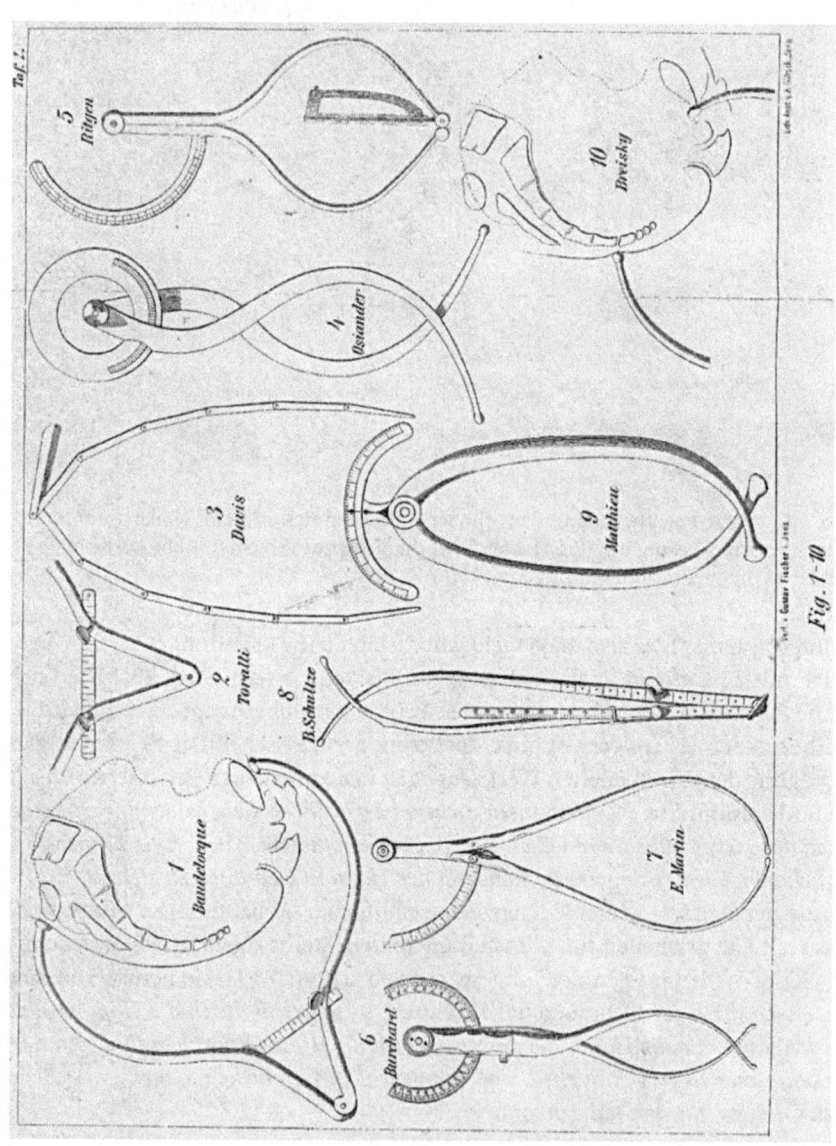

Abb. 13: Verschiedene Beckenmesser. Abb. aus Skutsch: Beckenmessung an der lebenden Frau, 1886

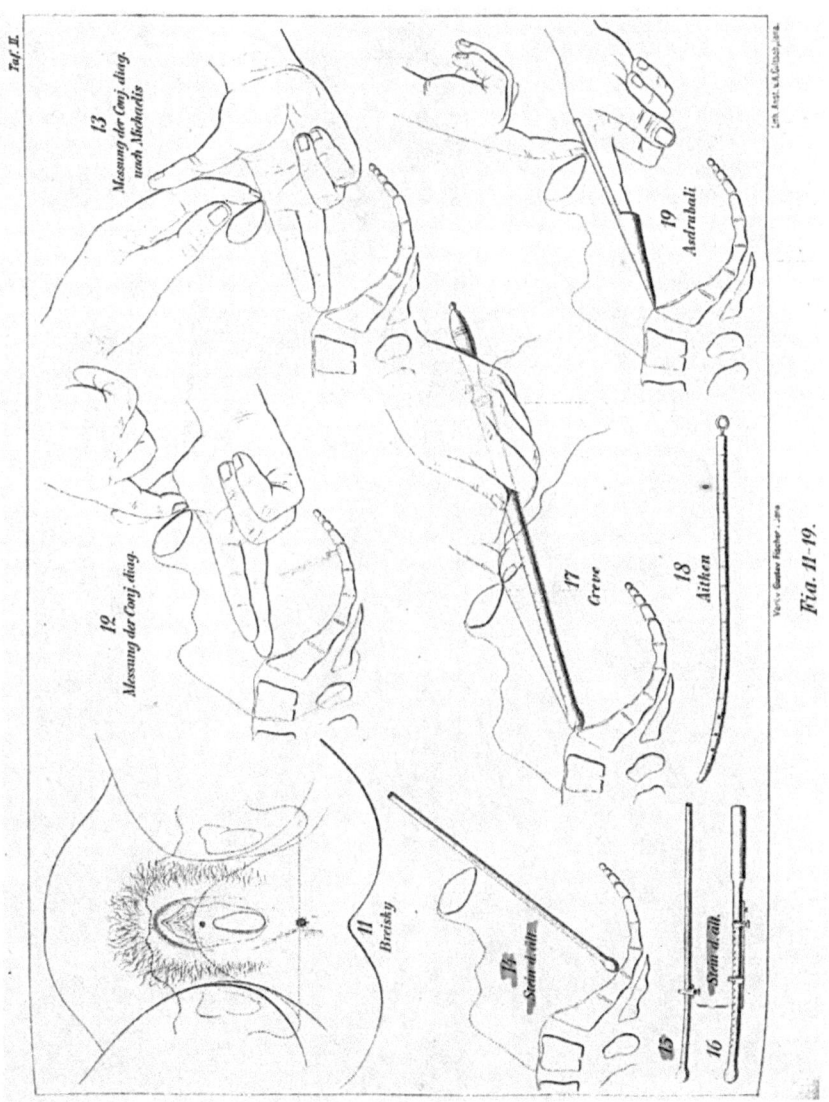

Abb. 14: Verschiedene Beckenmesser. Abb. aus Skutsch: Beckenmessung an der lebenden Frau, 1886

174

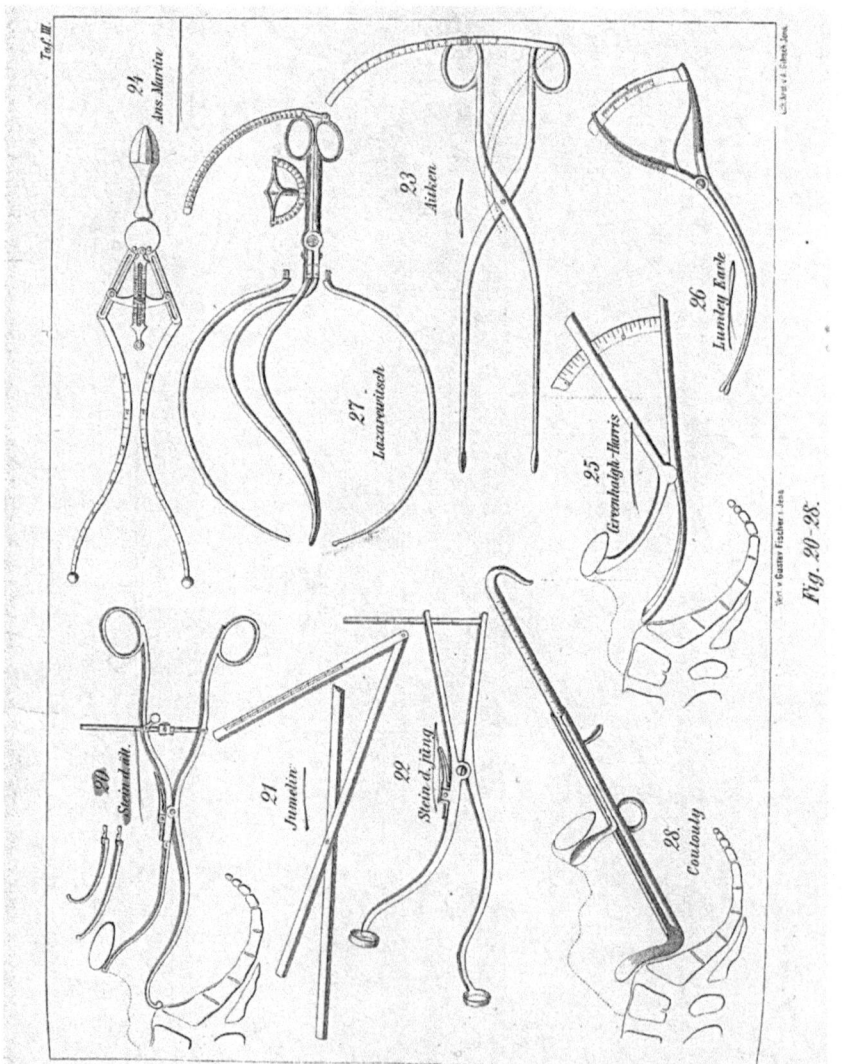

Abb. 15: Verschiedene Beckenmesser. Abb. aus Skutsch: Beckenmessung an der lebenden Frau, 1886

Er führte weiter aus, dass die Messungen ungenau seien, die Größe des Kopfes im Geburtskanal kaum ermittelbar sei und außerdem der Grad der „Compressibilität" des Kopfes und der Geburtstrieb nicht messbar seien. Der statischen Theorie Steins des Älteren werden also hier dynamische Momente wie die Kompressionsfähigkeit des Kindskopfes oder die Kraft der Wehentätigkeit unter der Entbindung entgegengesetzt. Diese dynamische Betrachtungsweise war Stein noch fremd.

Wenn also sogar Stein der Jüngere als Schüler und Verfasser einer Lobesschrift auf Stein Kritikpunkte an der instrumentellen, inneren Pelvimetrie findet, ist es nicht überraschend, dass auch nachfolgende Geburtshelfer die Einstellung teilen, dass die manuelle vor der instrumentellen Beckenmessung den Vorzug verdiene. So bemerkte Carl Gustav Carus[584], *„daß für die Praxis immer die geschickte und durch Uebung erworbene Manualuntersuchung wichtiger bleiben wird als alle diese, zum Theil auch mit viel unbrauchbaren […] Erfindungen vermehrten Instrumente"*[585], und Busch resümierte 1840: *„Alle diese Instrumente haben jedoch den erwarteten Nutzen nicht gewährt, und die Geburtshelfer sind fast einstimmig übereingekommen, dass die Messung des Beckens vermittelst der Hand die sichersten und hinreichend genauen Resultate liefere."*[586]

Gleichartig, wenngleich möglicherweise noch etwas schärfer, urteilte Hermann Friedrich Kilian 1849: *„Viel Geistreiches und manches Gute entstand wohl auch hier [bei der Beckenmessung – N.L.], doch lag es neben dem Sinnlosesten und Unbrauchbarsten, und bei dem steten Hin- und Herschwanken der Geburtshelfer in der Wahl des besten Beckenmessers war es nicht Unerwartetes [sic!], dass man endlich anfing, zwar nicht die Sache, aber doch die Methode zu verlassen, und zur Hand als zu dem sichersten Pelvimensor das einzig ungetheilte Vertrauen zu fassen. Es kehrte somit, was häufig geschieht, das ganze Verfahren, nachdem es sich in einem weiten Kreise umherbewegt hatte, zu jener Einfachheit zurück, von welcher es ausgegangen war, doch nicht anders, als mit den trefflichsten Erfahrungen*

---

584 Carl Gustav Carus wurde 1789 in Leipzig geboren und starb 1869 in Dresden. Er war Professor für Frauenheilkunde an der Universität Dresden.

585 Carus, Carl Gustav: Lehrbuch der Gynäkologie, oder schematische Darstellung der Lehren von Erkenntniß und Behandlung eigenthümlicher gesunder und krankhafter Zustände, sowohl der nicht schwangern, schwangern und gebärenden Frauen, als der Wöchnerinnen und neugebornen Kinde. Zur Grundlage akademischer Vorlesungen, und zum Gebrauche für praktische Aerzte, Wundärzte und Geburtshelfer. 1. Theil. 3. Auflage. Leipzig; Wien 1838, S. 73

586 Busch, Dietrich Wilhelm Heinrich: Handbuch der Geburtskunde in alphabetischer Ordnung. Berlin 1840, S. 344

ausgestattet und mit vieler Sicherheit für den günstigen Erfolg ausgerüstet. – Da jedoch das Einfache nicht überall anspricht, so blieb es nicht aus, dass die zusammengesetztere Methode immerdar ihre Freunde behielt und bis jetzt noch aufzuweisen hat.[587]

Doch nicht alle Geburtshelfer gingen in der folgenden Zeit mit dieser Einstellung konform. So stellte Felix Skutsch 1886 zwar fest, dass man in der Beckenuntersuchung am gleichen Punkt wie vor 100 Jahren stehe und von der instrumentellen inneren Pelvimetrie fast nichts übriggeblieben sei. Auf der anderen Seite aber erklärte er diese dennoch für essenziell: *„Hierzu sehe ich trotz alles Wertes, welcher der digitalen Austastung des Beckens mit Recht in hohem Grade zugeschrieben wird, keinen anderen Weg, als den der vielgeschmähten instrumentellen inneren Beckenmessung.*[588] Es scheint also so, als befand man sich – zwar um einige Erfahrungen, aber doch um wenige Erkenntnisse reicher – 1886 wieder an demselben Punkt, an dem Stein 1772 angefangen hatte, sich mit der inneren Pelvimetrie auseinanderzusetzen.

Zusammenfassend lässt sich die Rezeptionsgeschichte anhand dieser Eindrücke folgendermaßen beschreiben: Zunächst stand man der inneren instrumentellen Pelvimetrie offensichtlich weder ablehnend noch besonders positiv gegenüber (1783: Richter, 1794 Creve). Schließlich aber gewann der Eindruck der Geburtshelfer immer mehr an Bedeutung, eine exakte und somit instrumentelle Beckenmessung zu benötigen (1799: Schreger, 1801: Stark, 1831: Wellenbergh), worauf eine Phase folgte, in der man glaubte, zur manualen Messung zurückkehren zu müssen (1829: Busch, 1838: Carus, 1849: Kilian). Wieder etwas später wurde aber auch diese Einstellung verlassen und Stimmen wurden laut, die die Weiterentwicklung der inneren instrumentellen Pelvimetrie forderten (1886: Skutsch, Weiterentwicklung der Instrumente auch während der Zeit der Kritik).

Insgesamt stand das Bedürfnis für eine exakte Beckenmessung, dem man auch heute nur mittelst moderner Methoden wie dem MRT gerecht werden kann, der durch die vielen Verbesserungsvorschläge nachvollziehbaren methodischen Ungenauigkeit der Instrumente entgegen. Da die Weichteile die exakte Messung immer verfälschen mussten, kehrten die meisten Geburtshelfer zur manuellen Messung zurück, da eine wie von Stein vorgeschlagene klare Indikationsstellung zum instrumentellen Eingriff mittels Zange oder Kaiserschnitt in Abhängigkeit von Viertelzollen – also abhängig von 0,65 cm – nicht haltbar

587 Kilian: Operative Geburtshülfe, 1849, S. 93 f.
588 Skutsch: Beckenmessung an der lebenden Frau, 1886, S. 8

war. Insbesondere die durch die späteren Geburtshelfer anerkannte Dynamik des Geburtsprozesses führte zu einer Neubewertung der inneren Pelvimetrie. So warnte Kilian in seinem Lehrbuch: *„Es soll ihn [den Geburtshelfer – N.L.] dabei keine herzbeengende Angst vor ein paar Linien mehr oder weniger von seinem Entschlusse ableiten oder ihn wankend machen; sondern die treue und geistige Auffassung des ganzen Geburtsgeschäftes in seiner mechanischen und dynamischen Seite muss ihn führen […]."*[589] Dennoch hatte die instrumentelle Beckenmessung und die nachfolgende fachliche Diskussion den Fokus auf die Beckenmorphologie und die Notwendigkeit der Kenntnis der Größenverhältnisse zur Abschätzung des zu erwartenden Geburtsverlaufes erheblich befördert.

Stein selbst glaubte Zeit seines Lebens an den Wert der inneren Pelvimetrie zur Indikationsstellung. Dies zeigen insbesondere seine Lehrbücher, in denen er konstatierte, dass *„in den meisten Fällen"* der Kaiserschnitt durch den Pelvimeter und Cephalometer indiziert werde.[590] Aber auch die Fallgeschichten, die Stein bezüglich seiner ersten zwei Kaiserschnittentbindungen veröffentlichte, zeigen, dass er die Beckenmessung in beiden Fällen zur Indikationsstellung herangezogen hat. Im ersten Fall arbeitete er 1772 mit dem kleinen Beckenmesser und ermittelte eine Conjugata diagonalis von dreieinhalb Zoll, woraus er aufgrund der gebogenen Form des Os sacrum schloss, dass die Conjugata vera obstretica unter drei Zoll liegen müsse, was die Sektion post exitum mit einer Beckenweite von zweieinhalb Zoll auch bewies. Im zweiten Fall wendete Stein sogar zwei Beckenmesser an. Bereits als die Frau sich im Geburtshaus vorstellte, ermittelte er mit dem *„ordinairen Pelvimeter"*, also dem gemeinen Sondenmaß, eine Conjugata diagonalis von nur drei Zoll. Auch die unter der Geburt vorgenommene Messung Steins mit seinem zusammengesetzten Pelvimeter ergab *„aller Orten"* eine Beckenweite von drei Zoll. Auch diese Messung konnte Stein postmortal in der Sektion verifizieren.[591] Für die Indikation zur Perforation jedoch seien diese Messungen nicht ausreichend. Laut Stein sei diese Operation jedoch auch als Zeichen eines versäumten Kaiserschnittes zu werten und nur im Falle eines für die Zange nicht mehr lösbaren eingekeilten Kopfes indiziert. Diese Situation sei lediglich *„á posteriori"* zu beurteilen, das heißt nach erfolgloser Anwendung der Zange.[592]

---

589 Kilian: Operative Geburtshülfe, 1849, S. 116
590 Stein: Practische Anleitung, 1783, S. 178
591 Vgl. Stein, Georg Wilhelm: Practische Abhandlung von der Kaisergeburt in zwo Wahrnehmungen. Kassel 1775, S. 3 ff.
592 Stein: Practische Anleitung, 1783, S. 175

4.2.3 Labimeter

„*Der Labimeter ist ein Instrument, mittelst dessen man durch Beyhülfe der Levretschen Geburtszange sowohl die Stärke des Kindskopfes im Mutterleibe, als auch den rückgängigen Uebergang der Grade eines in der Geburt eingekeilten Kopfes beurtheilen und bestimmen kann.*"[593] So stellte Stein das Messinstrument (Abb. 16), das er bereits erstmalig 1777 in der zweiten Auflage seiner „*Practischen Anleitung zur Geburtshülfe*" erwähnte, 1782 anlässlich des 62. Geburtstages Friedrichs des Zweiten vor.

Stein postulierte, dass sich in einer schweren Geburt der Kopf des Kindes durch die Wirkung der Geburtszange im Geburtskanal verkleinere, dies habe er daran festgestellt, dass bei Zangengeburten am Ende die Stiele der Zange näher aneinander stünden als zu Beginn. Dadurch würde sich der Grad der Einkeilung eines Kopfes in der Geburt verringern. Hier betonte Stein die Notwendigkeit der Beurteilbarkeit des Grades der Einkeilung, bevor man zur Zangengeburt schreite.[594]

Das Instrument selbst war eine Erweiterung der Levretschen Geburtszange. Es handelte sich dabei letztlich lediglich um ein Lineal, das in der Mitte der Länge nach durchbrochen war, um die Fortbewegung eines darauf angebrachten verschiebbaren Stegs gewährleisten zu können. Auf dem Lineal waren zwei Skalen angebracht: Die eine zeigte die Öffnung der Levretischen Zange, die andere die dazu korrespondierende Größe des Kindkopfes. Die Fertigung sollte für jede Levretsche Geburtszange individuell geschehen, das Instrument sollte dort am Stiel angelegt werden, wo die größte Biegung der gebogenen Stiele vorhanden war, um so über die korrespondierende Skala Rückschlüsse auf die Größe des Kindskopfes zu erhalten. Aufgrund der relativ einfachen Bauweise war auch der Preis für ein Labimeter, der in Kassel beim Hofmechanikus Johann Christian Breithaupt erworben werden konnte, mit einem Reichsthaler recht niedrig.

Dies war kein neuer Ansatz, Stein selbst zitiert mehrere französische Geburtshelfer, die genau diese Messung forderten, eine mögliche technische Lösung jedoch lieferte schließlich Stein.

Er hoffte dabei, über ausreichend viele Vergleichsmessungen auf die zu erwartende Verkleinerung des Kopfes im Geburtskanal schließen zu können. Zum Beweis seiner Theorie fügte er vier Geburtsgeschichten an, in denen er die Zange und den Labimeter gebraucht hatte und in denen er eine Abnahme des Abstandes der beiden Zangenblätter verzeichnen konnte. Dass dies ein Resultat

---

593 Stein: Zur frohen Feyer des Zweyundsechzigsten Geburtsfestes, 1782
594 Vg. Stein: Kleine Werke, 1798, S. 421 f.

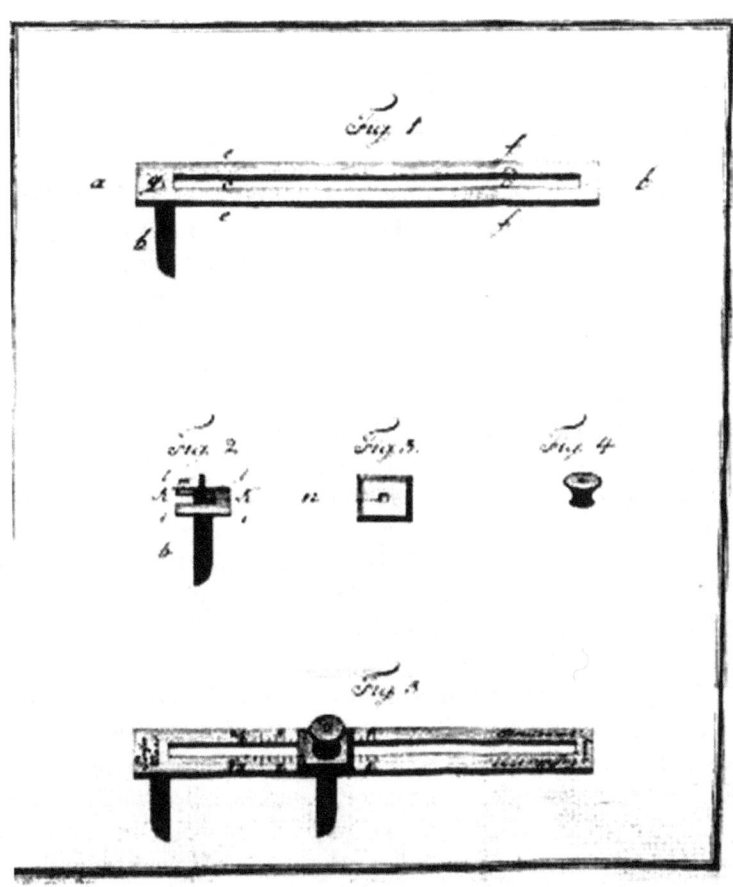

Abb. 16: Labimeter. Abb. aus Stein: Kleine Werke, 1798, Kupfertafeln

der Forcepsanwendung war, war indes ein Schluss, der sich erneut in dem eher statischen Verständnis der Geburt Steins begründet. Er beobachtete bei allen drei Fallbeschreibungen Abdrücke der Zange am Kopf der Kinder, einmal *„längst den Schlafbeinen, neben den Augen über das Jochbein her, zu beyden Seiten an der ganzen Backe herunter"*[595], ein anderes Mal *„auf dem rechten Stirnbeine"*[596], im dritten Fall hatte die Zange *„auf dem rechten Stirnbeine ihr Merkmal hinterlassen,*

595 Stein: Kleine Werke, 1798, S. 431
596 Ebd., S. 432

auch einen rothen Streif linkerseits des Halses verursacht"[597], und auch im letzten geschilderten Kasus hatte die Zange auf dem Stirnbein eine Spur hinterlassen. Gleichzeitig betonte Stein bei allen Berichten, dass die Kinder sich entweder schnell erholten oder gleich nach der Geburt lebhaft gewesen seien. Die durch die Zange verursachten Verletzungen am Kindskopf scheinen von Stein zwar wahrgenommen worden zu sein, er scheint sie aber eher für Bagatelltraumen gehalten zu haben. Zwar könne der Kopf im Falle des Todes des Fetus *„seiner verlohrnen Spannkraft wegen"*[598] noch weiter komprimiert werden, wodurch das Kind leichter geboren werden könne, dass die Zange den Tod des Kindes evozieren konnte, zog er nicht in Erwägung.

Richter urteilte 1783 euphorisch: *„Daß dies Instrument von beträchtlichem Nutzen seyn kann, wird niemand leugnen, wenn man bedenkt, daß man in demselben ein Mittel hat, wodurch man die Stärke des Kopfs noch vor der Geburt bestimmen, und also mit völliger Zuverlässigkeit wissen kann, ob die Kaisergeburt wirklich unumgänglich nöthig sey, oder nicht; ein Mittel durch dessen Gebrauch man sich bey Zeiten belehren kann, mit was für einer Art von schweren Kopfgeburt man es zu thun haben wird? ob der Ausgang derselben glücklich oder unglücklich seyn wird? ob die Durchbohrung und Enthirnung des Kopfs nöthig seyn wird, oder nicht?"*[599]

Doch einige Jahre später folgte das ernüchternde Urteil von Steins Neffen, der sonst ein Anhänger der Lehren seines Onkels geblieben war: *„So war es, wenn auch wohl eines der Werkzeuge seinen Urheber selbst irre führte, wie zur Steuer der Wahrheit, zum Beßten der Sache, sich gleich zeigen wird: der sog. Labimeter that dies, er täuschte ihn – und täuscht sogar manche seiner Feinde noch bis auf den heutigen Tag."*[600] Er stellte fest, dass zum einen der angenommene Rückgang des kindlichen Schädelumfangs durch die Wirkung der Zange in Wahrheit durch die Drehung des Kopfes entstehe, zum anderen, dass die eigentliche Messung des Diameters des Kindskopfes durch die Unkenntnis der Lage desselben zur Geburtszange verfälscht werde. Ähnlich äußerte sich 1838 auch Carl Gustav Carus, der ebenfalls die Ungenauigkeit durch die verschiedene Fassung des Kindskopfes mit der Zange kritisierte, auf der anderen Seite noch anführte, dass ein geübter Geburtshelfer auch ohne genaue Messung die Größe des Schädels bei Applikation der Zange schätzen könne.[601]

Insgesamt zeigt sich, dass der zunächst spürbare Optimismus sich im Laufe der Jahre in Kritik an diesem Instrument umwandelte. Labimeter scheinen später

---

597 Stein: Kleine Werke, 1798, S. 434
598 Ebd., S. 425
599 Richter: Chirurgische Bibliothek, 6/3, 1783, S. 438–446
600 Stein d.J.: Was war Hessen, 1819, S. 34 ff.
601 Vgl. Carus, Carl Gustav: Lehrbuch der Gynäkologie. Dresden 1820, S. 76

nicht mehr gebräuchlich gewesen zu sein. Zwar gab es noch weitere Vorschläge für Labimeter nach Stein, etwa von John Aitken, Friedrich Benjamin Osiander und Dietrich Wilhelm Heinrich Busch, die jeweils für ihre eigenen (Aitken und Osiander) oder für die Smelliesche Zange (Busch) Labimeter entwarfen, die der Funktionsweise des Steinschen Labimeters weitestgehend entsprachen.[602] Nach 1850 finden sich jedoch kaum noch Schriften, die sich mit einer eventuellen Weiterentwicklung oder dem Nutzen dieses Instruments beschäftigen: *„Labimeter were rarely described after about 1820, although they continued to be illustrated in textbooks until the middle of the century.“*[603] Die Hoffnung, über diesen Mechanismus Rückschlüsse auf den Geburtsausgang ziehen zu können, konnte der Labimeter durch die Fehleranfälligkeit im Rahmen der unterschiedlichen Lage des Kindskopfes nicht erfüllen. Die Embryometrie im Geburtskanal wurde aufgrund dieser Unsicherheit zunächst wieder verworfen, obwohl das Interesse für die Kopfgröße unter der Geburt weiterhin bestand, es fehlte aber an einer weniger fehleranfälligen technischen Möglichkeit.[604]

Bezüglich der theoretischen Einordnung Steins als Geburtshelfer ist noch erwähnenswert, dass aus seiner Sicht zwar der Kopf des Kindes komprimierbar war, die Beckengestalt jedoch unabänderlich, weswegen er auch die Symphysiotomie ablehnte, die einige seiner Kollegen befürworteten. Dies ist einer der seltenen Fälle, in denen er von seinem Lehrer Levret abwich.[605] Die Embryotomie bei lebendigem Kind oder das Abwarten dessen Todes lehnte Stein im Einklang mit den meisten seiner Kollegen ab.

4.2.4 Cliseometer

Der Cliseometer (Abb. 17) nimmt in der Reihe der von Stein erfundenen Messinstrumente aus zweierlei Gründen eine Sonderstellung ein. So ist es einerseits das einzige der bisher besprochenen Instrumente, das nicht in einer Einzelschrift veröffentlicht wurde, auf der anderen Seite wird es – divergierend zu den meisten seiner anderen Werkzeuge – in seinen *„Kleinen Werken zur Geburtshülfe“* nicht erneut beschrieben. Eine eigene Beschreibung desselben erschien erst 1797 in der Inauguraldissertation Steins des Jüngeren *„De situ et inclinatione pelvis“*.

---

602 Vgl. Busch; von Gräfe; Hufeland; Link; Rudolphi: Encyclopädisches Wörterbuch der medicinischen Wissenschaften. Berlin 1831, S. 375
603 Hibbard: Obstetrician's armamentarium, 2000, S. 75
604 Vgl. von Riecke, Leopold: Der Übungskursus in der geburtshilflichen Diagnostik. Anleitung zur methodischen Vornahme solcher Übungen. Stuttgart 1846, S. 31: *„wir besitzen so gut als keine Embryometrie!“*
605 Vgl. Stein: Kleine Werke, 1798, S. 160 f.

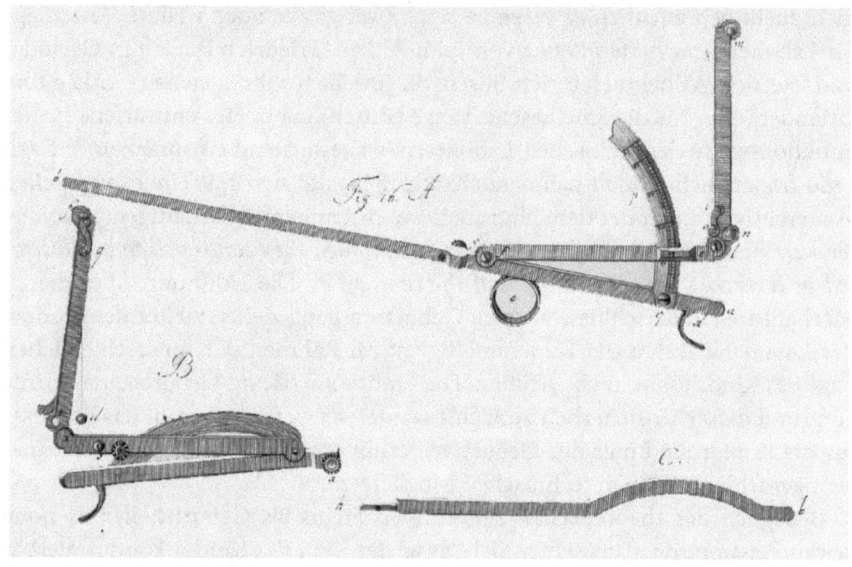

Abb. 17: Cliseometer. Abb. aus Schreger: Werkzeuge der ältern und neuern Entbindungskunst, 1799

Eine detaillierte Deskription des Instruments findet sich hingegen bereits 1795 im *„Magazin für Ärzte"*, das von Steins Freund und Freimaurerbruder Ernst Gottfried Baldinger herausgegeben wurde. Diese Beschreibung liegt den folgenden Ausführungen zugrunde.

Es handelte sich beim Cliseometer oder auch Inclinationsmesser um ein Instrument, mit dem – wie sich aus dem Namen auch bereits schließen lässt – die Neigung des Beckens gegenüber der Horizontalen gemessen werden sollte. Das Verfahren selbst war dabei nicht neu – bereits Röderer und Levret hätten sich damit befasst – allerdings kritisierte Baldinger die zu theorielastigen und wenig praxisorientierten Modi procedendi dieser Acchoucheure, die nun durch Stein auch in der Exaktheit, Durchführbarkeit und Sittlichkeit bei der Untersuchung übertroffen worden seien. Tatsächlich hatten Levret und Röderer zwei völlig verschiedene Arten entwickelt, die Achse des Beckens zu bestimmen, und waren auch zu völlig unterschiedlichen Ergebnissen gekommen.[606]

---

606 Vgl. dazu Sommer, Johann Christoph: Die Axe des weiblichen Beckens. Braunschweig 1791, S. 14 ff.

Beim Cliseometer handelte es sich nun um drei miteinander konnektierte Lineale, wobei der untere, längere Maßstab von Stein als Haupt- oder Inclinationslineal, das mittlere, kürzere als Horizontallineal und das dritte als Perpendicularlineal bezeichnet wurde. Mit deren Hilfe sollte mittels eines beweglichen Gradbogens sowohl der Winkel des Os coccygis als auch der Winkel des Arcus pubis zur Horizontallinie gemessen werden.

Zur Applikation des Instrumentes wurde die zu untersuchende Person aufgefordert, sich *„bis auf einen leichten Rock entkleidet"* vor den sitzenden Geburtshelfer zu stellen. Dieser setzte sich auf einen niedrigen Stuhl. Die Anwendung des Cliseometers beschrieb Baldinger folgendermaßen: *„Man faßt das Instrument mit der linken Hand, daß es auf dem Mittelfinger ruhe, während daß der Ringfinger sich im geschlossenen, der Daumen aber im halboffenen Ringe befindet. Schon jetzt giebt man dem Gradbogen durch die Entwickelung seinen festen Standpunkt gegen den ihn aufnehmenden Indicem, und richtet den Perpendikul ebenfalls völlig auf; das Horizontallineal aber (welches man sich mit dem Inclinationslineal als fortgesetzt denken muß, um den Vertikalwinkel anzuzeigen) eröfnet man nur um 10 oder 15 Grade. So zubereitet bringt man das Instrument zwischen den Schenkeln hindurch, und setzt das äußerste Ende desselben zwischen die Glutaeos, während daß man mit der rechten Hand von außen her am Heiligenbein herunter fährt, und ihm seinen Standpunkt unter der Spitze des ossis coccygis anweist; daselbst läßt man es, allenfalls von der Person selbst, fest erhalten, während daß man es durch den sinum pudendorum bis unter den arcum ossium pubis erhebt, um daselbst seinen zweyten festen Standpunkt zu finden. Jetzt erhöhet oder erniedriget man das mittlere Horizontallineal, bis der Perpendikul innen steht, befestiget den gefundenen Inclinationsgrad mittelst der Stellschraube, nimmt das Instrument ab, und betrachtet den Grad des bey verschiedenen Subjekten verschiedenen plani inclinati, welches das Becken in seiner natürlichen Lage gegen den Horizont macht, um die Inclination und Declination der Axe des Beckens gegen und von dem Horizont darnach zu berechnen, und die verschiedene Lage der Geburtstheile selbst darnach zu beurtheilen. Uebrigens beleidigt die Anlegung des Instruments den Wohlstand keinesweges, wenn hinten die Fläche des Instruments durch das Hemd gegen die äußere Fläche des ossis coccygis, als gegen seinen festen Punkt angedrückt erhalten wird, indem nach vornen das Instrument gerade so viel überflüßige Länge hat, daß der leichte Rock sammt dem Hemde bequem darauf ruhen kann, und der Gradbogen sammt dem Perpendikul dennoch frey bleibt.* "[607]

---

607 Baldinger: Magazin für Ärzte, 17/1, Marburg 1794, S. 29

Das Instrument konnte sowohl in Marburg beim Mechanikus Schuchard als auch in Kassel beim Hofmechanikus Breithaupt für einen halben Karolin erworben werden, als weitere Angabe für den Preis findet sich in Baldingers *„Magazin für Ärzte"* der Hinweis, dass der Hofmechanikus Breithaupt das Gerät für drei Reichsthaler und drei Groschen verfertige, was etwa einem halben Karolin entsprach.[608]

Bezüglich der Rezeption zeigen sich folgende Meinungen. Bernhard Nathanael Gottlob Schreger bezeichnete den Cliseometer 1799 als Geschenk und erhoffte sich durch dieses Werkzeug das Becken aus einem neuen Gesichtspunkt betrachten zu können. Es sei nämlich *„dieses trigonometrische Werkzeug dazu bestimmt, die schiefen Flächen der beiden Beckenöffnungen zu finden und so aus dem Winkel des plani inclinati die Abweichung der Axe des Beckens vom Horizont, das Verhältnis derselben zur Zentrallinie des Körpers, und überhaupt die individuelle, gegen den Horizont natürlich abhängige, wahre Lage des Beckens zu finden".*[609] Carl Caspar Creve kritisierte allerdings bereits 1794, dass *„die Achse des Beckens blos ein Gedanke eines mathematischen Geburtshelfers war, der sich das Becken unter einer mathematisch regelmäßigen Figur vorstellte, und nun dazu eine Achse ersonn."*[610] Ähnliche Kritik findet sich auch bei Carl Gustav Carus, der zum einen die sowohl die für Geburtshelfer als auch für die zu Untersuchende unbequeme Messprozedur kritisierte, zum anderen befand er den praktischen Nutzen dieses Instruments für ungenügend.[611]

Hermann Friedrich Kilian beurteilte 1840 den Cliseometer Steins als Instrument mit *„vortrefflichem Mechanismus"*, es fehle ihm jedoch die *„practische Brauchbarkeit".*[612]

Insgesamt scheint die Diskussion um die Beckenachse in der Geburtshilfe ein zeitlich begrenzter Diskurs gewesen zu sein. In späteren Schriften finden sich kaum mehr Aussagen zu der Achse des weiblichen Beckens oder der Messung derselben. Die praktische Aussagekraft dieser Messung scheint ebenso unklar geblieben zu sein wie die richtige Messweise, wichen die theoretischen Annahmen zur Bestimmung der Beckenachse bei Stein, Levret und Röderer so deutlich

608 Vgl. Baldinger: Magazin für Ärzte, 17/1, 1795, S. 9 ff
609 Schreger: Werkzeuge der ältern und neuern Entbindungskunst, 1799, S. 42 ff.
610 Creve: Baue des weiblichen Beckens, 1794, S. 92
611 Carus: Lehrbuch der Gynäkologie, 1820, S. 76
612 Kilian, Hermann Friedrich: Die Geburtslehre von Seiten der Wissenschaft und Kunst dargestellt. In zwei Theilen. Zweiter Theil. Erste Hälfte: Die geburtshülflichen Operationen. Frankfurt am Main 1840, S. 44

voneinander ab. Auch bezüglich der Verbesserungen des Instruments ist lediglich der Cliseometer von Osiander zu nennen. Dieser hatte auch den Steinschen Cliseometer verwendet und festgestellt, dass die Achse des Beckens abhängig von der geographischen Herkunft der Frauen abweichend sei.[613] Auch die Fallberichte Steins weisen nicht auf einen praxisnahen Einsatz hin. Im Gegensatz zur Pelvimetrie war die Cliseometrie am Ende wohl tatsächlich ein eher theorielastiges Konstrukt ohne nennenswerten praktischen Nutzen.

Insgesamt lässt sich anhand der Rezeptionsgeschichte der Messinstrumente das nachweisen, was Johann Philipp Hagen[614] 1787 bereits zusammenfasste – eine zunehmend kritischere Einstellung zu der rationalen Geburtshilfe, die Stein verkörperte: „Zu dem Ende glaubten einige, es wäre der beste und sicherste Weg, selbige [die Geburtshilfe – N.L.] mit der Hebe- und Messkunst zu verbinden, mit einem Wort: sie, durch Mathematische Lehrsätze zu erläutern und zu erklären; sie glaubten auf diesem Wege die Geburtshülfe auf einen sichern, und untrüglichen Grund zu bauen, ja, sie dadurch zu einem gewissen Grad der Vollkommenheit zu bringen. Dies waren die Zeiten eines berühmten La Motte, Mesnards, Deventers, Smellie's, Röderer's vorzüglich eines berühmten Levret's und Steins.

Zu läugnen ist es nicht, daß wenn diese in ihrer Art allein gewisse Lehrart in der Entbindungskunst eingeführt werden könnte, keine Frau, kein Kind, an den Folgen der Entbindung sterben könnte, denn wer hat wohl jemals an der Gewißheit und Unfehlbarkeit mathematischer Sätze gezweifelt? Jedoch unser Körper besteht nicht allein aus Punkten, Linien und Flächen, nein! er ist so künstlich, so ausserordentlich künstlich gebaut, daß kein Sterblicher jemals im Stande seyn wird, dessen Structur und Zusammensetzung auf das genauste zu berechnen, noch viel weniger die Mischung der Säfte, Würkung und Gegenwürkung der flüssigen und festen Theile zu bestimmen. Es folgt also unwiedersprechlich daraus, daß die obengenannten Wissenschaften blos nach richtig angestellten Erfahrungen (a posteriori) angewandt werden […] Aus diesem Gesichtspunkte betrachtet: ist die Mathematick und Mechanick dem Geburtshelfer mehr oder weniger entbehrlich."[615]

613 Vgl. Busch, Dietrich Wilhelm Heinrich: Übersicht der Fortschritte in Wissenschaften, Künsten, Manufakturen und Handwerken, von Ostern 1795 bis Ostern 1796. 1. Bd. Erfurt 1797, S. 7
614 Hebammenlehrer, Hofrat und Professor in Berlin
615 Stark: Neues Archiv für die Geburtshülfe, erstes Stück, 1787, S. 62 f.

4.3 Der Kaiserschnitt an der Lebenden, Steins Kaiserschnittbistouri

Der Kaiserschnitt, den Stein dreimal an lebenden Frauen durchführte und sicherlich deutlich häufiger nach dem Tod schwangerer Frauen, wobei sich hierfür keine Zahlen nennen lassen, ist eine Thematik, die sowohl aus Sicht der Geschlechterforschung als auch aus medizinhistorischer Sicht aufgrund der großen Relevanz schon mehrfach diskutiert wurde.[616] Die Kaiserschnitte an toten Schwangeren waren zu damaliger Zeit eine Selbstverständlichkeit, die sogar gesetzlich implementiert war. So findet sich sowohl in der Medicinalordnung von 1767 als auch in der erneuerten Ordnung von 1778 die Weisung, dass keine tote Schwangere begraben werden sollte, bevor sie nicht durch Kaiserschnitt entbunden worden war.[617] Der Kaiserschnitt an der Lebenden war im 18. Jahrhundert jedoch wegen der hohen Mortalität der Gebärenden unter anderem aufgrund fehlender Antiseptik und Narkose eine absolute Rarität, er wurde eher als *„geburtshilfliche Verzweiflungstat"* gewertet.[618] Auch für Stein war diese Operation ein Eingriff, der nur Notfallsituationen vorbehalten war. Da die Mediziner den Uterus nicht mit einer Naht versahen, sondern nur die Bauchhaut nähten, war ein Überleben der Mutter kaum möglich. Es gab daher eine akademische Diskussion um andere Optionen bei einem für die natürliche Geburt zu engen Becken wie die Symphysiotomie und später die künstliche Frühgeburt. Die Symphysiotomie lehnte Stein vehement ab, die künstliche Frühgeburt war ein

---

616 Vgl. für Darstellungen aus Sicht der Geschlechterforschung zum Beispiel Metz-Becker, Marita: Die Kaisergeburt der Sophie Gräter – Kulturhistorische Betrachtungen zur sectio caesaria im frühen 19. Jahrhundert. In: Metz-Becker, Marita; Schmidt, Stephan: Gebärhaltungen im Wandel. Kulturhistorische Perspektiven und neue Zielsetzungen. Marburg 2000, S. 31–51; S. 31 ff. sowie Metz-Becker, Marita: Die „Kaisergeburtsgeschichte" der Maria Sophia Dickscheidt (1782). G.W. Steins Kaiserschnittbistouri im Marburger Museum Anatomicum. In: Sahmland, Irmtraut; Grundmann, Kornelia [Hrsg.]: Tote Objekte, lebendige Geschichten. Exponate aus den Sammlungen der Philipps-Universität Marburg. Marburg 2014, S. 176–188; S. 176 ff. Aus eher erfolgsorientierter Medizinhistoriographie zum Beispiel Balde; Biermer: Medizin in Kassel, 1973, S. 58: *„Stein soll in Kassel dreitausend Geburten geleitet und dreimal Kaiserschnitte an lebenden Personen mit Erfolg durchgeführt haben. Er genoß ein so großes Ansehen als erfahrener und geschickter Gynäkologe, daß er wiederholt an verschiedene europäische Herrscherhöfe gerufen wurde."*
617 Vgl. HLO, 1767, S. 474
618 Kuhn, Walter; Tröhler, Ulrich: Armamentarium obstetricium Gottingense. Eine historische Sammlung zur Geburtsmedizin. Göttigen 1987, S. 121

Thema, dass erst nach seiner Schaffenszeit in Erscheinung trat,[619] er propagierte Zeit seines Lebens, dass der Kaiserschnitt – obwohl alle drei Mütter das Leben unter seinen Händen lassen mussten – der einzige Weg sei, das Leben von Mutter und Kind zu retten: *„Der so genannte Kaiserschnitt, [...] das Meisterstück in der Entbindungskunst, ist die wichtigste, größte und gefährlichste chirurgische Verrichtung eines Geburtshelfers, wodurch das Kind, mittels einer blutigen Eröffnung des Unterleibes und der Gebärmutter, zur Welt gebracht wird, wenn es durch die natürlichen Wege nicht kann geboren werden, die Mutter, oder das Kind; oder beyde, mögen leben, oder nicht. [...] Und es ist zum wenigsten gewiß, daß so wie zwar nicht alle Mütter mit dem Leben darvon kommen, dennoch auch nicht alle umkommen, und also Mutter und Kind, keines dem andern (wie ehedem) gleichsam zu gefallen, sterben darf. [...] Um so viel aber als der Kaiserschnitt jünger ist, als die Zergliederung der Frucht im Mutterleibe (Embryotomia, Embyulcia); um so viel ist jener, dieser vorzuziehen. Letztere sollte von Rechtswegen in unsern Zeiten so verabscheuet werden, daß ihrer auch in keinem Lehrbuche mehr gedacht würde. [...] Gleiche Bewandtniß hat es mit der so genannten Camperschen Section, oder der Trennung der Schoosbeine in schweren Geburten. Es ist weit gefehlt, daß diese so neue als sonderbare Operation dem Zwecke entsprechen sollte.“*[620] Stein glaubte nicht daran, dass die Symphyse in der Geburt aufweiche und die Ossa pubis so voneinander weichen. Nach seiner Ansicht standen dem die physikalischen Eigenschaften der Symphyse entgegen, so dass die Theorie, auf der die Operation beruhte, für ihn keine Grundlage für den Nutzen dieses chirurgischen Eingriffs bot.[621] Eine weitere Option bei engem Becken war die Perforation des Kindes. Diese lehnte Stein im Einklang mit den meisten seiner Kollegen in Kontinentaleuropa ab, solange das Kind noch am Leben war. In seiner Programmschrift bezüglich der Kaiserschnitte begründete er dies unter anderem damit, dass auch die Perforation bei engem Becken für die Mutter tödlich enden konnte.[622] Die Alternativen, die sich dem Geburtshelfer im Falle eines zu engen Beckens für den Durchtritt des Kindes boten, waren also darauf beschränkt, den Tod des Kindes abzuwarten und dann eine Embryotomie oder bereits zu Lebzeiten des Kindes einen Kaiserschnitt vorzunehmen.

---

619 Stein der Jüngere führt dazu aus, dass diese zur Steinischen Zeit eher eine Idee gewesen sei, deren Ausführung erst später erfolgt sei. Vgl. Stein d. J.: Was war Hessen, 1819, S. 57
620 Stein: Practische Anleitung, 1783, S. 240 ff.
621 Ebd., S. 99
622 Stein: Kleine Werke, 1798, S. 210

Zur Indikation des Kaiserschnitts, deren Spezifizierung und Einschränkung Stein am Herzen lag, zog er, wie bereits ausgeführt, die innere Pelvimetrie und die Cephalometrie heran. Dabei lehnte er es ab, die Operation „ohne alle Noth und Ursache" vorzunehmen, gleichzeitig verurteilte er Geburtshelfer, die aus Angst vor der Operation aus seinen Augen zu spät zur Sectio schritten, das Ziel sollte es schließlich sein, das Leben des Kindes und der Mutter zu erhalten.

Bezüglich der Vorbereitung zur Schnittentbindung finden sich im Steinschen Lehrbuch folgende Anweisungen: „Man ordnet nun nicht nur die Gehülfen zur Befestigung der Gebärenden gehörig an, sondern weist auch den übrigen, einem jeden seine gewisse Verrichtung an. Man deckt das Gesicht allenfalls mit einem Tuche, und legt zu mehrerer Sicherheit der zu befestigenden Glieder, le Drans sogenannte Bercelets an."[623]

Über die drei von Stein durchgeführten Kaiserschnitte finden sich sehr detaillierte Fallberichte, die er jeweils im Rahmen von Programmschriften, die er aufgrund seiner Prorektorate veröffentlicht hatte, darstellte und die in den „kleinen Werken zur practischen Geburtshilfe" noch einmal erschienen sind.

Der erste Fall ereignete sich demnach am 2. März 1772. Die Gebärende Martha Elisabeth Fängerin hatte bereits am 7. November 1764, am 4. Februar 1767 und am 25. Oktober 1770 im Kasseler Geburtshaus jeweils tote Kinder zur Welt gebracht. Im ersten Fall war der Kopf des Kindes vom Rumpf nach der Wendung abgerissen, im zweiten Fall, dem nun Stein selbst vorstand, gaben ein Nabelschnurvorfall und eine Querlage des Kindes Anlass zum Accouchement forcé mit manueller Erweiterung des Muttermundes und Wendung. Auch hier verstarb das Kind bereits unter der Geburt, wenngleich es „ganz und unversehrt" blieb. Im dritten Fall schlug Stein erstmals den Kaiserschnitt vor, konnte sich aber scheinbar nicht durchsetzen. Er machte bei „noch stehenden Wassern" eine Wendung und konnte das Kind bis zum Kopf entwickeln. Aufgrund der Enge des Beckens konnte aber der Kopf trotz zweistündiger Mühen und zweier Helfer nicht unzerstückelt geboren werden, so dass der Einsatz schneidender Instrumente notwendig wurde. Stein fügte an, dass das Kind zu Beginn der Operation noch gelebt habe. Er führte weiter aus, dass er in diesem Moment beschlossen habe, dass – sollte sich Martha Elisabeth Fängerin noch einmal zur Geburt vorstellen – das Kind sein Leben nicht erneut unter seinen Händen verlieren sollte und dass er statt dessen im Folgefall einen Kaiserschnitt versuchen wolle. Zur Begründung ergänzte er: „Denn diese Operation in einem solchen Subjecte ferner und künftig zu unterlassen, hielt ich umso mehr für unrecht, als man sonst das

---

623 Stein: Practische Anleitung, 1783, S. 249

Kind gleichsam wissentlich und geflissentlich, aus bloßer Furcht für [sic!] dieser Operation, aufzuopfern, den Zweck zu haben scheinen möchte." Er nannte die vorher an der Frau vorgenommenen Operationen *„unschuldig begangene Kunstfehler"*, die Schuld lag seiner Meinung nach bei der Frau, die *„unverschämt genug"* gewesen sei, *„sich auch zum vierten Male zum Accouchement im Geburtshause anzugeben."*[624] Ob für Stein diese Verfehlung darin bestand, ihn zum wiederholten Male dieser schwierigen Situation auszusetzen oder in einer vierten, wohl unehelichen Schwangerschaft, geht aus dem Text nicht hervor. In diesem Fall war der Kopf vorliegend, weshalb Stein entgegen seines zuvor gefassten Entschlusses zunächst abwartete. Der Blasensprung ereignete sich am Morgen des 2. März, Stein wartete noch bis zum Abend, doch der quer stehende Kopf trat trotz heftiger Wehentätigkeit nicht ins kleine Becken ein. Aufgrund seiner Erfahrungen aus den letzten Geburten sah Stein weder eine Indikation zur Wendung noch zur Zangengeburt. Nachdem er sich mittels seines gemeinen Beckenmessers vergewissert hatte, dass die Conjugata diagonalis tatsächlich nur dreieinhalb Zoll betrug, entschloss Stein sich zum Kaiserschnitt. Über die Entscheidungsfindung von Martha Elisabeth Fängerin legte er Folgendes schriftlich nieder: *„Freylich waren die ersten Vorstellungen, der Person so wie zum Theil meinen Eleven, (ihrer 12 an der Zahl) etwas befremdend; da indessen aber die Leidende sogleich nur bath und fragte, ob kein anderer Weg zur Erhaltung des Kindes möglich sey? so machte mir dieses immer mehr Muth, und ich war durch bescheidene und vernünftige Vorstellungen so glücklich, um 7 Uhr des Abends ihren Entschluß zu erhalten."*[625] Stein traf noch bis 23 Uhr die nötigen Vorbereitungen. Schließlich entleerte er mittels eines Klistiers die Blase, fixierte *„die Leidende"* mittels *„le Drans Barcelets"* durch die Hilfe seiner Zuhörer und führte mittels eines Schnitts auf der linken Körperseite mit dem Levretschen Bistouri den Kaiserschnitt durch, den er in seinem Programm in vielen Einzelheiten schilderte. Wie damals üblich versah er die entstehende Wundfläche zwar mit einer Hautnaht, eine Uterusnaht nahm er jedoch nicht vor. Durchaus anerkennend bemerkte er, dass die Frau der Operation zugeschaut hatte und sich das Gesicht nicht verdecken ließ, auch die wenigen Schmerzäußerungen, die die Frau lediglich bei der Hautnaht äußerte, erwähnte Stein. Die Gebärende sei nach der Operation so glücklich über das lebende Kind gewesen, dass sie Stein bat, der Pate zu werden. Es wurde Georgine Wilhelmine Caesarine getauft. Trotz aller Bemühungen, zu denen das Auftragen antiphlogistischer Lösungen auf die Wunde und Aderlässe gehörten, verstarb

---

624 Stein: Kleine Werke, 1798, S. 219
625 Ebd., S. 223

Martha Elisabeth Fängerin am zweiten Tag nach dem Kaiserschnitt für Stein überraschend.[626] Die Obduktion ergab, dass die Frau an einer Infektion des Uterus gestorben war, außerdem fügte Stein sehr detaillierte Maße des Beckens und der Wundflächen an und folgerte, dass in dem vorliegenden Falle weder durch eine Wendung noch eine Zangengeburt das Kind hätte lebendig geboren werden können: *„Da eine zu dreymalen versuchte Wendung, in Absicht auf das Leben des Kindes, allemal unglücklich ausgeschlagen war, und fremde, hier angewandte Wahrnehmungen, unter ähnlicher Beckenenge lehren, wie die alsdann erzwungene Kopfgeburt ausläuft; so war dieser erste in Cassel jemals verrichtete Kaiserschnitt, welcher den Maßen des Beckens nach vollkommen angezeigt war [...], der einzige Geburtsweg, wodurch das Kind gerettet werden konnte. [...] Freylich wäre die Absicht vollkommener erreicht worden, wenn auch die Mutter gerettet worden wäre; Obgleich nun aber die Section lehrte, daß die Operation zwar für das Kind noch frühe genug, dahingegen für die Mutter schon zu spät vorgenommen worden sey; so starb die Mutter dennoch weniger dem Kinde zu gefallen, als sonst das Kind auch diesmal ihr zu gefallen würde haben sterben müssen.*"[627]

Stein rechtfertigte sein Vorgehen, bei dem die Mutter ihr Leben verloren hatte, also über drei Wege. Zunächst einmal benannte er sehr genau die Beckenmaße und argumentierte, dass in diesem Fall weder Wendung noch Zange noch die von ihm ohnehin als nicht sinnvoll erachtete Symphysiotomie Aussicht auf Erfolg gehabt hätte. Diese Argumentation erscheint durchaus plausibel. Die zweite Anmerkung, die Obduktion habe gezeigt, dass der Kaiserschnitt zu spät für die Mutter ausgeführt worden sei, könnte darauf hindeuten, dass Stein aufgrund der Infektion des Uterus ein Grundleiden der Mutter unterstellte, was er aber im Fallbericht nicht weiter ausführt. Neben den von Stein vorgebrachten Faktenargumenten fügte er nun noch eine andere Ebene der Argumentation hinzu. Er begründete seine These zusätzlich normativ, wenn er am Ende des Fallberichts davon spricht, ob die Mutter dem Kinde *„zum gefallen"* gestorben sei. Aus Steins Sicht war der Kaiserschnitt eine für beide potentiell überlebbare Operation, die anderen Optionen hätten aber das klare Todesurteil für den Säugling bedeutet. Er versuchte also durchaus, weder das eine noch das andere Leben zu bevorzugen, gleichzeitig musste ihm bekannt sein, dass die Überlebenschance für die schnittentbundene Frau sehr gering war. Die Alternative jedoch, das lebendige Kind durch Embryotomie *„zu gefallen"* der Schwangeren sterben zu lassen, lehnte er ab. Insgesamt stand ein Geburtshelfer im Falle des für den

---

626 Vgl. Stein: Kleine Werke, 1798, S. 224 f.
627 Ebd., S. 235 f.

Durchtritt des Kindes zu engen Beckenkanals vor der schwierigen Wahl, den sicheren Tod des Kindes in Kauf zu nehmen oder das exorbitant hohe Risiko für die Gebärende, durch den Kaiserschnitt ihr Leben zu verlieren, einzugehen. Diese Wahl würde Stein aufgrund seiner Meinung, dass der Kaiserschnitt durchaus zu überleben war, seinen Schriften entsprechend immer wieder zugunsten des Kaiserschnitts entscheiden – obwohl seine persönlichen Erfahrungen Gegenteiliges zeigten.

Der zweite von Stein durchgeführte Kaiserschnitt ereignete sich am 27. August 1772, also gerade ein halbes Jahr nach der ersten Schnittentbindung an einer Lebenden. Erneut war der Ort der Operation das Accouchirhaus in Kassel. Maria Christina Peterin, geborne Clausin, stellte sich am 16. Mai 1772 erstmals im Geburtshaus vor. Sie war eine 30jährige Erstgeschwängerte, bei der Stein bereits in der Erstuntersuchung aufgrund ihrer geringen Körpergröße von nur „*4 Fuß 5 Zoll heßischen Maaßes*" – also lediglich 1,33 m – den kleinen Beckenmesser anwendete und feststellte, dass die Conjugata diagonalis nur drei Zoll betrug. Er beschloss zu diesem Zeitpunkt bereits, dass unter der Geburt der zusammengesetzte Beckenmesser Anwendung finden müsse. Die Schwangere gab an, in der 35. Woche ihrer Schwangerschaft zu sein, was Stein durch seine Untersuchung korrigierte, da er glaubte, dass sie erst im siebten Monat schwanger sei. Tatsächlich – das betont Stein – hatte er sich in seiner Schätzung nur um acht Tage geirrt. Ob die Angabe der Schwangeren ein wirklicher Irrtum ihrerseits war, oder ob sie auf die frühere Aufnahme in das Accouchirhaus hoffte, in dem sie auf freie Kost und Logis zählen konnte, kann aus den Überlieferungen nicht geklärt werden. Bereits in der erneuten Untersuchung am 27. Juni glaubte Stein zu erkennen, dass die Frau „*zurückgefallen und verblaßt war, daß sie beinahe Schrecken verursachte, und für die Zukunft fast eine schlechte Aussicht machte.*"[628]

Die Wehen begannen am 26. August und Stein ließ schon jetzt alles für einen eventuellen Kaiserschnitt bereit machen. Am nächsten Morgen ergab die Untersuchung eine vor dem Kopf vorliegende Nabelschnur, so dass Stein meinte, diese würde im Falle eines Blasensprungs durch einen Vorfall das Leben des Kindes zusätzlich gefährden, weshalb er mit dem aus seiner Sicht indizierten Kaiserschnitt nicht bis zum Blasensprung warten wollte, um zu sehen, ob derselbe noch einen Geburtsfortschritt bringen konnte. Auch die Untersuchung mit dem zusammengesetzten Beckenmesser ergab eine Beckenweite von drei Zoll. Steins Entschluss zum Kaiserschnitt stand nun fest: „*Das Eis wollte also einmal gebrochen seyn und ich fieng daher an, unter den vernünftigsten Vorstellungen, auf den*

---

628 Stein: Kleine Werke, 1798, S. 240

Kaiserschnitt anzutragen."[629] Er schilderte weiter, welche Überredungskünste notwendig waren, um Maria Christina Peterin von dem Eingriff zu überzeugen: *„Alle meine Beredsamkeit schien lange fruchtlos und vergeblich angewandt zu seyn. Doch ich ließ nicht nach in sie zu setzen; ich gebrauchte gute und böse Worte, ich versprach meine beßte Hülfe, und drohete, sie sonst hülflos zu verlassen. [...] Genug, ich machte mir so viel mit ihr zu schaffen, als je ein anderer schwerlich möchte gethan haben, und ließ es mir ungleich saurer werden, als bey der ersten Person, von der ich ihr Ja viel leichter erhielt. Sie unterließ auch nicht, mir diese Person von vielen Seiten her vorzuwerfen.*"[630] Stein bedrängte die Schwangere weiter, indem er ihr aufzeigte, dass sie sonst unentbunden sterben müsse, so dass er schließlich um 12 Uhr ihre Einwilligung erhielt. Die Schwangere wollte aber zunächst das heilige Abendmahl einnehmen. Dies gewährte ihr Stein, indem er sich samt seiner Schüler eine Stunde entfernte. Weil die Frau immer wieder über Schmerzen in der linken Seite geklagt hatte, hatte Stein beschlossen, die Schnittführung auf der rechten Seite zu machen, da er links den Mutterkuchen vermutete. Dies war aber ein Trugschluss, so dass Stein schließlich die Placenta unter seinem Bistouri hatte, die auch sofort stark anfing zu bluten. Das Messer, das er dieses Mal verwendete, war entgegen dem Bistouri beim ersten Kaiserschnitt sein eigenes, er macht daher in der Fußnote eine kurze Beschreibung davon: *„Alle bisher vorgeschlagenen Messerchen zum Kaiserschnitte haben ihre Mängel und Gebrechen. Diejenigen, welche ich mir habe verfertigen lassen, und bei der Operation ungemein bequem und vortheilhaft zu gebrauchen sind, sitzen beyde auf ihren Heften fest. Das Heft des einen, dessen Schneide convex ist, um den Longitudinalschnitt damit zu verrichten, macht einen stumpfen Winkel mit dem Rücken der Klinge; das Heft des anderen aber, dessen Klinge ungleich schmäler und oben mit einer stumpfen Spitze versehen, die Schneide aber concav ist, um die mit jenem gemachte Wunde zu erweitern, macht einen stumpfen Winkel mit der Schneide der Klinge. Beyde Messerchen liegen also bey ihrem verschiedenen Gebrauche gleichsam wie eine Schreibfeder in der Hand, so daß der unwandelbare und nach einem Winkel abweichende Stiel vom Bistouri dem bestimmten Gebrauche derselben in beyden Fällen vollkommen entspricht.*"[631]

Das Kaiserschnittbistouri Steins (Abb. 18) wurde wie andere Instrumente vom Hofmechanikus Breithaupt gefertigt. In Ernst Gottfried Baldingers *„Magazin für Ärzte"* findet sich eine Anzeige, dass der vollständiger Apparat zum

629 Stein: Kleine Werke, 1798, S. 246
630 Ebd., S. 246 f.
631 Ebd., S. 252

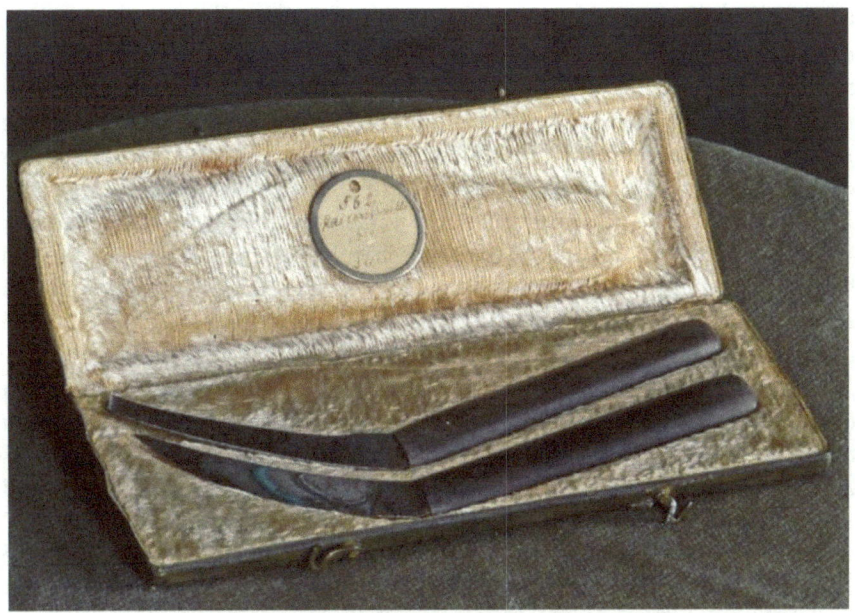

Abb. 18: Das Steinsche Kaiserschnittbistouri. Fotografie aus der Sammlung zur Geschichte der Geburtsmedizin Göttingen, mit herzlichem Dank an Kornelia Drost-Siemon für die unkomplizierte Überlassung der Bilddateien

Kaiserschnitt Steins, bestehend aus dem großen Pelvimeter, dem kleinen Pelvimeter, einem Schraubenzieher zu jedem Instrument, einem *„Frauenzimmer Katheter"*, drei Paar Nadeln von verschiedener Größe und einem Paar Messer zum Kaiserschnitt sammt Etui für 12 Reichsthaler erworben werden konnten.[632]

Aufgrund der Lage der Placenta im Bereich des Schnitts und der dadurch entstandenen Blutung präparierte Stein nun stumpf mit seinen Fingern weiter und entnahm den Mutterkuchen und das Kind zusammen. Wieder wurde nur eine Hautnaht gemacht. Über die Gebärende bemerkte Stein, daß sie sich weniger *„herzhaft und muthig"* verhalten habe wie die Frau bei seinem ersten Kaiserschnitt, gleichzeitig habe sie aber auch *„bey weitem nicht so heftig geschrien, als wohl manche andere Person, auch zuweilen bey der allernatürlichsten Geburt thut."*[633] Tatsächlich konnte das Kind, ein sechseinhalb Pfund schweres Mädchen,

---

632 Baldinger: Magazin für Ärzte, 17/1, 1795, S. 9 ff.
633 Stein: Kleine Werke, 1798, S. 254

lebendig zur Welt gebracht werden. In den drei Tagen nach der Geburt sei es der Wöchnerin sehr schlecht gegangen, andauerndes Erbrechen und Schmerzen sowie Unruhe und Blutungen seien aufgetreten. Trotz des schlechten Allgemeinzustands der Frau suchte Stein die Schuld für das Ausbleiben einer Besserung auch bei der Patientin selbst: *„Denn der Ekel für allen Arzneyen war so stark, als der Eigensinn, sogar in Absicht auf flüßige Nahrungsmittel und Getränke, groß war. Es konnte also gar keine Arzney gebraucht werden, und mußte innerlich alles dem Schicksale überlassen werden."*[634] Auch im Verlauf behauptete Stein, die Patientin habe die ihr angebotenen Arzneien *„aus Eigensinn"* nicht genommen, während er den tagelangen Leidensweg schilderte. So war die Wunde stark infiziert und übelriechend, Erbrechen, Durchfall sowie starkes Fieber und schließlich sogar Maden im Bereich der infizierten Narbe führten schließlich am 16. Tag post operationem zum Tod. Stein resümmierte: *„Man sah der gelungenen Operation ungeachtet den tödtlichen Ausgang vor Augen."*[635] Die Sektion zeigte einen Abszess zwischen Milz und Leber, außerdem die ausgedehnte Wundinfektion und eine durch die entzündliche Reaktion entstandene Verklebung des Darms und der inneren Organe. Trotz der erneuten ausgedehnten Infektion suchte Stein die Schuld für den Tod der Frau nicht bei sich oder bei seiner Operation. So folgerte er aus den Ergebnissen der Sektion, dass der zwischen Milz und Magen befindliche Abszess bereits vor der Operation bestanden habe, dies sei auch der Grund für die von der Frau angegebenen Schmerzen gewesen sowie für den reduzierten Allgemeinzustand bereits vor der Geburt. Darüber hinaus hätte die venerische Erkrankung der Verstorbenen die *„größte Neigung zur Fäulnis und sphacelösen Verderbniß"* verursacht.[636] Dass die Infektion und der Tod der Wöchnerin aufgrund der Operation entstanden sein könnte, zog Stein nicht in Erwägung, obwohl er selbst bemerkte, dass das Verkleben der inneren Organe auch in anderen Fällen mit tödlichem Ausgang für die Mutter berichtet worden sei, die ihm sein Freund Wagler aus Braunschweig mitgeteilt habe. Die Deutung der Geschehnisse fasste Stein folgendermaßen zusammen: *„Es war daher ein Wunder, daß diese Person, nicht so sehr um der venerischen Eigenschaft ihrer Säfte, als um des verschlossenen, innerlichen Geschwüres willen, in einem jeden andern Kindbette, obgleich später, eben sowohl würde gestorben, seyn. Denn bey dieser Gelegenheit mußte natürlicherweiße die Würkung des zweyfachen Uebels weit stärker und schneller seyn. Allein gesetzt, daß die Person kein solches innerliches Geschwür*

---

634 Stein: Kleine Werke, 1798, S. 257
635 Ebd., S. 269
636 Stein: Practische Abhandlung von der Kaisergeburt, 1775, S. 48

gehabt hätte, und nur venerisch gewesen wäre; so frägt es sich: ob die Operation, welche in dem dreyzölligen Becken sonst um so mehr angezeigt war, [...] nicht um des venerischen Uebels willen contraindicirt gewesen wäre? Ob man gleich hier den billigen Unterscheid zwischen der offenbaren und verborgenen venerischen Seuche machen muß, so glaube ich doch, daß die Operation um des Kindes willen in keinem dieser Fälle, am wenigsten aber im gegenwärtigen Falle contraindicirt gewesen wäre [...]. So würde mich auch das von der Operation nicht abgehalten haben, wann ich gleich hätte wissen können, daß die Person, ohne venerisch zu seyn, mit diesem innerlichen Geschwüre behaftet gewesen wäre, weil zur Erhaltung des Kindes durchaus kein anderer Weg war, und man es in diesem Falle mit der Mutter unter allen Umständen auf ein zweifelhaftes Gerathewohl ankommen lassen mußte [...]. So wie übrigens aus den nothwendigen Verletzungen durch die Section erhellet, daß die Operation wohl und gut gemacht war, so hat insonderheit der Erfolg gelehrt, daß die Operation nichts weniger als schlechterdings tödlich war; hierzu hatte die Wöchnerinn zu lange gelebt, und war so wenig an der Operation gestorben, als gewiß sie gar nicht würde gestorben seyn, wann die Wunde nicht auf zweyfache Art, gleichsam zufälligerweise tödlich geworden wäre; denn nur die venerische Complication und der beträchtliche Abdominalabszeß standen dem Leben und Aufkommen der Person im Wege. Ich bin also der vollkommenen Meynung und halte dafür, daß wann die Person jung, gesund und bey Kräften ist, und die Operation vorsichtig und geschickt, besonders auch in Zeiten verrichtet wird, und die Kindbetterinn bey gehörigem Verhalten den nöthigen Gebrauch guter Arzneymittel vernünftig befolgt, die Operation keineswegs schlechterdings tödlich seyn könne, auch sogar nicht einmal in diesem, des mißlichen Sitzes des Mutterkuchens wegen, allergefährlichsten Falle.[637]

An diesem Zitat sind mehrere Dinge bemerkenswert. So machte Stein in der Bewertung der beiden Fälle klare Unterschiede, obwohl beide Wöchnerinnen an einer Infektion gestorben waren. Er bezeichnete trotz der Infektion des Uterus die erste Schnittentbundene Martha Elisabeth Fängerin nicht als venerisch, er sprach sogar in einer gewissen Bewunderung von ihrer Art, die Operation und das kurze Wochenbett bis zu ihrem Tod überstanden zu haben, während er der zweiten Wöchnerin Maria Christina Peterin selbst zumindest einen großen Teil der Schuld an ihrem Tod anlastete. Es gab also durchaus persönliche Sympathien und Antipathien, die Stein in der Behandlung und Bewertung seiner Patientinnen leiteten. Da beide Frauen im Accouchirhaus gebaren, scheint aber auch eine

---

637 Stein: Practische Abhandlung von der Kaisergeburt, 1775, S. 48 f.

gewisse Sympathie in diesem Raum möglich gewesen zu sein, eine Vorverurteilung der Frauen durch Stein kann hier nicht nachgewiesen werden.

Gleichzeitig zeigt das Zitat ein großes Maß an Unbelehrbarkeit. Trotz zweier Todesfälle nach Kaiserschnitt im Rahmen von Infektionen hielt er an seiner Meinung fest, dass der Kaiserschnitt prinzipiell überlebbar war, da er die Ursache für den Tod der Frauen nicht in der eigentlichen Operation, sondern in deren Begleiterkrankungen sah.

Dies zeigte auch sein dritter Kaiserschnitt an der Lebenden. Diesen führte Stein am 19. Dezember 1780 durch, diesmal war der Ort aber nicht das Accouchirhaus. Anwesend waren neben dem Kollegen Böttger auch drei Schüler, namentlich Georg Philipp Lehr, der im Accouchirhaus tätige Chirurg Georg Waldmann, sowie der nicht näher bezeichnete Professor Aubel zu Hanau. Auch zwei Hebammenschülerinnen waren anwesend, die aber namentlich nicht erwähnt werden. Die Patientin war die 34jährige Maria Sophia Dickscheid, geborene Dehnin, Ehefrau eines Schuhmachermeisters. Diese hatte bereits neun Kinder auf natürlichem Wege geboren, nach der Geburt des siebten Kindes jedoch hatte sie eine schmerzhafte *„Gliederkrankheit krampfhafter Natur"* befallen, die Stein kurz beschrieb, da eine klare Benennung der Erkrankung nicht möglich sei. Bereits bei der achten Geburt wurde Stein von der anwesenden Hebamme aufgrund der widernatürlichen Lage des Kindes hinzugerufen. Wegen der schmerzhaften Kontrakturen konnte das Mädchen trotz Wendung nur schwer geboren werden und starb perinatal. Stein riet der Wöchnerin von einer erneuten Schwangerschaft ab, nachdem er sich von dem durch die Erkrankung verengten Becken überzeugt hatte. Eineinhalb Jahre später jedoch, im August 1779, war die Frau erneut hochschwanger. Wieder war statt des Kopfes ein Arm und die Nabelschnur des Kindes vorliegend, wegen Steins Abwesenheit aufgrund von *„Geburtsangelegenheiten einer Dame hohen Standes"* wurde sein Kollege Böttger hinzugezogen, der das Mädchen nach der Wendung nur unter Einsatz des Smellieschen Hakens und dementsprechend verstümmelt und tot auf die Welt bringen konnte.

Als Maria Sophia Dickscheidt am 18. Dezember 1780 mit dem zehnten Kind in den Wehen lag, betreute sie zunächst Frau Weißin, eine Hebammenschülerin. Abends wurde Stein hinzugezogen, der sich aufgrund der Vorgeschichte sofort auf den Weg zu der Gebärenden machte. Er nahm sich nun etwa eine Stunde Zeit, um die durch die Wehen und die Gliederkrämpfe doppelt Leidende genau zu untersuchen. Er wandte jedoch in diesem Fall keinen Beckenmesser an, da er allein durch die manuelle Untersuchung bereits das deutlich verkleinerte und missgestaltete Becken feststellen konnte, er fertigte sogar eine Zeichnung des

Beckens an. Aufgrund der schwierigen Umstände ließ Stein nun nach seinem Kollegen Böttger schicken. Dieser war der Meinung, dass man den Tod des Kindes abwarten und dann versuchen sollte, die Frau durch die Embryotomie zu entbinden, da ihm zufolge der schlechte Allgemeinzustand der Gebärenden gegen einen Kaiserschnitt spräche. Stein führte nun weiter aus: „Dennoch stimmte er mit mir darinnen überein, daß es wenigstens die Schuldigkeit des Geburtshelfers erfordere, der Frau den Vorschlag darzu thun, und ihr, nach einer Vorstellung der beyden Geburtsarten, die Wahl zu lassen."[638] Die Beratung, die Stein nun schilderte, zeigte seine deutliche Präferenz zu Gunsten des Kaiserschnitts. So schilderte er im Falle der Embryotomie, dass man diese erst in vielen Stunden machen könne und die Schmerzen unerträglich sein würden, während er für den Kaiserschnitt eine sofortige schnelle Entbindung in Aussicht stellte. Zwar gab er durchaus zu, dass beide Wege eine große Gefahr für die Gebärende bedeuteten, er schilderte aber den Tod in Folge einer Embryotomie als „fürchterlich", den Tod in Folge eines Kaiserschnitts als „sanft". Entgegen der vorangegangenen Fälle schilderte Stein die Entscheidungsfindung folgendermaßen: „Dennoch sollte es weit von mir entfernt seyn, statt ihr etwas zu raten, sie wozu zu bereden. Sie habe ihren freyen Willen, und ich müsse ihr in beyden Fällen zu Diensten seyn [...]."[639] Da Stein Maria Sophia Dickscheidt in diesem Fall nicht vorschreiben wollte, was zu tun war, wollte diese ihren Mann nach dessen Meinung fragen. Doch hier intervenierte Stein erneut: „Allein, ohne ihn zum Worte zu lassen, fiel ich ihr in die Rede, und machte ihr begreiflich, daß in diesem Fall ihr Mann keine Stimme habe [...]."[640] Insgesamt unterscheidet sich die Art der Entscheidungsfindung deutlich von den beiden Kaiserschnitten im Accouchirhaus. Zwar war Steins Beratung in allen drei Fällen voreingenommen zu Gunsten des Kaiserschnitts, eine wirklich freie Wahl stellte er aber nur im bürgerlichen Umfeld, im Accouchirhaus drohte er der Gebärenden sogar, sie hilflos zurückzulassen. Auch die Hinzuziehung des Kollegen Böttger, die im Falle der beiden im Accouchirhaus vorgenommenen Schnittentbindungen nicht berichtet wird, zeigt die Diskrepanz der Geburtshilfe, die Stein im Accouchirhaus und im bürgerlichen Umfeld ausübte. Er ließ nun sogar die Gebärende mit ihrem Mann allein, damit diese sich ungestört über die Möglichkeiten austauschen konnten. Etwa eine Stunde später erhielt er die Entscheidung, dass Maria Sophia Dickscheidt einen Kaiserschnitt wünschte. Stein ließ daher nach den oben genannten Personen schicken, obwohl es ein Uhr nachts war, und

---

638 Stein: Kleine Werke, 1798, S. 297
639 Ebd., S. 300
640 Ebd., S. 301

ihnen mitteilen, dass er gegen vier Uhr nachts den Kaiserschnitt machen wolle. Da dieser im Hause des Schuhmachermeisters und nicht im Accouchirhospital durchgeführt wurde, ließ Stein die Schwangere quer auf ein Bett legen und stellte sich neben deren Füße, die sie auf einen Schemel gestellt hatte. Wieder machte Stein versehentlich den Schnitt im Bereich der Placenta, er konnte trotzdem ein lebendiges Kind, das Cäsar getauft wurde, entbinden. Anerkennend fügt Stein an, dass die Gebärende die Operation mit angesehen hatte und nur wenig Schmerz geäußert habe. Außerdem sei es eigentlich kaum nötig gewesen, sie festzuhalten. Drei Tage und drei Stunden nach der Operation verstarb Maria Sophia Dickscheidt, laut Stein an *„krampfhaftem Stickflusse"*, also krampfartigem Asthma, das Stein auch für die Zeit des Wochenbetts beschrieb. Die Sektion der Wöchnerin fand am Folgetag statt. Anwesend waren alle beim Kaiserschnitt anwesenden Personen, nur Stein selbst konnte nicht teilnehmen. Einen Grund für seine Abwesenheit nannte er nicht. Das Becken wurde bei der Sektion ausgeschnitten, durch Professor Aubel präpariert und in die Steinsche Beckensammlung aufgenommen. Stein resümmierte, dass die Ursache des Todes der Frau in der krampfartigen Vorerkrankung lag, da sich in der Obduktion keinerlei Zeichen einer Infektion fanden. Stein fügte aufgrund der ungewöhnlichen Umstände noch eine ausführliche Beschreibung des Beckens sowie eine Abbildung desselben ein. Über das Schicksal des geretteten Kindes finden sich unterschiedliche Aussagen. Stein selbst beschrieb, dass das Kind, nachdem es zwei Jahre im Findelhaus gelebt habe, danach zu seinem Vater gekommen wäre, wo es verstarb. In einer Rezension der Kaiserschnittgeschichte findet sich 1783 die Angabe, dass der gerettete Junge lebe und nun dreieinhalb Jahre alt sei.[641]

Wie bereits ausgeführt, war die Indikation für den Kaiserschnitt, die Stein bei drei Pariser Zollen Beckenweite ansetzte, im Hinblick auf andere zeitgenössische Autoren eher als großzügig einzustufen. Dabei ist, wie schon Christina Vanja anmerkte, durchaus erstaunlich, dass Stein den Kaiserschnitt nicht nur im Accouchirhaus, sondern auch im bürgerlichen Umfeld ausführte.[642] Dennoch war die Beratung der Schwangeren durch Stein sowohl durch seine eigene positive Meinung zum Kaiserschnitt als auch von persönlicher Sympathie und Antipathie geleitet. Die Aufzeichnungen zeigen darüber hinaus auch die unterschiedliche Verfahrensweise Steins in Bezug auf den Ort der Geburt. Er verhielt sich im geschützten Bereich des Accouchirhauses deutlich souveräner in Bezug auf die Indikationsstellung zum Kaiserschnitt, was die Konsultation eines weiteren Kollegen im Bereich des bürgerlichen Milieus zeigten. Die Bewertung Marita

---

641 Vgl. Richter: Chirurgische Bibliothek, 6/3, 1783, S. 428 ff.
642 Vgl. Vanja: Kasseler Accouchier- und Findelhaus, 2004, S. 109

Metz-Beckers, dass es als „*Vermessenheit der Ärzte*" interpretiert werden müsse, dass diese Kaiserschnitte an Lebenden zu einer Zeit, in der es weder Antisepsis noch Narkose gab, durchführten, ist zumindest für Georg Wilhelm Stein nicht nachvollziehbar.[643] Dieser begründete sehr genau, warum er in den drei Fällen zur Sectio caesarea schritt, war um die genaue Indikationsstellung bemüht und verurteilte den Kaiserschnitt im Falle eines toten Kindes oder ohne zwingende Indikation. Dies zeigt auch ein Gutachten Steins vom 7. November 1775 zu einem Kaiserschnitt, der durch einen Kollegen in Rudolstadt vorgenommen worden war. Dabei war die durch Stein konstatierte Ursache für die schwere Geburt eine schiefliegende Gebärmutter, aus seiner Sicht wäre eine Wendung angezeigt gewesen. Diese hatten die Ärzte vor Ort auch versucht, Stein urteilte, dass die mangelnde praktische Erfahrung und das große Kind zu den misslichen Versuchen geführt hätten. Er glaubte darüber hinaus, dass das Kind nicht hätte lebend geboren werden können. Nachdem nun bereits perforierende Geräte ebenfalls frustran Anwendung gefunden hatten, wurde die Frau per Kaiserschnitt zu Lebzeiten entbunden und verstarb 30 Stunden später „*am kalten Brande*". Wieder machte Stein nicht den geburtshilflichen Eingriff für diese Erscheinung verantwortlich. Dennoch betonte er, dass die Sectio aufgrund des bereits toten Kindes aus seiner Sicht nicht indiziert gewesen sei.[644]

Der zeitgenössische Diskurs um Alternativen zum Kaiserschnitt zeigt darüber hinaus, welche Möglichkeiten den Geburtshelfern im Falle eines zu engen Beckens blieben, und dass auch die Embryotomie oder die Symphysiotomie für Kind und Mutter lebensbedrohlich waren. Auch die Einwände Steins im dritten Fall gegen eine Entscheidung durch den Ehemann der Gebärenden zeigen, dass er eine gewisse Patientenautonomie durchaus wichtig fand, gleichzeitig erlaubte er sich im Bereich des Accouchirhauses die Einschüchterung der Frauen, wenn er selbst den Kaiserschnitt für indiziert hielt. Die Indikationsstellung selbst hing aber nicht davon ab, ob die schwierige Geburtssituation im Geburtshaus oder im bürgerlichen Milieu stattfand, so dass auch für das Accouchirhaus Kassel und Stein der Kaiserschnitt als geburtshilfliche Verzweiflungstat gewertet werden muss. Dafür spricht die Frequenz des Eingriffs, die als absolute Rarität im Bereich der Steinschen Operationen gelten darf. Der Vorwurf, dass – ähnlich wie

---

643 Metz-Becker: Verwalteter Körper, 1997, S. 215
644 Vgl. Stein, Georg Wilhelm d. J.: Eine der Publicität bisher entgangene Kaisergeburtsgeschichte vom Jahre 1775; aus den Papieren des Oberhofrath Stein, nebst dessen damaligen, von dem die Operation dirigirenden Arzt, abgeforderten Gutachten. In: Ders.: Annalen der Geburtshülfe überhaupt und der Entbindungsanstalt zu Marburg insbesondere. 3. Stück. Leipzig 1809, S. 55–70

für Osiander nachweisbar – das Leben des Kindes in diesen Fällen dem Leben der Mutter vorgezogen wurde, hat angesichts dessen, dass die hohe Mortalität für die Gebärende Stein bekannt war, zwar Bestand, gleichzeitig betonte Stein immer wieder, dass er den Kaiserschnitt für eine potentiell für beide überlebbare Operation hielt, während die Embryotomie als einzige für ihn in Frage kommende Alternative den sicheren Tod für den Fetus bedeutete. Eine Bewertung dieser Wahlmöglichkeit des damaligen Geburtshelfers und so auch Steins ist aus heutiger Sicht kaum möglich.

In den Fällen, in denen Stein den Kaiserschnitt im Accouchirhaus durchführte, bediente er sich einer weiteren eigenen Erfindung zur Lagerung der Patientinnen – dem Steinschen Geburtsstuhl.

4.4 Die richtige Lage zur Geburt, Steins Geburtsstuhl und -bett

Die Diskussion um die richtige Lage zur Geburt war ein wichtiger Punkt des damaligen zeitgenössischen Diskurses – auch zur Abgrenzung der akademischen Geburtshilfe von derjenigen der Hebammen. Stein selbst nahm in seinen Lehrbüchern ausführlich Stellung zu dieser Frage und war durchaus offen für unterschiedlichste Lagen, wenn diese der Mechanik der Geburt zuträglich waren. Dabei schloss er auch eine kniende Lage oder den Vierfüßlerstand mit ein. Er hob dabei hervor, dass eine beständige Lage in der Geburt hinderlich sei. Er veröffentlichte 1772 den Entwurf seines eigenen Geburtsstuhls und -betts (Abb. 19/20) mit der Schrift: *„Kurze Beschreibung eines neuen Geburtsstuhls und Bettes, sammt der Anweisung zum vortheilhaften Gebrauch desselben“*.[645]

Bezüglich der Rezeption und Verbreitung muss dieser als eine der bedeutendsten Erfindungen Steins eingeschätzt werden. Das zeigen zum einen die große Anzahl der Rezensionen, die sich zu seiner Zeit mit diesem Geburtsstuhl befasst haben, aber auch die vielen Weiterentwicklungen. Auch Stein selbst schätzte den Geburtsstuhl in dem Buch *„Kleine Werke zur praktischen Geburtshilfe“* 1798 als ein bedeutendes Werk ein: *„Ein brauchbarer Geburtsstuhl ist unstreitig das erste Werkzeug, dessen ein practischer Geburtshelfer bedarf. Das ist die Ursache, warum ich mit der Beschreibung dieses Meuble's den Anfang mache.“*[646] Er berichtete

---

645 Stein, Georg Wilhelm: Kurze Beschreibung eines neuen Geburtsstuhls und Bettes sammt der Anweisung zum vortheilhaften Gebrauche desselben, als Einladungsschrift zu Vorlesungen über die Entbindungskunst. Kassel 1772, S. 2

646 Stein, Georg Wilhelm: Beschreibung eines neuen Geburtsstuhls und Bettes sammt der Anweisung zum vortheilhaften Gebrauch desselben. In: Stein: Kleine Werke, 1798

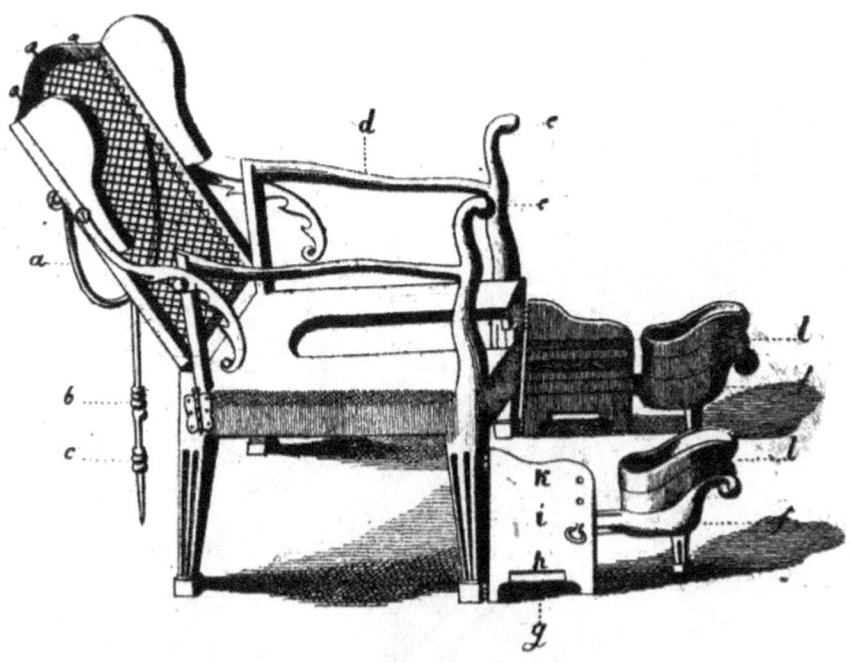

Abb. 19: Steinscher Geburtsstuhl, Seitenansicht. Abb. aus: Stein, Georg Wilhelm d. J.: Georg Wilhelm Stein's Anleitung zur Geburtshülfe, zum Gebrauche bey Vorlesungen. Zweiter Theil. Marburg 1805, Kupfertafeln

darüber hinaus, dass der Stuhl bereits mehrfach nach Russland, Frankreich und in das deutsche Reich verschickt worden sei.

Als Hauptmotiv zur Erfindung eines neuen Geburtsstuhls gab Stein an, dass aus seiner Sicht die in Deutschland bisher verbreiteten Hebammenstühle eine *„fürchterliche und fast schreckhafte Gestalt"* aufwiesen und eher *„Marterstühle oder Folterbänke"* genannt zu werden verdienten.[647] Dabei war aus Steins Sicht insbesondere die steile Lehne der Hebammenstühle ein Grund für Dammverletzungen oder sogar mögliche Todesursache der Gebärenden. Die Hebammen würden darüber hinaus die Schwangeren viel zu früh in die Hebammenstühle zwingen. Er fügte für diese Behauptung eine Geburtsgeschichte an, die ihm sein Freund Wagler, der an den meisten der Erfindungen Steins durch seine Korrespondenz beteiligt war, mitgeteilt hatte, derzufolge es aufgrund eines unbeweglichen Stuhls und der *„Unerbittlichkeit der Hebamme"* bei einer Frau mit

---

647 Stein: Kleine Werke, 1798, S. 8

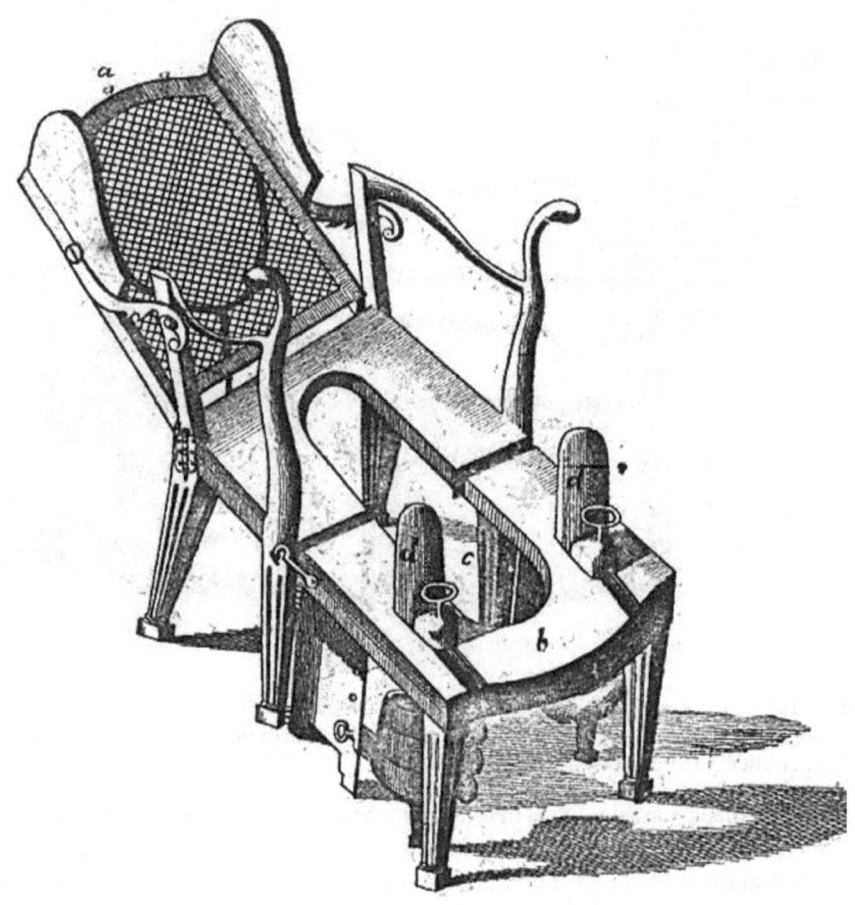

Abb. 20: Steins Geburtsstuhl, zum Bett ausgeklappt. Abb. aus Stein, Georg Wilhelm d. J.: Georg Wilhelm Stein's Anleitung zur Geburtshülfe, zum Gebrauche bey Vorlesungen. Zweiter Theil. Marburg 1805, Kupfertafeln

„stark überhängendem Leibe" zu einer Uterusruptur mit nachfolgendem Tod der Gebärenden und des Kindes gekommen sei. Stein führte weiter aus, dass es wissenschaftlichen Geburtshelfern und geschickten Hebammen bekannt sei, dass eine beständige Lage in der Geburt nachteilig sei und dass im jeweiligen Fall entschieden werden müsse, welche Lage zur Geburt am besten sei, *„die unter den Deutschen übliche und fast allgemein gewordene beynahe aufrecht sitzende Stellung einer Person in der Geburt auf dem Stuhl"*, *„die rückwärtige Lage auf dem*

Bette" gemäß französischem Vorbild oder *„wohl gar zuweilen die Gewohnheit der Engländer"* mit Seitenlage auf dem Bett.[648] Diese müssten auch innerhalb einer Geburt häufig variiert werden.

Diesbezüglich sei ein Geburtsstuhl mit beweglicher Lehne, die bis zur kompletten Liegeposition abgesenkt werden könne, am vorteilhaftesten. Stein führte weiter aus, dass die bereits vorhandenen Deventerschen Stühle diese Anforderung zwar erfüllten, sie aber erstens noch nicht *„überall eingeführt"*, zweitens *„besonders für Personen von Stande, weder allzubequem, noch allzuanständig und vortheilhaft erfunden und eingerichtet"* seien.[649] Er hatte daher anlässlich der bevorstehenden Geburt einer Offiziersfrau diesen Stuhl bauen lassen, die er am 3. Dezember 1770 entbunden hatte.

Bei dem nun von Stein neu vorgestellten Möbel handelte es sich um einen hölzernen Stuhl, dessen Rückenlehne nach bereits bekannter Deventerscher Art verstellbar war. Darüber hinaus war er aus mehreren Stücken gefertigt, die samt der zugehörigen Matratzen auseinandergebaut in einem Kasten transportabel waren. Im Normalfall sollte die Gebärende am Anfang der Geburt sitzen und der Oberkörper immer weiter abgesenkt werden, bis zum Ende der Geburt die liegende Stellung eingenommen werden sollte, insbesondere um durch Umgehung der Schwerkraft Geburtsverletzungen vorzubeugen. Gleichzeitig sollte es möglich sein, notwendige Geburtsoperationen auch auf dem Stuhl vorzunehmen.

Die Verbesserungen, die Stein gegenüber dem Deventerschen Modell hervorhob, waren folgende: Sein Stuhl habe den Vorteil, dass er im Sitzbrett einen Ausschnitt habe, der im Gegensatz zu den herkömmlichen Hebammenstühlen eine verbesserte Form habe, indem er hinten mehr, vorne aber weniger ausgeschnitten sei. Dieser Ausschnitt sei gerade ein Vorteil gegenüber den Geburtsbetten, da durch ihn der Abfluss von Flüssigkeiten ebenso vereinfacht werde wie die Untersuchung und gegebenfalls notwendige Operationen. Der Stuhl enthielt darüber hinaus ein kleines Brett, mit dem der Ausschnitt ausgefüllt werden konnte, so dass der Stuhl zu einem *„vollkommenen Ruhebettchen"* umgebaut werden konnte – insbesondere für die Zeit nach der Geburt. Neben den *„in die Augen fallenden Vorzüge[n] der Bequemlichkeit und Zierde vor anderen Geburtsstühlen"* habe Stein die Fußtritte in einem Winkel angebracht und sie insofern flexibel gestaltet, dass sie je nach Konstitution der Frau individuell verlängert oder verkürzt werden könnten. Dies sollte, genau wie die neu gestalteten Handgriffe, dazu beitragen, dass die Wehen besser verarbeitet werden können. So solle

---

648 Stein: Kleine Werke, 1798, S. 10
649 Ebd., S. 13

die Gebärende nicht wie bisher die Handgriffe dazu verwenden, sich weiter in den Stuhl hineinzudrücken, sondern vielmehr an den Griffen ziehen.

Spätere Modifikationen durch Stein selbst waren erneute Veränderungen des Ausschnitts, der Füße um des festeren Standes willen, der Einführung der Verstellbarkeit in der Höhe der Fußtritte und kleinere Veränderungen, die aber nichts am Gebrauch des Stuhls änderten.

1790 veröffentlichte Steins Schüler Osiander eine *„Abhandlung vom Nutzen und der Bequemlichkeit eines Steinischen Geburtsstuhls"*, in der er die Erfindung seines Lehrers noch einmal ausführlich darstellte. Damit schloss er insofern eine Lücke, als dass das Originalprogramm Steins mittlerweile derart vergriffen war, dass selbst Osiander keines vorliegen hatte.[650] Dieser hatte aber acht Jahre zuvor einen Stuhl mit in seine Heimat Kirchheim unter Teck genommen und dieses als Modell genutzt, um es weiter in der Gegend zu verbreiten. So hatte seit der Erfindung Steins für die Offiziersgattin eine allgemeinere Version des Geburtsstuhls Verbreitung gefunden, in der auf kostspielige Details wie geschweiftes Holzwerk, eine Rückenlehne aus geflochtenem Rohr sowie Polster aus feinem Stoff verzichtet worden war. Interessant an der Schrift Osianders sind die Beantwortung der Vorwürfe, die gegen den Steinschen Stuhl gemacht worden waren. So scheint der Preis des Stuhls ein Problem gewesen zu sein. Osiander meinte daher, dass diese eher *„nur für Städte, reiche Dörfer, für Geburtshelfer und vermögliche Privatpersonen"* eine sinnvolle Anschaffung sei.[651] Für arme Dörfer machte er Vorschläge, wie er noch günstiger verfertigt werden könnte. Ein anderer Vorwurf sei es, dass der Stuhl zu niedrig sei, ein weiterer, dass das Sitzbrett zu lang ausgeschnitten sei. Darüber hinaus war der Stuhl so schwer, dass er in der Kiste von zwei starken Personen getragen werden musste. Dass es eine durchaus rege Diskussion um den Steinschen Geburtsstuhl gab, beweist auch ein Artikel im *„Almanach für Aerzte und Nichtaerzte"* von 1790, der den Titel *„Stein's Geburtsstuhl mit einigen Anmerkungen wider seine Tadler"* trägt und in dem eben diese Tadler als *„Schwachköpfe, Verleumder, Heuchler"* bezeichnet werden.[652] Einige weitere Aspekte dieses Artikels sind darüberhinaus erwähnenswert. So schrieb Fielitz, dass Röderer sich in die französischen Geburtsbetten seines Lehrers Levrets *„zu sehr verliebt"* habe. Der Geburtsstuhl Steins kann also demnach auch als eine

---

650 Rothe: Handbuch für die medizinische Litteratur, 1799, S. 619: *„Steins eigne Beschreibung s[eines] Geburtsstuhls ist vergriffen, daher Os[ianders] Abh[andlung] um so erwünschter."*
651 Osiander: Steinischer Geburtsstuhl, 1790, S. 29 f.
652 Fielitz, Friedrich Gottlieb Heinrich: Stein's Geburtsbettstuhl mit einigen Anmerkungen wider seine Tadler. In: Gruber, Christian Gottfried: Almanach für Aerzte und Nichtaerzte. Jena 1790, S. 27 ff.

Emanzipation von der sonst auch von ihm deutlich favorisierten französischen Geburtshilfe seines Lehrers gesehen werden, wenngleich der Geburtsbettstuhl durchaus als Bindeglied zwischen französischem Geburtsbett und deutschem Geburtsstuhl gesehen werden kann.

Insgesamt gab es insbesondere zeitnah nach der Veröffentlichung zahlreiche positive Rezensionen der Erfindung Steins. So rühmte August Gottlieb Richter 1773 den Geburtsstuhl als *„sehr wichtige Erfindung"*[653], ebenfalls 1773 fanden sich in der *„Auserlesenen Bibliothek der neuesten deutschen Litteratur"*[654], in den *„Göttingischen Anzeigen von Gelehrten Sachen"*[655] und bereits 1772 in den *„Frankfurter gelehrten Anzeigen"*[656] jeweils mehrseitige Artikel zur Anzeige dieser Innovation.

Der Preis schien sich durchaus zu unterscheiden, je nachdem, wo der Stuhl gefertigt wurde. So findet sich in Baldingers *„Magazin für Ärzte"* die Angabe, dass der Stuhl samt der Kiste in Kassel beim Hofmechanikus Johann Christian Breithaupt für 40 Reichstaler erworben werden konnte.[657] Bei Osiander findet sich ein Preis von 33 Gulden, Stein selbst schrieb von einem Preis von 60 bis 80 Gulden bei Schreinermeister Nicolaus Bender in Marburg, in der *„Allgemeinen deutschen Bibliothek"* findet sich ein Preis von sechs bis zwölf Louisd´or[658] – allerdings auch zu jeweils unterschiedlichen Zeiten, so dass unklar ist, welche Rolle hier beispielsweise eine Inflation gespielt haben könnte. Auch eine Umrechnung der verschiedenen Währungen ist methodisch schwierig. Dennoch beweisen die Preisangaben in unterschiedlichen Währungen zu verschiedenen Zeiten, dass der Steinsche Geburtsstuhl große Verbreitung gefunden hatte.

Dies zeigt auch eine in der *„Allgemeinen deutschen Bibliothek"* 1775 erschienene Anzeige, in der es heißt: *„Denn es sind deren [Steinische Geburtsstühle – N.L.] seitdem viele versendet worden, und er hat so viel Beyfall gefunden, daß es das Ansehen gewinnt, als werde dieses nützliche Meubel künftig einen Artickel der Aussteuer ausmachen."*[659] Dabei war es nicht unüblich, einen Gebärstuhl als einen Teil der Aussteuer zu verschenken, der in vielen Haushalten vorhanden

653 Vgl. Richter: Chirurgische Bibliothek, 2/2, 1773, S. 171
654 Vgl. Auserlesene Bibliothek, 1773, S. 64 ff.
655 Vgl. Göttingische Anzeigen von Gelehrten Sachen unter der Aufsicht der Königl. Gesellschaft der Wissenschaften. 47. Stück. Göttingen 1773, S. 401 ff.
656 Frankfurter gelehrte Anzeigen vom Jahr 1772. Frankfurt am Main 1772, S. 813 ff.
657 Baldinger: Magazin für Ärzte, 17/1, 1795, S. 9ff.
658 Lousd´or: französische Goldmünze
659 Wagler, K.G.: Stein, G.W.: Kurze Beschreibung eines neuen Geburtsstuhles und Bettes, samt der Anweisung zum vortheilhaften Gebrauche desselben. In: Allgemeine deutsche Bibliothek. 23. Bd. Zweites Stück. Berlin; Stettin 1775, S. 502 ff. Einschränkend muss zu diesem Urteil angemerkt werden, dass Wagler ein enger Vertrauter Steins war.

war. Zu den ärmeren Gebärenden brachten in dieser Zeit Hebammen den Gebärstuhl mit, der teilweise von den Gemeinden vorgehalten und ausgeliehen werden konnte.[660]

Trotz dieses Erfolgs gab es – wie bereits an Osianders Schrift zu sehen – am Geburtsstuhl auch einige Kritikpunkte, die verschiedene Geburtshelfer durch Modifikationen zu verbessern suchten.

Osiander selbst veröffentlichte solch eine Modifikation (Abb. 21). Der für seine operationsfreudige Art bekannte Geburtshelfer legte seinen Fokus eher auf die Möglichkeit, geburtshilfliche Operationen auf dem Stuhl zu verrichten, die Bequemlichkeit für die Gebärende stellte er ausdrücklich hinten an. Er änderte den Mechanismus zur Verstellbarkeit der Rückenlehne von der dort angebrachten Eisenstange bei Stein zu beweglichen Streben, mit der Begründung, dass die Eisenstange sowohl am Boden der Gebärstelle als auch bei demjenigen, der den Stuhl aufstellte, Schaden anrichten könne. Darüber hinaus änderte er die Sitzhöhe, den Sitzausschnitt, und die Fußtritte wurden durch einen Schemel ersetzt. Die Armlehnen hielt Osiander für entbehrlich, da sie dem Zugang des Geburtshelfers zur Gebärenden im Wege sein konnten und, entfernte sie, Haltegriffe wurden aber belassen.[661]

Eine andere Weiterentwicklung des Steinschen Geburtsstuhls legte Elias Siebold vor (Abb. 22/23). Die entsprechende Veröffentlichung widmete er 1804 dem 1803 verstorbenen Stein *„aus wahrer Hochachtung für seine Verdienste um die Entbindungskunst überhaupt und um die Verbesserung des Geburtsstuhls insbesondere".*[662] Er behauptete trotz der Osianderschen Neuauflage des Stuhls, dass seit Stein keine nennenswerte Innovation mehr zu verzeichnen gewesen sei. Zunächst habe sich auch Siebold der Steinschen Variante des Geburtsstuhls bedient, auch er fand ihn zu niedrig, wenngleich er anerkannte, dass die niedrige Höhe bezüglich der Bequemlichkeit und der Sicherheit für die Gebärende

660 Vgl. Kuntner, Lieselotte: Geburt und Mutterschaft im Kulturvergleich. In: Metz-Becker, Marita; Schmidt, Stephan: Gebärhaltungen im Wandel. Marburg 2000, S. 52–87; S. 70 f.

661 Vgl. Osiander, Friedrich Benjamin: Osiander´s Geburtsstelle, oder Beschreibung und Abbildung des Geburtsgestells, welches nach dem in dem Handbuch des Hofraths und Professors der Entbindungskunst Friedrich Benjamin Osiander´s dargelegten Grundsätzen eingerichtet, von ihm erfunden und durch eigenen und anderer vieljährigen Gebrauch erprobt ist. Tübingen 1821

662 Siebold, Elias: Abhandlung über den neuen von ihm erfundenen Geburtsstuhl. Weimar 1804

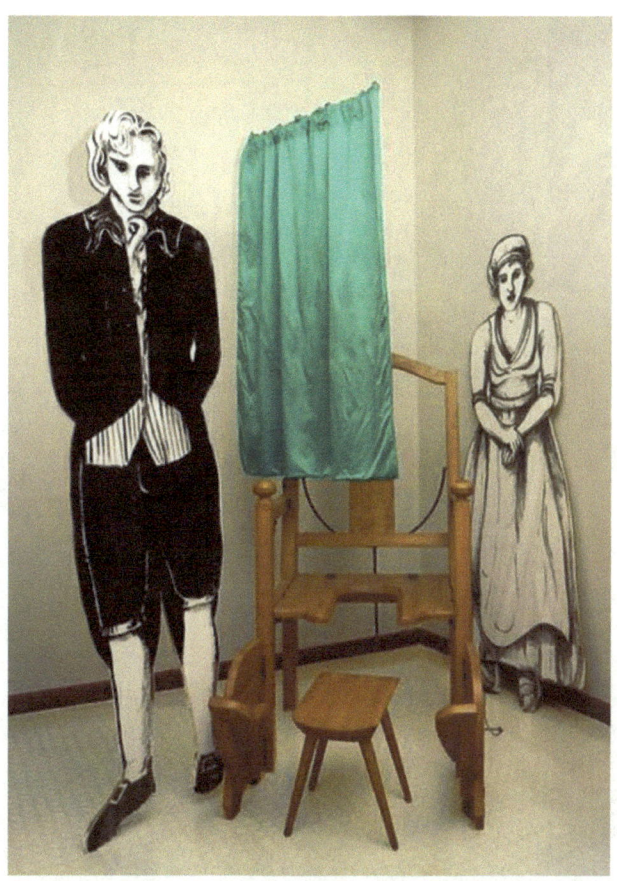

Abb. 21: Nachbildung eines Steinschen Geburtsstuhls nach Osianders Abwandlung. Fotografie aus der Sammlung zur Geschichte der Geburtsmedizin Göttingen

und das Kind Vorteile habe, zur Verrichtung von geburtshilflichen Operationen sei diese Höhe aber hinderlich. Auch Johann Christian Stark und, wie oben beschrieben, Osiander hatten Siebold zufolge die Höhe bereits geändert. Der Diskrepanz, die aus der für natürliche Geburten vorteilhaften niedrigen Höhe des Sitzteils, die dem Steinschen Stuhl vorbehalten war, und der notwendigen Höhe zur Ausführung von Instrumentaloperationen setzte Siebold nun ein in der Höhe verstellbares Sitzbrett sowie verstellbare Fußtritte entgegen. Auch der

208

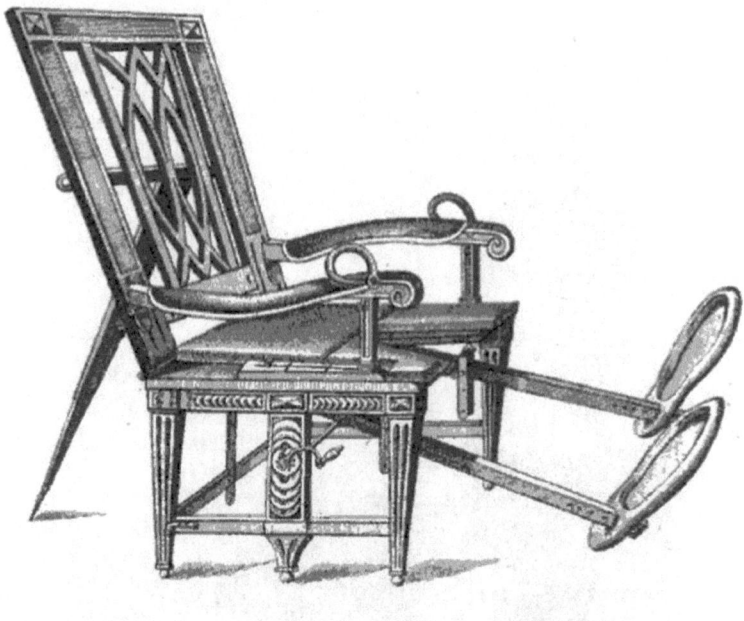

Abb. 22: Steinscher Geburtsstuhl nach Veränderung durch Siebold, Seitenansicht. Abb. aus Siebold: Geburtsstuhl, 1804

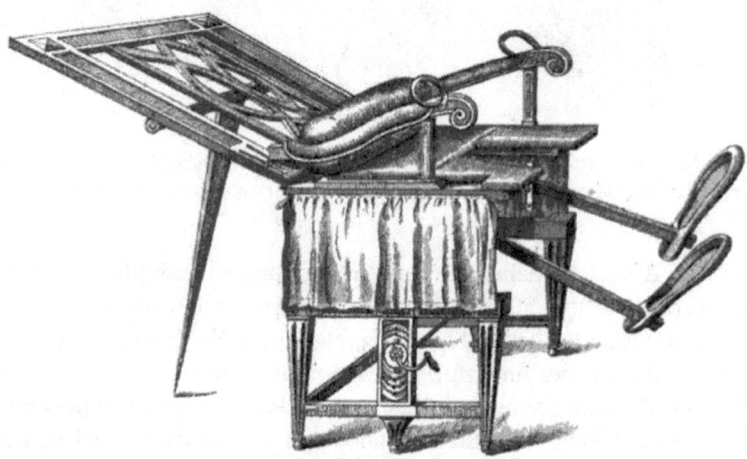

Abb. 23: Steinscher Geburtsstuhl nach Veränderung durch Siebold. Abb. aus Siebold: Geburtsstuhl, 1804

Diskussion um den richtigen Sitzausschnitt begegnete er in ähnlicher Weise mit einer größeren Variabilität.[663]

Die Diskussion um die richtige Höhe von Geburtsstühlen wurde auch außerhalb Deutschlands geführt, wie ein Artikel im *„Journal der practischen Arzneykunst und Wundarzneykunst"* zeigt, der 1796 berichtet, dass im Entbindungshaus in Kopenhagen Geburtsstühle üblich seien, die die Höhe von niedrigen Tischen hätten. Dem Autor zufolge könne es nicht hingenommen werden, dass man aufgrund des Wohlstandes eine niedrige Höhe wähle, wenn geburtshilfliche Operationen dadurch erschwert und Menschenleben geopfert würden.[664]

Bezüglich der richtigen Gebärhaltung erschienen einige aktuelle Stellungnahmen, die auch historische Gesichtspunkte berücksichtigten. Auch der Steinsche Geburtsstuhl geriet dabei in den Fokus der Forschungen.

Bezogen auf den Steinschen Stuhl kann bemerkt werden, dass dessen Verbreitung aufgrund der Vielzahl der Geburtsstühle, die damals erfunden wurden (1810 umfasst ein Verzeichnis von Geburtsstühlen und -betten 56 Modelle) durchaus hervorhebenswert erscheint.[665] Der von Irmtraut Sahmland erhobene Befund, dass man den Gebärstuhl Steins *„als den Ausgangspunkt, den Prototyp einer ganzen Serie sich daran anschließender Konstruktionen"* sehen kann, der als Bindeglied zwischen deutschem Geburtsstuhl und französischem Geburtsbett gelten kann, ist angesichts der vorliegenden Primärliteratur nachvollziehbar. Darüber hinaus findet sich hier die Entwicklung nach dem Steinschen Stuhl hin zu mit den Vorzügen des Stuhls ausgestatteten Geburtsbetten, beispielsweise nach Modellen von Elias von Siebold oder Bernhard Christoph Faust. Der Prozess, der unter anderem durch Stein befördert wurde, wird hier treffend zusammengefasst: *„Der Paradigmenwechsel in der Geburtsstellung vom Gebärstuhl zur horizontalen Lagerung im Geburtsbett korrespondiert zeitlich mit der Etablierung der Geburtshilfe als akademische Disziplin [...]. Der sich vollziehende Wandel wird einseitig getragen von akademisch gebildeten Geburtshelfern, damit einher geht eine sehr umfängliche Kritik am Gebärstuhl. Gleichwohl wird ihm das Geburtsbett nicht antithetisch oder kontrapunktisch entgegengesetzt, sondern*

---

663 Siebold, Elias: Abhandlung über den neuen von ihm erfundenen Geburtsstuhl. Weimar 1804

664 Vgl. Hufeland, Christoph Wilhelm: Journal der practischen Arzneykunde und Wundarzneykunst. 2. Bd. Drittes Stück. Jena 1796, S. 603 f.

665 Vgl. Sahmland, Irmtraut: Gebärpositionen aus Sicht der akademischen Medizin um 1800. In: Metz-Becker, Marita, Schmidt, Stephan: Gebärhaltungen im Wandel. Kulturhistorische Perspektiven und neue Zielsetzungen. Marburg 2000, S. 9–30; S. 9 f.

der Weg verläuft typologisch über den Zwischenschritt des Gebärstuhlbettes oder Gebärbettstuhles."[666]

Für Stein ist jedoch nicht nachweisbar, dass er durch die Einführung seines Geburtsstuhls die operative Geburtshilfe befördern wollte – das Gegenteil beweist die zeitgenössische Kritik. So war der Stuhl im Gegensatz zu anderen nachfolgenden Stühlen sehr niedrig, was eher der Sicherheit der Frau und des Kindes dienlich war als der bequemen Operation für den Geburtshelfer. Tatsächlich entsprachen die Empfehlungen Steins für die beste Gebärhaltung durch die Hinweise, dass die Frauen in jeder für die Geburt förderlichen Position gebären dürften, zum Teil auch heutigen modernen Denkweisen. Gleichzeitig war der Geburtsbettstuhl Teil einer Bewegung hin zur horizontalen Gebärposition, die in heutigen Zeiten mühsam wieder durchbrochen werden musste.

4.5 Der Streit um die Milch- und Brustpumpe

Eine aus den anderen Veröffentlichungen Steins deutlich herausfallende Erfindung ist die Milch- und Brustpumpe (Abb. 24/25/26). Ungewöhnlich erscheint sie, da Stein weder in seinen sonstigen Erfindungen noch im Rahmen seiner Lehrbücher besonderes Augenmerk auf das Wochenbett legte. Die Milch- und Brustpumpe kann als einziges Zeugnis dafür gesehen werden, dass Stein sich wissenschaftlich auch dieser Periode widmete. 1773 veröffentlichte er die Erfindung als Einladungsschrift zu Vorlesungen über die Chirurgie und Entbindungskunst. Gleichzeitig bildet die Entstehungsgeschichte der Milch- und Brustpumpe ein Beispiel für eine kollegiale Rivalität Steins.

Stein schrieb in seiner Veröffentlichung, dass auch in diesem Fall die Korrespondenz mit seinem Freund Wagler zur Idee beigetragen habe. Stein wollte hier ein besseres Werkzeug liefern als die bisher bekannten den Schröpfköpfen ähnlichen Flaschen und Gefäße der *„Saugefrauen"*. Aufgrund der geringen Saugleistung dieser Gefäße seien *„tobakspfeifenförmige Instrumente"* gebräuchlich geworden, die durch das Ansaugen mit dem Mund betrieben wurden und eine deutlich bessere Leistung erzielen konnten. Zuletzt seien diesen Mechanismen *„Blasebälge[]"* hinzugefügt worden. Stein wollte nun eine *„schicklichere"* Pumpe erfinden, die eher dem natürlichen Saugvorgang beim Kind nachempfunden sei. Er habe daher bezüglich des Mechanismus Professor Johann Gottlieb Stegmann zu Hilfe gebeten. Es ergaben sich trotzdem Probleme bei der Ausführung der Idee, die Pumpe eher einer Luftpumpe nachzuempfinden, die erst durch einen

---

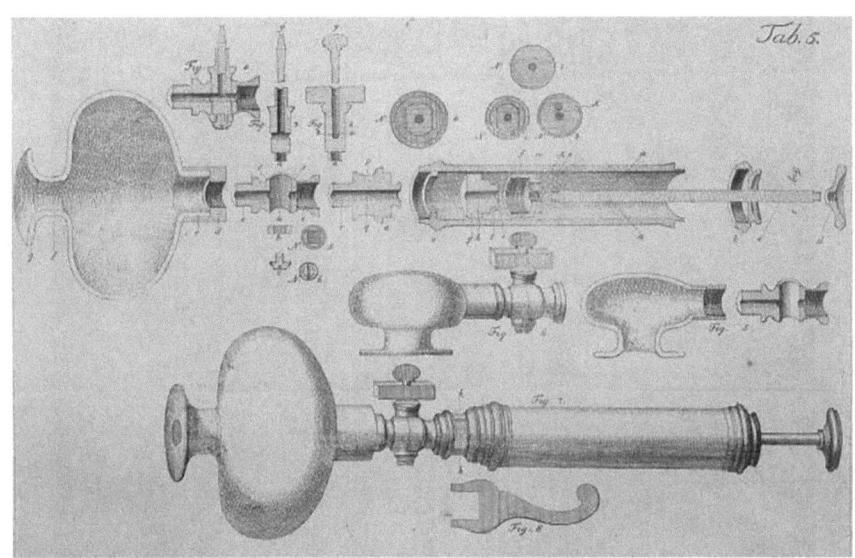

Abb. 24: Brust- und Milchpumpe. Abb. aus Stein: Kleine Werke, 1798

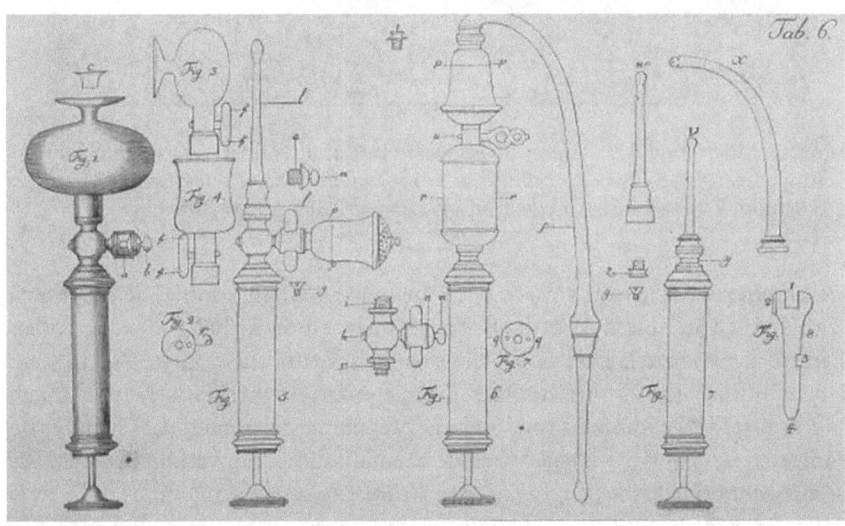

Abb. 25: Brust- und Milchpumpe. Abb. aus Stein: Kleine Werke, 1798

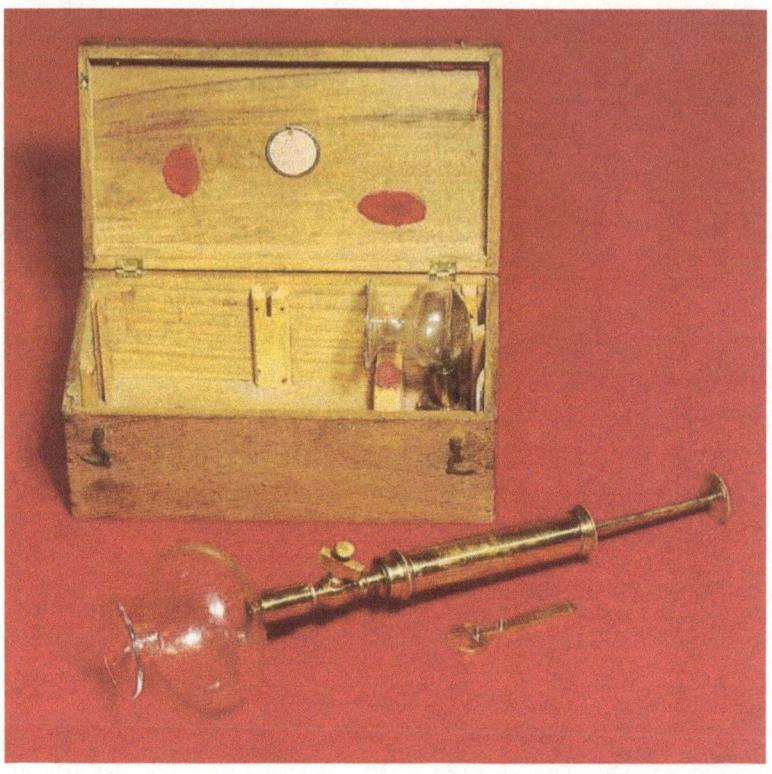

Abb. 26: Milch- und Brustpumpe Steins. Abb. aus Kuhn; Tröhler: Armamentarium Gottingense, 1987, S. 136: *„Sie befindet sich in einem hölzernen Kasten, ist aus Messing gefertigt und hat zwei auswechselbare Sauggläser von 9 und 4,5 cm Durchmesser."*

„durchreisenden englischen Mechanico" behoben werden konnte, bei dem Stein beim Besuch in einem Wirtshaus eine Pumpe entdeckt habe, die als Vorlage dienlich gewesen sei. Dies hob Stein aus dem Grund hervor, weil es in Folge der Erfindung der Pumpe zu einer Kompetenzstreitigkeit zwischen Stegmann und ihm selbst gekommen war. So habe Stegmann behauptet, der Erfinder der Pumpe zu sein, und Stein beanspruchte ebenfalls diese Innovation für sich: *„Dies ist die wahre Geschichte, [...] mag auch Krünitz in seiner öconomischen Encyclopedie, unter dem Artikel Brustpumpe, gesagt haben, was er will, und mag auch der verstorbene Professor Stegmann unverschämt genug geschrieben haben, was er*

gewollt hat; genug!"[667] In dem von Stein angesprochenen Artikel wird Stegmann als der wahre Erfinder genannt, weil dieser bereits 1772 die Pumpe in deutschen und französischen Journalen öffentlich angekündigt habe.[668] Tatsächlich hatte es mehrere Veröffentlichungen zu dieser Pumpe gegeben. So hatte Stein im August 1773 seine Schrift zur Milch- und Brustpumpe[669] herausgegeben, ein Jahr später veröffentlichte auch Stegmann eine Schrift zu diesem Instrument[670] – allerdings mit deutlich allgemeinerem Titel im Vergleich zur speziellen geburtshilflichen Anwendung bei Stein. Auch der Hofmechanikus Breithaupt sah sich zu zwei Publikationen berufen, die Stein später als Anhang in seinen *„Kleinen Werken zur practischen Geburtshilfe"* neu auflegen ließ. Im Dezember 1773 schrieb Breithaupt eine allgemeine Gebrauchsanweisung zu dem Gerät samt Preisangaben, die er den versendeten Exemplaren beifügte, sah sich aber nach Stegmanns Veröffentlichung im Dezember 1774 noch einmal zu einer Veröffentlichung gezwungen, in der er Partei für die Version Steins um die Entstehungsgeschichte des Apparats ergriff. Er nannte die Pumpe in dieser Schrift *„Zankmaschine"* und beschrieb, dass er sich sehr über die zahlreichen positiven Rezensionen zu Stegmanns Veröffentlichung gewundert habe – den Namen Stegmann nannte er aber nicht explizit.[671]

Bei dem Gerät handelte es sich um ein mit einem Luftkompressionskörper versehenes Rauchtabaksklistier.[672] Es sollte mittels verschiedener Aufsätze sowohl als Blasen- und Gebärmutterklistier, als Milch- und Brustpumpe als auch als Schröpfmaschine Anwendung finden.

Anhand der Abbildungen wird bereits die mechanische Komplexität des Geräts ersichtlich. Die von Breithaupt jedem Instrument beigefügte Gebrauchsanweisung bestätigt die schwierige Handhabung.

---

667 Stein: Kleine Werke, 1798, S. 52

668 Vgl. Krünitz, Johann Georg: Oeconomische Encyclopädie oder allgemeines System der Land-, Haus- und Staats-Wirthschaft in alphabetischer Ordnung. Berlin 1776, S. 143 f.

669 Stein, Georg Wilhelm: Kurze Beschreibung einer Brust- und Milchpumpe sammt der Anweisung zum vortheilhaften Gebrauch bey Schwangern und Kindbetterinnen. Kassel 1773

670 Stegmann, Johann Gottlieb: Kurze Beschreibung einer Saug- und Druck-Pumpe, wie beyde angewendet und gebraucht worden zu einer Brust- oder Milch-Pumpe, verschiedenen Arten von Spritzen, Schröpf- und Rauchtobaksklistir-Instrument. Nebst einer Anzeige eines besonderen Rauchtobaksklistir-Instruments. Kassel 1774

671 Vgl. Stein: Kleine Werke, 1798, S. 86 ff.

672 Zur Verwendung von Rauchtabaksklistieren vgl. Tröhler; Kuhn: Armamentarium Gottingense, 1987, S. 142 f.

Auch die Steinsche Schrift enthielt eine ausführliche technische Beschreibung zu den oben abgebildeten Kupfertafeln, auf die hier nicht näher eingegangen werden soll. Die mechanische Komplexität zeigt aber einmal mehr, dass Stein neben der Geburtshilfe großes Interesse an physikalischen und mechanischen Fragestellungen hatte, wenngleich er zur Ausführung dieses Instruments zumindest Hilfe von seinem Kollegen Stegmann und dem Hofmechanikus Breithaupt benötigte.

Stein gab bezüglich der Anwendung als Milch- und Brustpumpe zu bedenken, dass das natürliche Stillen nach der Geburt häufig zu Milchfieber und Schäden beim Kind führte. Dabei nahm er an, dass die Milch, die in einer entzündeten Brust entsteht, „verdorben" sei. Er führte die Ursachen für das Milchfieber auf zu frühes und häufiges Anlegen einer unvorbereiteten Brust zurück und empfahl nun, zur Vorbereitung der Brustwarzen bei Erstgebärenden seine Pumpe bereits acht Tage vor der zu erwartenden Niederkunft zu applizieren und zusätzlich mit Lavendelspiritus einzureiben. Ab dem Tag der Geburt aber sollten alle Frauen seine Pumpe einige Male am Tag verwenden, um die „unreine Milch (Colostrum)" abzupumpen. Erst nach fünf bis sieben Tagen ließ Stein dann auch das Kind anlegen. In der Zwischenzeit sollte ihm „Haferschlichte" mit Wasser, Milch und Zucker versetzt verabreicht werden, das weit bekömmlicher sei als Muttermilch. Darüber hinaus sei die Anwendung auch bei bereits bestehendem Milchfieber und wunden Brustwarzen der Heilung förderlich. Der damaligen Überzeugung entsprechend glaubte Stein darüber hinaus, dass man Milch durch starke Bewegung, Ärgernis und Schrecken verderben könne, und in diesen Fällen könne man sein Instrument zum Abpumpen der Milch verwenden, um diese zu verwerfen. Außerdem könne das Gerät im Abstillprozess dienlich sein. Insgesamt nahm Stein hier eine für die Zeit eher ungewöhnliche Position ein. So wurde insbesondere im Rahmen der medizinischen Aufklärung das Selbststillen propagiert.[673] Zwar gab es durchaus zeitgenössische Autoren, die wie Stein das Kolostrum für schädlich hielten, die meisten – unter ihnen auch Levret – empfahlen im Gegenteil das sofortige Stillen nach der Geburt.[674]

---

673 Heinzelmann, Elke: Kontroverser Diskurs im 18. Jahrhundert über die Natur der Frau, weibliche Bestimmung, Mädchenerziehung und weibliche Bildung. Berlin 2007, S. 10

674 Vgl. Busch, Dietrich Wilhelm Heinrich: Das Geschlechtsleben des Weibes in physiologischer, pathologischer und therapeutischer Hinsicht. 1. Bd. Leipzig 1839, S. 443 sowie Levret, André: Vom Stillen und von der ersten Erziehung der Kinder. Aus dem Französischen übersetzt. Leipzig 1785, S. 22 f.

Die Milch- und Brustpumpe konnte beim Hofmechanikus Breithaupt erworben werden, wobei sich die Preise je nach zusätzlichen Aufsätzen deutlich unterschieden:

„Eine Milchpumpe, nach Angabe des Herrn Hofrath Steins, bestehend:

1) Im einfachen Apparat mit einem ordinairen Brustpumpenglase, und zwey gefaßten Brustwarzenformationsgläsern, sammt einem elfenbeinern Einsatz 5 Rthlr. 12 Ggr.

2) Mit demselben Apparat zum Schröpfen, bestehend in 2 gefaßten Schröpfköpfen 6 Rthl.

3) Mit demselben Apparat zum Sprützenwerk, bestehend 1) in einer Muttersprützen-Röhre, 2) einer Mutterscheidensprützen-Röhre, 3) einer gemeinen chirurgischen Sprützen-Röhre, und 4) einer Kinderclystiersprützen-Röhre 8 Rthl.

4) Mit demselben Apparat zum verbesserten Rauchtobacksclystier des Hrn. Schäffers in Wien 10 Rthl.

5) Oder statt dessen mit der Einrichtung zum anhaltenden Tobacksrauchclystier nach meiner [Breithaupts – N.L.] Erfindung, die ich bereits im Jahre 1773 beschrieben habe 11 Rthl.

6) Mit beyden Einrichtungen zugleich, das Werkzeug mit allem bisherigen Apparat überhaupt 13 Rthl.

7) Das nämliche Werkzeug, ganz vollständig, mit allem bisherigen Apparat, und denen vom Herrn Hofrath Stein nachher dabey angebrachten Verbesserungen, als 1) einem zweyten Schließhahn mit doppelten Stöpfeln, doppelten Gläsern jeder Art, und Handgriffe zum bequemen Gebrauche des Sprützenapparates, nebst Schlüssel zum Schraubenwerk, zusammen 15 Rthl."[675]

Auch bezüglich der Milch- und Brustpumpe Steins finden sich in den folgenden Jahren in vielen deutschen Zeitschriften Anzeigen und Rezensionen, so beispielsweise 1774 in der *„Chirurgischen Bibliothek"* von August Gottlieb Richter[676] sowie in den *„Göttingischen Anzeigen von gelehrten Sachen"*[677]. *„Der teutsche Merkur"* rühmte die Erfindung folgendermaßen: *„Wieder eine Erfindung, die mehr werth ist, als hundert Finanzprojekte!"*[678] Die *„Berlinischen Sammlungen"* schrieben: *„Wir können uns daher des patriotischen Wunsches nicht enthalten, daß nämlich eine jede, die Geburtshülfe oder Wundarzneykunst ausübende Person, ja ein jeder praktischer Arzt, sich dieses nützliche Werkzeug nebst der genauen Beschreibung davon, baldigst anschaffen möge."*[679]

---

675 Baldinger: Magazin für Ärzte, 17/1, 1795, S. 9ff

676 Vgl. Richter: Chirurgische Bibliothek, 2/4, 1774, S. 139 ff.

677 Vgl. Göttingische Anzeigen von gelehrten Sachen. 43. Stück. Göttingen 1774, S. 367

678 Wieland, Christoph Martin: Der teutsche Merkur. 5. Bd. Weimar 1774, S. 330 f.

679 Martini, Friedrich Heinrich Wilhelm [Hrsg.]: Berlinische Sammlungen zur Beförderung der Arzneywissenschaft, der Naturgeschichte, der Haushaltungskunst, Kameralwissenschaft und der dahin einschlagenden Litteratur. 6. Bd. Berlin 1774, S. 607 ff.

Bezüglich der Entstehungsgeschichte findet sich in der *„Allgemeinen deutschen Bibliothek"* eine Rezension, die klar Position zugunsten Steins ergreift und meint, wenn Stegmann der Erfinder dieser Gerätschaft sei, so sei auch der Tischler der Erfinder des Geburtsstuhls und die Krähe in der Fabel die Erfinderin ihres bunten Federschmucks.[680]

In den folgenden Jahren verbreitete sich die Milchpumpe unter anderem durch Bianchi[681] nach Frankreich, der 1785 eine Publikation mit einer von ihm modifizierten Version der Pumpe herausgab.[682]

Bezüglich der Streitigkeit zwischen Stein und Stegmann ist der Ausgang derselben nicht belegt. Auch kann aus heutiger Sicht nicht mehr ermittelt werden, ob letztlich Stein oder Stegmann der Erfinder des Instruments war. Die Auseinandersetzung der beiden zeigt aber, dass Stein dem Anspruch Stegmanns auf die Entwicklung der Pumpe durchaus offensiv entgegnete. So machte er in den *„Kleinen Werken zur practischen Geburtshülfe"* sogar nach Stegmanns Tod noch einmal deutlich, wie die Geschichte aus seiner Sicht abgelaufen war, was auch zu damaliger Zeit einen gewissen Mangel an Pietät offenbart haben dürfte.

Ein weiterer Konflikt Steins ist überliefert und soll im nächsten Abschnitt analysiert werden.

---

680 Vgl. Allgemeine deutsche Bibliothek. 23. Bd. Zweites Stück. 1775, S. 500 f.

681 In der vorliegenden Literatur ist dabei nur die Rede von einem Herrn Bianchi. Wer genau diese Person war, lässt sich anhand der vorliegenden Quellen nicht rekonstruieren.

682 Vgl. hierzu Vogt, Johann Heinrich: Magazin für das Neueste aus der Physik und Naturgeschichte. 4. Bd. Gotha 1786, S. 66 ff.

5 Steins persönliche Einstellung zu den Frauen in Hinblick auf aktuelle Forschungsergebnisse

Der in der aktuellen medizinhistorischen Forschung mehrfach dargestellte Prozess um das Drängen der männlichen universitär ausgebildeten Accoucheure in den traditionell von Hebammen geleiteten Bereich der Geburtsbegleitung ist ein wichtiges Thema zum Verständnis der Person Steins des Älteren. Dieser Prozess wurde auch durch neue Gesetze implementiert, wie die Accouchir- und Hebammenordnung von 1767 zeigt. Im Rahmen des zunehmenden Bestrebens um eine *„medizinische Polizey"* galt es, die tätigen Hebammen deutlich zu reglementieren: *„Vielweniger sollen die Hebammen in denen vor, in und nach der Geburt besonders bey Lösung der Nachgeburt sich öfters äussernden schweren und besorglichen Mutter oder Kind, oder beyde zugleich betreffenden Fällen, auf ihrem Vornehmen allein bestehen, noch sich selbst zu viel trauen, sondern, sobald sie eine falsche Lage des Kinds überhaupt und also daraus eine wiedernatürliche [sic!] und schwere Geburt vermerken, solchen Umstand ungesäumt anzeigen, denen Weibern ein ruhiges Verhalten anrathen, ihnen die Ausarbeitung aller Wehen verbieten und um dem Kinde das Leben zu retten, die Mutter aber nicht in groessere Gefahr zu stürzen, keinen Augenblick länger anstehen, sich nach Rath und That umzusehen und so fort nach freywilliger Wahl der Gebährenden einen Geburtshelfer und sonst niemand anders bey fünf Rthl. Strafe berufen zu lassen. Falls sich aber auch ein Kind in gehöriger Stellung und also auf die allernatürlichste Weise zur Geburt gewendet hätte, die Geburt aber von dieser Zeit längstens in sechs Stunden darauf noch nicht erfolgt wäre; So sollen die Hebammen abermals und bey der oben bestimmten Strafe keinen Augenblick länger verziehen [...]. Da es aber zu Zeiten auch in wiedernatürlichen Fällen und schweren Geburten die dringende Noth, Instrumente zu gebrauchen, erfordern [sic!]; So soll jedennoch keine Hebamme eines derselben bey zehen Rthl. Strafe zu gebrauchen sich unterstehen, [...]. Übrigens liegt denen Hebammen annoch bey Strafe von fünf Rthl. ob, sowohl bey kleinen verwachsenen schwangern Personen von erster Stunde an einen Geburtshelfer persönlich berufen zu lassen und ihn solchergestalt bey der Geburt mit zu Rath zu ziehen, als auch, falls eine um die letzte Zeit sich schwanger befindende oder würklich gebährende Person in augenscheinlicher Gefahr wäre, unentbunden zu versterben oder solchergestalt schon würklich verstorben wäre, durch augenblickliche Berufung eines Geburtshelfers dahin zu trachten, ob nicht das Kind noch* *bey Leben zu erhalten sey. Auch sollen endlich die Hebammen bey fünf Rthl. Strafe alle unehelich sich schwanger befundene und also von ihnen entbundenen Personen bey ihrer jedesmaligen Obrigkeit angeben, [...]"*[683]

Dieser Prozess verlief trotz der gesetzlichen Regelungen nicht ohne Konflikte zwischen den Hebammen und den Ärzten. Das zeigt auch der polemische Sprachstil seitens der Ärzte, deren Äußerungen aufgrund ihres schriftlichen Erbes heute besser dokumentiert sind als die der Hebammen. Stein bildete hier keine Ausnahme. Die Skepsis der Gebärenden gegenüber den männlichen Accoucheuren hatte zur Folge, dass diese den Hebammen verbal jegliche Kompetenz absprachen.

Auch Stein titulierte die Hebammen in seinen Schriften, wie bereits am Hebammenkatechismus gezeigt, als *„abergläubisch"* und nur über *„eingeschränkte Fähigkeiten"* verfügend. Dabei erscheint es erstaunlich, dass er trotz seiner deutlichen Vorurteile den Hebammen gegenüber immer wieder auch positive Aspekte schilderte. So gestand er der Hebamme Siegemundin in *seiner „Anleitung zur practischen Geburtshilfe" „eine merkwürdige und lehrreiche Stelle"* bezüglich der Placenta incarcerata zu.[684] In einer seiner Fallschilderungen zur Kaisergeburt bezeichnete er die Hebammenschülerin Frau Weißin als *„wohlgesinnte und rechtschaffend denkende Frau".* Er war also durchaus zu einer differenzierten Denkweise fähig, obwohl er die Hebammen gleichzeitig egalisierend immer wieder in ähnlicher Weise nicht nur als unfähig, sondern sogar als potentiell schädlich darstellte: *„Die Erfahrung lehret jedennoch, leider! Daß unverständige Hebammen gebärende Frauen oft viel zu früh, nicht nur zur ständigen Geburtslage, oder in den Stuhl nöthigen, und zum größten Nachtheile zum Mitarbeiten anstrengen, sondern auch mit nur allzudienstfertigen [sic!] Händen oft viel zu frühzeitig quälen, und ihnen solchergestalt mehr Angst und Schmerzen schaffen, als die Geburt selbst."*[685]

Angesichts dieser überlieferten Sichtweise der Ärzte könnte man zu dem Schluss gelangen, dass der männliche Geburtshelfer hier einen berechtigten Kampf gegen den Aberglauben führte, der zu der damals hohen Mortalität von Frauen und Kindern beigetragen haben könnte. Doch entsprechend Schlumbohms Urteil wäre dies eine Fehlbeurteilung der damaligen Situation, da diese Sichtweise diejenigen Wissensbestände unberücksichtigt lässt, die in der jahrhundertelangen Überlieferung durch die Hebammen tradiert worden waren und nun langsam verloren gingen.[686] Gleichzeitig kann im Falle Steins nicht

---

683 HLO VI, 1767, S. 491 f.
684 Stein: Practische Anleitung, 1797, S. 143
685 Stein: Theoretische Anleitung, 1783, S. 184
686 Vgl. Schlumbohm: Lebendige Phantome, 2012, S. 264

nachgewiesen werden, dass es die Bestrebungen der Ärzte gewesen wären, die Hebammen „*zu bloßen Handlangern der männlichen Accoucheure zu degradieren*"[687], wie Ute Frevert konstatierte. In den meisten aktuellen Veröffentlichungen gilt eine solch egalisierende Beschreibung dieses durchaus heterogenen Prozesses als überholt, und die Hebammen selbst gerieten in den Fokus der Forschungen. Es konnte belegt werden, dass diese nicht als Opfer des Prozesses gelten sollten, sondern selbst handelnde und zur Gegenwehr fähige Akteurinnen waren. In der Medizinalordnung von 1779 schließlich wurden die vom Collegium Medicum ausgebildeten und geprüften Hebammen in zwei Klassen eingeteilt und, um sie von den übrigen Hebammen abzugrenzen, Geburtshelferinnen genannt. Demnach durften die Geburthelferinnen der ersten Klasse nun auch Instrumental-operationen vornehmen, wenn sie ihr Wissen in einer Prüfung belegt hatten.[688] Auch Stein war in diesem Zusammenhang offen für die Ambitionen der Hebammen, geburtshilfliche Instrumente zu verwenden: „*Der Ronnhuynsische mit Recht so genante Hebel, kann also einer jeden natürlichen Geburt, vortreflich zu Statten kommen; es wäre daher zu wünschen, daß, in diesem Betracht, tüchtige Hebammen so viel Einsicht und Geschicklichkeit hätten, von diesem nützlichen und vortheilhaften Werkzeuge, zu seiner Zeit, richtig Gebrauch zu machen.*"[689]

Darüber hinaus war belegbar – und das zeigt sich auch am Beispiel Steins –, dass es den Ärzten zwar um eine Hierarchisierung der Geburtshilfe ging, diese aber keineswegs die Geburtshilfe annektieren und die Hebammen entmachten wollten.[690] Der gesamte Bereich der Betreuung von natürlichen Geburten sollte weiterhin in den Händen der Hebammen liegen, lediglich in widernatürlichen Fällen sollte der Accoucheur hinzugezogen werden. Dabei gab es natürlich deutliche Unterschiede bei dem, was als natürliche Geburt aufgefasst werden sollte.

Gleichzeitig war Stein ein glühender Anhänger dessen, was in der damaligen Zeit als „*Wissenschaftlichkeit*" bezeichnet wurde. Das tradierte Wissen der Hebammen diffamierte er scharf. Diese Ambivalenz des Verhältnisses Steins zu den Hebammen zeigte sich auch in einem Konflikt, der im Folgenden ausführlicher dargestellt werden soll.

---

687 Frevert: Frauen und Ärzte, 1982, S. 202
688 Vgl. HLO VI, 1778, S. 951
689 Stein: Theoretische Anleitung, 1783, S. 189
690 Vgl. Metz-Becker: Hebammen und medizinische Geburtshilfe, 2013, S. 39

5.1 Der Fall der Frau Rittmeisterin von Canitz

Den Akten zufolge war es am 29. Mai 1774 zu einer folgenschweren Geburt bei der Erstgebärenden Frau Rittmeisterin von Canitz in Anwesenheit der Hebamme Anna Elisabeth Siebertin sowie Stein selbst gekommen, bei der das Kind ums Leben gekommen war.[691] Stein und Böttger schrieben am 13. Juni 1774, dass der Rittmeister von Canitz den Sachverhalt geklärt haben wolle und sie zu diesem Zweck vorhatten, die Hebamme Siebertin zu sich zu zitieren, um diese mit der Geburtsgeschichte zu konfrontieren und eine entsprechende Sanktion zu verhängen. Tatsächlich hatte Stein den Akten zufolge die Hebamme für den 16. Juni 1774 zu sich zitiert, *„auf deren Ansuchen aber ward es auf den folgenden Tag verschoben, welchen sie also freytags 17t Junii Nachmittags um 5 Uhr erscheinen soll."* Als diese im Beisein des Professors Böttger bei Stein erschien und gefragt wurde, *„ob sie gleich die niedergeschriebene und abgelesene GeburtsGeschichte in allen Stücken der Wahrheit gemäß zu seyn bejahrte"*, verneinte sie – Stein vermutete, dass sie die Strafe fürchtete, die ihr bei einem Eingeständnis drohen würde. Sie habe behauptet, dass die Sache anders gewesen sei als sie zunächst angegeben habe. Der Geburtsbericht, den Böttger und Stein der Hebamme vorlegten, ist vermutlich von ihnen in der Zwischenzeit aufgesetzt worden, er ist in den Unterlagen nicht mehr vorhanden. Es fiel dann der Beschluss durch Stein und Böttger, dass die Hebamme einen sechswöchigen Kurs im Findelhaus nehmen müsse und ihr bis dahin die Praxis bei 10 Reichtalern Strafe im jeweiligen Übertretungsfall verboten war. Interessant ist dabei der Einwurf Steins, dass der Beschluss *„im falle daß dtl. Rittmeister von Canitz mit dieser gemeinnützigen und mit dem Verbrechen und zugefügten Schaden in gar keiner proportion stehenden Genugthuung, als zu ihrer Strafe und Beßerung, zufrieden seyn sollte"* Gültigkeit haben sollte. Der Meinung des Rittmeisters scheint Stein in dem gesamten Fall viel Wert beigemessen zu haben. Eine dem Dokument beigefügte Notitz zeigt, dass von Canitz mit dem Vorgehen einverstanden war.

Auf den 21. Juni 1774 datiert ist der nächste in der Akte befindliche Brief, in dem Stein und Böttger gemeinsam das Stadtgericht darum bitten, ihr Urteil über die Hebamme *„in Kraft richterlicher Autorität zu [...] confirmiren"*, also die Rechtskräftigkeit der Sanktion zu bestätigen. Gleichzeitig hatten Stein und Böttger offenbar bereits ein Schriftstück an die Hebamme verfasst, das der Akte beiliegt. Dieses sollte möglicherweise nach der Konfirmation durch das Stadtgericht an die Hebamme verschickt werden.

---

691 Vgl. HStAM Best. 17 II Nummer 1488

Bereits am 23. Juni 1774 wurde aber Frau Hanstein, die möglicherweise von der Hebamme Siebertin von dem drohenden Berufsverbot erfahren hatte, beim Stadtgericht vorstellig und kündigte an, für ihre baldige Niederkunft einzig und allein die Hebamme Siebertin zulassen zu wollen, woraufhin der Regierungssekretär Goddäus unmittelbar dem Bürgermeister schrieb, dass man sich nicht dazu entschließen könne, gegen das Urteil der Ärzte der Hebamme Siebertin ihre Berufspraxis zu gestatten.

Tatsächlich hatten aber in der Folge wohl mehrere Frauen bekundet, niemandem anders als dieser Frau die Begleitung bei Geburt und Wochenbett gestatten zu wollen, wodurch sich der Bürgermeister Kassels bewogen sah, Rat in dieser Sache beim Landgrafen zu suchen, wie das erste in der Akte enthaltene Dokument vom 24. Juni 1774 beweist. In dem Brief an den Landgrafen wies der Bürgermeister Kassels darauf hin, dass sowohl die Frau Obristin von Hanstein als auch mehrere andere Frauen *„keine andere Kinderfrau als diese Siebertin"* haben wollten und diese *„ausnehmend zufrieden"* mit ihr seien. Darüber hinaus äußerte er den Verdacht der *„Partheylichkeit"* Steins, weil er *„selbst zugegen gewesen, und alles dirigieren"* hätte müssen. Es stelle sich nun die Frage, inwieweit gegen § 29[692] der Hebammenordnung verstoßen wurde. Einstweilen habe man dem Judicium Steins entsprochen und der Hebamme ein Berufsverbot erteilt.

Die nun angefügte Aussage der Hebamme, die auf dasselbe Datum wie der Brief des Bürgermeisters datiert ist, enthält darüber hinaus detaillierte Informationen über den Geburtsablauf. Die Hebamme schilderte den Fall in einem Verhör, das sich in der Akte durch den Regierungssekretär Christ. Ludw. Goddäus verschriftlicht findet, folgendermaßen: Sie sei gegen sieben Uhr am Abend des 29. Mai zu Frau von Canitz gerufen worden, habe sich aber bis halb zehn Uhr in der Gesindestube aufhalten müssen, ehe sie in das *„Kindsbetts-Zimmer"* gerufen worden sei. Sie habe die Gebärende untersucht und es sei noch nicht sicher gewesen, ob es *„nun Ernst oder ein Uebergang"* gewesen sei. Gegen halb zwölf sei dies bei neuerlicher Untersuchung klarer geworden, so dass sie Professor Stein habe holen lassen. Dieser habe sie bezüglich des Geburtsfortschritts befragt. Weil er aber ihrem Bericht misstraut hätte, habe sie ihn gebeten, *„daß man die gnädige Frau um Erlaubniß bitten, und selbst nachsehen möchte, welches Er aber nicht gethan, sondern gesagt habe, so lange wie sich nichts wiedernatürliches einfinde, und sie comparentin es zu zwingen gedächte, wolle er ihr die Sache überlassen."* Am Morgen habe sich der vorher gut stehende Kopf zurückgezogen, was sie Stein

---

692 Dieser wies die Hebammen an, bei einer Verzögerung der Geburt nach spätestens sechs Stunden einen Geburtshelfer zu rufen. Vgl. HLO VI, 1767, S. 491

auch angezeigt habe. Dieser habe alles „*zur Operation*" bereitmachen lassen und nun das Geburtsgeschäft übernommen. Die Hebamme ließ weiter zu Protokoll geben, dass es nicht zu verantworten sei, dass Stein ihr „*nebst der Ungeschicklichkeit noch weiter List, Falschheit, vorsezliche Buß*" beimessen wolle, und sie so um „*Ehre, Reputation und Nahrung sollte gebracht werden*". Sie könne sich auf das Zeugnis von beinahe 200 Kindbetterinnen berufen, habe auch einen Brief der Obrist Lieutenantin von Sonstein beigelegt.[693] Darüber hinaus habe Stein selbst sie in anderen Fällen – zuletzt bei der Geburt von Prof. Münchs Ehefrau, bei der ebenfalls eine widernatürliche Lage des Kindes vorgelegen und Stein die Frau durch eine Fußgeburt glücklich entbunden habe – „*mit den Worten gelobt, daß sie bei ihrem Amt Verstand hätte, und solchen auch anzuwenden wüßte, und in gewißen Stunden hätte sie Wissenschaft welche mancher alten Kinderfrau fehlt. [...] Sie wiße in keinem Stück wo bey der Frau von Canitz etwas mit Grund zur Last gelegt werden könne, denn wann dtl. Professor Stein Mißtrauen in ihre Rapports gesezt hätte, so wäre er ja deswegen beständig da gewesen, und hätte selbst nachsehen können. [...]*" Darüber hinaus könne sie nicht begreifen, warum Stein im Falle eines derartigen ihr zur Last gelegten Vergehens noch einige Wochen bis zur Anzeige gewartet habe, in denen sie ihr Amt hätte fortführen können. In dieser Zeit habe sie 10 Frauen betreut, von denen zwei Kinder mit dem Gesicht nach oben geboren worden wären, eines bei der Ehefrau des „*Musici Johnen*", das zweite bei „*des Hof Cassierer Gärtnerin*". In das Accouchirhaus wolle sie nicht gehen, da sie gewarnt worden sei, dass „*in demselben überall die Krätze wäre, wovon sie sonst angesteckt würde.*" Sie hatte am Ende des Verhörs darum gebeten, ihre Praxis weiter führen zu dürfen, dies war ihr aber bis auf weitere Verordnung verboten worden.

Auf das Schreiben des Bürgermeisters erging durch den Registrator des Justizsenats George Ernst Arstenius eine auf den 25.6. datierte Zwischenantwort, in der die Strafe Steins und Böttgers bis zur endgültigen Entscheidung außer Kraft gesetzt und der Hebamme Siebertin die sofortige Wiederaufnahme ihrer Tätigkeit erlaubt wurde. Gleichzeitig wurde eine Resolution zu dem Vorfall angekündigt.

Die Voten zu dem Fall stammen vom Regierungs-Rath Ludwig August von Berner, dem Justiz-Rath Carl von Baumbach, dem Justiz-Rath Georg Henrich Kraft und dem Registrator des Justizsenats George Ernst Arstenius.[694] Die

---

693 Dieser ist in den Akten nicht mehr vorhanden.

694 Die Schriftstücke sind dabei jeweils nur mit den Nachnamen unterzeichnet, allerdings lässt der Abgleich mit dem Hochfürstlich-Hessen-Casselischen Staats- und Adreßcalender des Jahres 1774 kaum einen Zweifel an der Identität der beteiligten Personen. Ein Dank für den Hinweis auf den Hochfürstlich-Hessen-Casselischen Staats- und Adreß-calender zur Klärung der Identität der beteiligten Personen gebührt Dr. Rainer Polley.

Stellungnahme von Ludwig August von Berner vom 28.6. war außerordentlich ausführlich. Er schrieb, dass es ihm nicht so scheine, dass die Hebamme die Verantwortung zu vertreten habe, die ihr von Stein und Böttger beigemessen wurde. *„Sie soll nämlich aus Vorsatz und Ignorantz gesündigt haben."* Er hielt es nicht für möglich, dass dieselbe durch *„vorsätzlich falsche Rapporte"* sowohl die in diesem Haus *„zu erwarten gehabte gute Besoldung"* als auch ihren Ruf in ihrem sie ernährenden Beruf aufs Spiel gesetzt haben sollte. Es bliebe der Vorwurf der *„Ignorantz"*, wobei dem entgegenstehe, dass die Hebamme von Stein selbst examiniert worden und *„dem Vernehmen nach, in einem guten Ruf gewesen"* sei. Zusätzlich sei ein solcher Fall auch nach Steins Aussage äußerst selten. Er warf Stein vor, daß er nicht früher selbst untersucht habe und sich auf die Berichte der Hebamme verlassen hatte, obwohl diese berichtete, dass sie ihn um eine eigene Untersuchung gebeten hätte. Er glaube darüber hinaus nicht, dass es – wie Stein wohl behauptet hatte – unmöglich sei, dass ein Kopf sich unter der Geburt wieder zurückziehe, des Weiteren habe Stein selbst eingestanden, dass er mit einer frühzeitigen Wendung das Leben des Kindes habe wahrscheinlich retten können.[695]

Als nächstes ist in der Akte die auf den 30.6. datierte Stellungnahme des Justizrats Carl von Baumbach enthalten, der vorschlug, das Medizinalkollegium mit einem Gutachten zu dem Fall zu befassen. Offenbar schloss sich der Geheime Rat Johann Daniel Schmerfeld diesem Votum mit seiner Unterschrift am 1.7. an. Ein weiteres Votum, das auf den 5.7. datiert ist, ist nicht leserlich.

Doch auch die nun folgende, auf den 6.7. datierte Einschätzung des Justiz-Rats Krafft war keineswegs in Steins Sinn – im Gegenteil enthielt sie sogar deutliche Vorwürfe gegen ihn. So bemerkte er, dass die Angaben zu dem *„ganz ungewöhnlichen und fast widernatürlichen Vorfalle"* allein auf Steins Angaben beruhen. Dass Steins Aussage durch Böttger unterstützt worden sei, gebe seiner Sichtweise keine zusätzliche Bestätigung, da dieser kein Augenzeuge gewesen sei und Stein so keinen *„artis peritum"*[696] neben sich gehabt habe. Die Hebamme hingegen bezeichnete er als *„in einer guten Reputation gestandene[] Frau"* und vermutete, dass Stein sie *„intimidiren"*[697] wolle, weil sie aufgrund ihrer Geschicklichkeit seine Assistenz zu selten einfordere, woraus Stein *„sich den Verdacht zuführt, in*

---

695 Vgl. HStAM Best. 17 II Nummer 1488, Bl. 21 ff.
696 Kunsterfahrenen
697 einschüchtern

dieser Kunst sich gleichsam ein monopolium zu verschaffen". Darüber hinaus wird Stein vorgeworfen, dass er auch in natürlichen Fällen Instrumente gebrauche, *„wobey aber der partus gemeiniglich leidet und die Kindbetterin von Glück zu rühmen hat, wann sie nur unverletzt bleibt",* darüber hinaus sei seine Anzeige erst 13 Tage nach dem Vorfall erfolgt. *„Hierzu brauchte er gar nicht von dem H.v.Canitz erinnert zu werden, wann er die Frau für so gefährl. vors pulicum hält, so müßte er keine stunde versäumen, um [...] dasjenige zu thun, was nöthig war, um sie extra status nocendi zu setzen."* Er schloss daraus, dass Stein *„in der gegenwärtigen Sache nicht ohne allen Vorwurff und passion"* sei. Die beiden ausgewerteten Voten waren sich also einig, dass die Hebamme entlastet werden sollte.

Schließlich wurde am 7.7. bestätigt, dass die Hebamme von der Strafe verschont bleiben sollte, gleichzeitig wurde die Frage aufgeworfen, ob es zu einer Verletzung der Hebammenordnung gekommen sei.

Die aus den erhaltenen Aktenstücken dargestellte Fallgeschichte mit nachfolgendem Rechtsstreit ist aus mehreren Aspekten heraus hochinteressant. Zunächst einmal ist es tatsächlich erstaunlich, dass zwischen dem Vorfall und der Einberufung der Hebamme durch Stein und Böttger 13 Tage vergangen waren, darüber hinaus stellt sich die Frage, warum die Strafe für die Hebamme allein von Stein und Böttger ausgesprochen wurde. Sie handelten offenbar nicht in ihrer Funktion als Mitglieder des Collegium Medicum, das zur selben Zeit fünf Mitglieder hatte. Einen großen Einfluss scheint der Ehemann der Gebärenden gehabt zu haben. Demnach ist auf sein Drängen hin die Disziplinarmaßnahme für die Hebamme verhängt worden, was auch die 13 Tage erklären dürfte, die zwischen dem Vorfall und der Sanktion liegen. Möglicherweise hätte Stein ohne das Eingreifen des Rittmeisters von Canitz dem Fall gar keine so große Bedeutung beigemessen. Dabei könnte auch das freimaurerische Engagement des Friedrich Wilhelm Freiherrn von Canitz in der Loge *„Zum gekrönten Löwen"* eine Rolle gespielt haben, durch die Stein sich möglicherweise bewogen sah, trotz seiner Zugehörigkeit zu einer anderen Kasseler Loge dem „Bruder" in dieser Sache zur Seite zu stehen.[698]

Ein zweiter sehr wichtiger Aspekt des Falles ist die Aussage der Hebamme Siebertin, da diese eines der wenigen schriftlichen Zeugnisse der Phase ist, in der männliche Accoucheure in das Geburtsgeschäft der Hebammen eindrangen. Die erfahrene Hebamme wusste sich demnach durchaus zur Wehr zu setzen – ebenso übrigens wie die schwangeren Frauen, deren Drängen schließlich zu der Reaktion des Bürgermeisters führten. Die Aussage der Hebamme zeugt

---

698 Vgl. Sahmland: Soemmerring, 1994, S. 357

von einem ausgeprägten Selbstbewusstsein und einem guten Selbstverständnis als Hebamme, darüber hinaus verfügte sie aufgrund ihrer jahrelangen Erfahrung über mehr als ein positives Zeugnis der Gebärenden, die sie als Legitimation einzusetzen wusste. Dies bestätigt also einmal mehr die in neueren Forschungen vertretene Sicht, dass keineswegs von einer Verdrängung der Hebammen gesprochen werden darf. Dass diese Handlungsspielräume auch für eine Hebamme galten, die selbst im Accouchirhaus geprüft worden war, lenkt den Fokus von den bereits von Schlumbohm und Metz-Becker erwähnten herausragenden Persönlichkeiten wie Marie Louise Lachapelle, Marie Anne Boivin-Gillain und Charlotte Heiland-von Siebold[699] als Indiz für diese Gestaltungsmöglichkeiten der Frauen auf diese nicht akademisch gebildete Hebamme, die sich offenbar ein fundiertes Erfahrungswissen bei den vielen Geburten, die sie betreut hatte, angeeignet hatte und dies auch glaubhaft vertreten konnte.

Eine andere bittere Wahrheit musste hingegen Stein verkraften. So hatte dieser im vorliegenden Fall trotz der politischen Legitimation, die ihm im Rahmen seiner Mitgliedschaft im Collegium Medicum verliehen, und auch durch die Hebammenordnung von 1767 noch einmal bekräftigt worden war, in den Stellungnahmen der Justizräte deutlich kritische Worte hinnehmen müssen. Die Vorbehalte der Bevölkerung gegen den männlichen Accoucheur, er würde zu häufig und auch in natürlichen Fällen von Instrumenten Gebrauch machen und er wolle sich außerdem eine Monopolstellung sichern, zeigen, dass das neue akademische Fach der Geburtshilfe außerhalb der Mauern des Accouchirhauses sowie außerhalb des engen akademischen Diskurses, in dem Stein zur selben Zeit große Erfolge mit der Veröffentlichung seines Gebärstuhls und seiner Lehrbücher verzeichnen konnte, in weiten Teilen der Bevölkerung noch immer in großen Zweifel gezogen wurde. Gleichzeitig darf an dieser Stelle nicht unerwähnt bleiben, dass Stein in höheren Kreisen durchaus zu Geburten verlangt wurde, die Akzeptanz der männlichen Geburtshelfer seitens der Bevölkerung war also durchaus heterogen.

Die Differenz zwischen Stein, Böttger und der Hebamme wurde am Ende zu Gunsten der Hebamme entschieden, die ihr Amt ohne weitere Auflagen fortführen durfte.

Ein letzter hervorzuhebender Aspekt ist die Zurückhaltung, mit der Stein im vorliegenden Fall agierte. So überließ er der Hebamme das Untersuchen über einen langen Zeitraum und forderte lediglich Berichte über den Geburtsstand.

---

699 Vgl. Metz-Becker: Hebammen und medizinische Geburtshilfe, 2013, S. 36 ff. sowie Schlumbohm: Lebendige Phantome, 2012, S. 237 ff.

Der Fall ließ Stein keine Ruhe. 1797 – also 23 Jahre nach dem Vorfall – veröffentlichte er eine Fallgeschichte im *„Journal für die Chirurgie, Geburthülfe und gerichtliche Arzneykunde".*[700] Hier rechtfertigte er gleich zu Beginn dieses zurückhaltende Vorgehen damit, dass dies dem Wunsch der Gebärenden entsprochen habe: *„Des Hern. C. J. u. R.M. von C.* Gemahlin[701], *eine wohlgebaute und gesunde Dame von 19 Jahren, welche ihrer ersten Niederkunft entgegen sah, wollte sich zwar den Händen einer Hebamme anvertrauen, doch dergestalt, daß ich vom Anfang bis zum Ende der Geburt gegenwärtig seyn und dieselbe dirigieren sollte. Sie hatte mich sowol, als die Hebamme, hiervon unterrichtet, und glaubte unter diesen Umständen recht sicher zu gehen.*"[702] Er schilderte außerdem noch einmal den Verlauf des Falles, in der die Hebamme zunächst trotz des zögerlichen Fortschrittes die gesamte Nacht über behauptet habe, dass die Geburt gut voranschreite und am Morgen plötzlich meinte, *„daß sich jetzt alles zurückgezogen habe".*[703] Bei Steins nun folgender Untersuchung habe der Kopf hoch im Becken gestanden, gleichzeitig sei das Fruchtwasser vor über sieben Stunden abgegangen, so dass er befand, für eine Wendung sei es zu spät, für die Zangengeburt zu früh. Obwohl auch nach weiteren Stunden der Kopf nicht viel tiefer ins Becken trat, nahm Stein nun die Zangengeburt vor. Er berichtete, er habe nicht geglaubt, dass das Kind jemals so gut zur Geburt gestanden habe wie von der Hebamme behauptet. Der leblose Junge konnte nicht mehr wiederbelebt werden. Stein schrieb, dass er wahrscheinlich unter der Zangengeburt sein Leben lassen musste. Er fuhr nun mit seinen Schlussfolgerungen fort, in denen er behauptete, die Hebamme habe sich *„grobe Unwahrheiten und arge Fehler zu Schulden kommen lassen, und dadurch die Geburt erschwert, auch den Tod des Kindes veranlaßt".*[704] Er meinte, dass der Kopf niemals so tief gestanden haben konnte und ein Zurückziehen des Kopfes – wie von der Hebamme behauptet – in dieser Form unmöglich sei, darüber hinaus sei eine Wendung bei noch stehendem Fruchtwasser möglich gewesen, wodurch er die Mutter innerhalb einer viertel Stunde hätte glücklich entbinden können. Er berichtete, dass er ein weiteres Mal *„das*

---

700 Stein, Georg Wilhelm: Geschichte einer schweren Zangengeburt. In: Loder, Justus Christian: Journal für die Chirurgie, Geburtshülfe und gerichtliche Arzneykunde. 1. Bd. Erstes Stück. Jena 1797, S. 472–483

701 Zwar chiffrierte Stein die Person, aufgrund seiner Angabe, die Geburt sei am 30. Mai 1774 erfolgt, ist aber sicher, dass es sich um die Ehefrau des Herrn Rittmeister von Canitz gehandelt haben muss.

702 Stein: Schwere Zangengeburt, 1797, S. 472

703 Ebd., S. 477

704 Ebd., S. 480

Directorium über Hebamme und Geburt im Verborgenen[705] habe führen müssen, bei dem der Fall beinahe ähnlich geendet sei.

Über die geschilderten Folgen für die Hebamme berichtete er sehr kurz: *„Die hier oben beschriebene Geburtsgeschichte, welche von dem Gemahl der Dame attestirt war, übergab ich dem Gerichte, unter welchen die Hebamme damahl stand. Dieses suspendierte dieselbe, und wies sie an, besseren Unterricht in der Kunst zu suchen; die Hebamme aber appelirte an eine höhere Instanz, von welcher sie absolvirt ward. Mit Mühe erhiehlt ich mein Actenstück zurück.*"[706] Diese Darstellung weicht insofern von den Originalunterlagen ab, dass offenbar Stein selbst zusammen mit seinem Kollegen Böttger die Strafe über die Hebamme verhängt hatte, die Klärung durch eine höhere Instanz den Akten zufolge aber nur notwendig geworden war, da das Stadtgericht das Urteil nicht konfirmieren konnte, weil es Widerstände unter den Schwangeren gegeben hatte. Da im 18. Jahrhundert noch keine klare Trennung zwischen Justiz und Verwaltung bestand, ist anzunehmen, dass der von Stein verwendete Terminus *„höhere Instanz"* sich tatsächlich mit den oben genannten Amtsträgern deckt, die in einem Kollegium als Gutachter letztlich eine Entscheidung zu dem Fall trafen. Die letzte Instanz der Gerichtsbarkeit war demnach die Regierung.[707]

Insgesamt kann unabhängig von diesen Unklarheiten der Fall der Hebamme Siebertin als empfindliche Niederlage Steins gewertet werden, bei der er selbst einräumt, dass die Aufsicht über eine Geburt *„im Verborgenen"* kaum möglich sei. Dieser ungewöhnliche Geburtsmodus resultierte aus dem Schamgefühl, das die Gebärenden gegenüber den männlichen Accoucheuren hatten, und führt direkt zu einer anderen an das Material herangetragenen Fragestellung, *„den schamlosen Blick"*.

5.2 „Der schamlose Blick"

Für die Einstellung Steins, dass es sich nicht gehöre, die Schwangeren und insbesondere deren Intimbereich anzuschauen, gibt es zahlreiche Nachweise. So schrieb dieser in seiner *„Practischen Anleitung zur Geburtshülfe"*: *„Man muß sich also fleißig üben, wie Blinde, die ohne Gesicht, alles durch das Gefühl unterscheiden lernen, und es darinnen oft weiter bringen, als andere, die mehrere Sinnen*

---

705 Stein: Schwere Zangengeburt, 1797, S. 482
706 Ebd., S. 482 f.
707 Für die Einordnung der beteiligten Personen und die Information zu der fehlenden Trennung von Justiz und Regierung im 18. Jahrhundert danke ich an dieser Stelle Herrn Dr. Murk vom Staatsarchiv Marburg.

zu Hülfe nehmen können. Ein Geburtshelfer muß ohnehin aus Bescheidenheit oft blind seyn, oder sein Gesicht wenigstens verläugnen. Gefühl, Einbildungskraft und die Augen des Verstandes müssen daher bey einem Geburtshelfer den Mangel des Gesichtes oft ersetzen. Aber eben deswegen sind Hebammen mehrentheils in beyderley Bedeutung blind."[708] Zur Untersuchung der Gebärenden sowie zu Maßnahmen, die die Intimssphäre der Frauen bei Manualoperationen schützen sollten, schrieb er außerdem: *„Besonders aber behängt man den Unterleib der Person, bis fast zur Erde, mit einem Tuche, wie bey einer zu verrichtenden Manualoperation auch. Denn so wenig es der Anstand erlaubt, daß der Geburtshelfer, welcher seine Augen in den Spitzen seiner zartfühlenden Finger haben muß, nach den eignen Verrichtungen schaue, so wenig ist es nöthig, daß ihm Umstehende etwas absehen mögen."*[709] Auch Osiander berichtete in seinen Schilderungen über das Kasseler Accouchirhaus von einer spanischen Wand, hinter der die Geburten statt fanden. Doch auch in den Beschreibungen seiner Erfindungen legte Stein immer wieder großen Wert auf Diskretion. So zum Beispiel rühmte er bezüglich seiner Beckenmesser, wie oben mehrfach erwähnt, dass man die Messung nicht im Intimbereich der Frauen ablesen müsse, sondern die Messinstrumente herausnehmen und dann ablesen könne. Dementsprechend tadelte er Instrumente, bei denen dies nicht möglich war. Dabei berücksichtigte Stein durchaus auch das Befinden der Gebärenden, ihm war neben ihrer Scham auch die Angst vor einer geburtshilflichen Operation bewusst: *„Es ist keineswegs hier, so wie bei sonst vorzunehmenden chirurgischen Operationen, der Gebrauch, daß man die darzu nöthigen Instrumente auskrame, und in Reihe und Ordnung zurechtlege. Je verborgener man sie vielmehr an sich halten kann, je besser ist es. Und es ist nicht unmöglich, daß man manche Instrumental- so wie manche Manualoperation, der Gebärenden und den Umstehenden gleichsam unwissend, anfangen und endigen kann; obgleich jemand der nächsten Angehörigen von dem Vorgange der Sachen, um des zweifelhaften Ausganges willen, durchaus vorher Wissenschaft haben muß."*[710] Dass diese Äußerungen eher als normative Zielvorgabe verstanden werden müssen, zeigen die Kaiserschnitte, in denen Stein mehrere Stunden brauchte, um alles erforderliche zusammenzutragen und die Zuschauer beisammen zu rufen.

Den Begriff des *„schamlosen Blicks"* verwendete 2003 Bernhard Kathan. Dabei zog er die Geburtshilfe der zweiten Hälfte des 18. Jahrhunderts als Beispiel heran und schrieb: *„Die Ressentiments, denen sich die Frauenheilkunde in*

---

708 Stein: Practische Anleitung, 1783, S. 9
709 Ebd., S. 189
710 Ebd., S. 182

der zweiten Hälfte des achtzehnten und zu Beginn des neunzehnten Jahrhunderts gegenübersah, haben damit zu tun, daß der Arzt seine Patientin an Bereichen ihres Körpers berührt, die üblicherweise sorgsam verborgen bleiben; er dringt sogar in den Körper der Frau ein. [...] Um den Schamgefühlen der Frauen zu begegnen, aber auch um der Untersuchung den Charakter des Sexuellen zu nehmen, wurde der Oberkörper der Patientin mit einem Leinentuch bedeckt, [...]."[711]

Die Verhüllung der Frauen muss für die männlichen Geburtshelfer eine Notwendigkeit gewesen sein, war ihr Eingreifen in den Geburtsablauf ohnehin mit Vorbehalten seitens der Frauen belegt. Sicherlich ist das Thema Scham für Geburtshelfer und Gynäkologen keines, das einer bestimmten zeitlichen Epoche zugewiesen werden kann, sondern es spielt bis zur heutigen Zeit eine Rolle. Dennoch war der Zeitraum, in der männliche Accoucheure in das medizinische Gebiet der Geburtshilfe traten, eine spezifische Zeit für die Schamgefühle der Frauen – aus zweierlei Gründen: So darf angenommen werden, dass die Grenzen der Scham für die Frauen im Falle eines männlichen Geburtshelfers enger gefasst waren als gegenüber einer Hebamme. *„Denn ein Arzt pflegte – im Unterschied zum Chirurgen, der Wunden und Knochenbrüche behandelte – seine Kranken nicht physisch zu untersuchen, schon gar nicht weibliche. Hauptweg zur Diagnose war für ihn die Befragung des Patienten; dazu kam die Urinbeschau und – als nahezu einzige körperliche Berührung – das Fühlen des Pulses. Wenn der männliche Geburtshelfer Schwangere und Gebärende mit den Händen untersuchte, verletzte er ein starkes Schamtabu. In der privaten Praxis ging er dabei so zurückhaltend wie möglich vor."*[712] Gleichzeitig darf aber nicht unerwähnt bleiben, dass Schamgefühle selbstverständlich auch gegenüber Hebammen eine Rolle spielten und spielen: *„Eine unzeitige Ziererey enthielt uns beiden [Stein und der Hebamme – N.L.] die Untersuchung vor, ohnerachtet die schnell und stark auf einander folgenden Wehen nichts nötiger gemacht hätten als dies."*[713]

Ein zweiter Aspekt ist die unterschiedliche Art, mit dieser Scham umzugehen, die für private Geburten und Geburten im Accouchirhaus galten. So waren bei privaten Geburten üblicherweise deutlich weniger Personen anwesend, Stein überließ das Untersuchen wie am bereits dargestellten Fall der Frau Rittmeisterin von Canitz so lange wie irgend möglich der Hebamme, die häufig zusätzlich zum Accoucheur anwesend war, und griff nur bei Problemen ein. Diese

711 Kathan, Bernhard: Das Elend der ärztlichen Kunst. Eine andere Geschichte der Medizin. Berlin 2003, S. 76
712 Schlumbohm: Lebendige Phantome, 2012, S. 168
713 Stein d. J.: Nachgelassene Wahrnehmungen, 1807, S. 14

Praxis der Geburtsbegleitung im Verborgenen kam bei Stein zumindest in einem weiteren Fall vor, wie er selbst berichtete. Es weist darauf hin, dass dem Wunsch der Gebärenden nach Wahrung ihrer Schamgrenze vor dem männlichen Accoucheur im privaten Umfeld durchaus entsprochen wurde. Im Accouchirhaus hingegen waren durch die Anwesenheit der Studenten und Hebammenschülerinnen deutlich mehr Personen bei den Geburten zugegen. So waren beim Kaiserschnitt der Martha Elisabeth Fängerin neben Stein noch 12 Schüler dabei.[714] Auch die wöchentlichen „Touchirübungen" widersprachen der von Stein propagierten Zurückhaltung in Bezug auf die Schamgefühle der Frauen. Er selbst schilderte die Unterschiede zwischen Accouchirhaus und Privatpraxis folgendermaßen: *„Es sind schon mehrere Fälle dagewesen, wo vom Sehen der Veränderungen am Kopf [unter der Geburt – N.L.] die Rede war, und ich halte es für nicht ganz unnütz zu bemerken, dass dies lauter Fälle aus dem damaligen sogenannten Findlingshause zu Cassel waren, welche zum Unterricht benutzt wurden und dem Verfasser nicht etwa den Verdacht oder Vorwurf einer undelikaten Behandlung zuziehen dürfen."*[715] Es waren zwar durchaus auch in den Accouchirhäusern Versuche zum Schutz der Intimssphäre der Frauen nachweisbar, wie die spanische Wand in Kassel, aber auch andere Vorrichtungen wie Touchirschränke in Gebäranstalten wie Gießen, Landshut oder Berlin.[716] Dennoch ist eine Missachtung der Schamgrenzen der armen ledigen Frauen in den Accouchirhäusern nachweisbar. Die (zahlungskräftigen) Frauen, bei denen Stein hingegen privat als Accoucheur beschäftigt war, waren durch ihr Eingebundensein in gesellschaftliche Strukturen geschützter vor solchen Verletzungen. *„Neu war, dass im Laufe des 18. Jahrhunderts auch Männer, Ärzte, diese Handgriffe [geburtshilfliche Handgriffe – N.L.] erlernten und praktizierten, dass nun auch sie den Schwangeren auf den Leib rückten, um ein eigenes Wissen über den Zustand der Frau zu begründen. Diese Überschreitung der Schamgrenzen war im Hospital oder bei Armen, die dafür mit Geld entschädigt wurden, eher möglich als in der Privatpraxis."*[717]

Insgesamt darf angenommen werden, dass die praktische Tätigkeit sich sowohl im privatärztlichen Umfeld als auch im Accouchirhaus in Bezug auf die

---

714 Vgl. Stein: Kleine Werke, 1798, S. 223

715 Stein, Georg Wilhelm d. J. [Hrsg.]: Georg Wilhelm Stein´s nachgelassene geburtshülfliche Wahrnehmungen. Erster Theil. Marburg 1807, S. 17 f.

716 Vgl. Sahmland, Irmtraut: Das „Universitäts-Entbindungshaus" in Gießen. In: Enke, Ulrike [Hrsg.]: Die Medizinische Fakultät der Universität Gießen: Institutionen, Akteure und Ereignisse von der Gründung 1607 bis ins 20. Jahrhundert. Stuttgart 2007, S. 99–124; S. 125

717 Schlumbohm: Lebendige Phantome, 2012, S. 247

Rücksichtnahme auf die Intimssphäre der Frauen je nach Situation hinsichtlich des Geburtsfortgangs sowie möglicher Komplikationen deutlich von den schriftlichen Vorgaben Steins unterschied. So waren bei dem Kaiserschnitt, den Stein an einer Bürgerlichen vornahm, durchaus auch seine Schüler anwesend, während andere Geburten dokumentiert sind, bei denen die Geburt im Accouchirhaus so schnell ging, dass weder Studenten noch Stein selbst diesen beiwohnen konnten und so die Haushebamme die Geburt betreute.

Zwar ist für Stein nicht belegbar, dass dieser im Accouchirhaus eine andere Indikationsstellung bei den Geburten anwendete – dagegen sprechen sowohl die hohe Quote natürlicher Geburten im Accouchirhaus als auch der von ihm vorgenommene Kaiserschnitt im bürgerlichen Umfeld – die Schamgrenzen und auch das eigene Mitspracherecht der Patientinnen missachtete er aber sicherlich eher im Accouchirhaus als im privaten Umfeld – wenngleich wie ausgeführt die Zuschauerzahl auch vom Geburtsfall und nicht nur vom Ort der Geburt abhängig war. Darüber hinaus spielte ein weiterer Tabubruch in den Ängsten der Frauen eine große Rolle – die Sektion.

5.3 Umgang mit Leichen, Steins geburtshilfliche Sammlung

„So soll der Professor artis obstetriciae, falls eine schwangere gebährende Kindbetterin [sic!] oder deren neu gebohrnes Kind im Findelhause mit Tod abgienge, allezeit das Vorrecht, auch freye Macht und Gewalt haben, einen solchen verblichenen Körper in Gegenwart aller Lernenden daselbst zu öffnen und zu zergliedern, maassen das Cadaver sonst, oder dafern es nach der von dem Professore artis obstetriciae geschehenen Demonstration annoch brauchbar seyn sollte, wie gewöhnlich, besonders aber die Wintermonate hindurch zur Anatomie und ad operationes Chirurgicas geliefert wird.“[718]

Diese 1767 in der Hebammenordnung festgehaltene Gesetzmäßigkeit bildete die Grundlage für die große anatomische Sammlung Steins. Dies war für ihn neben dem wissenschaftlichen Interesse auch ein Weg, der zur Steigerung seiner Popularität beitrug: *„Nicht zuletzt war eine gut geführte und umfangreiche Sammlung geeignet, das Ansehen eines Gelehrten bei Fachgenossen und Vertretern anderer Wissenschaften zu erhöhen. Denn zu einer »gelehrten Reise« gehörte der Besuch solcher Privatmuseen.“*[719] Der Umfang der Steinschen Sammlung war dabei beachtlich, wie ein Verzeichnis über dieselbe nach Steins Tod aufzeigt: Es gehörten neben 23 verschiedenen Zangen, 11 Hebeln, 10 Kopfziehern, einer

---

718 HLO VI, 1767, S. 487
719 Schlumbohm: Lebendige Phantome, 2012, S. 461

Steißzange, 12 Perforatorien, 18 Haken, 6 Wassersprengern, 10 Pelvimetern, 2 Cliseometern, einem Cephalometer, einem Labimeter, zwei Baromacrometern, vier Führungsstäbchen, drei Kaiserschnittbestecken, *„einige unnütze und verrufene Geräthe"* auch mehrere Geburtsstühle und Instrumente für das Wochenbett wie die Milchpumpe Steins, aber auch eine *„Maschine zum Bad der Brüste"* und ähnliche außergewöhnliche Gegenstände zu der Sammlung. Darüber hinaus hatte Stein Phantome und eine umfangreiche Büchersammlung mit über 500 Werken hinterlassen. Insbesondere die neueren geburtshilflichen Abhandlungen studierte er gründlich, markierte interessante Stellen mit einer Bleifeder und schrieb Anmerkungen an die Ränder.[720] Dabei hatte Stein sich seine Sammelleidenschaft durchaus etwas kosten lassen, wie ein Brief vom 12. Februar 1777 an Christoph Gottlieb von Murr (1733–1811)[721] in Nürnberg beweist, in dem er den Erhalt eines Pakets mit einem Manuskript eines nicht näher bezeichneten Gregoires[722] quittierte und sich dieses eine Pistole, also eine Goldmünze, kosten ließ.[723]

Für die aktuelle Frage jedoch am interessantesten erscheint die Auflistung der Präparatesammlung: *„Die vorzüglichsten Stücke, nämlich die Becken, welche gleich sehr durch ihre Seltenheit und Schönheit wichtig sind, als sie dem Institut und dem Lehrer um ihrer Herkunft und um der wechselweisen Beziehung zwischen ihnen und Steins Grundsätzen und Schriften schätzbar seyn müssen, sind grossentheils aus den Programmen dieses Mannes bekannt. […] Die übrigen Präparate bestehen hauptsächlich in Kindsskeleten, wovon zwar einige etwas Merkwürdiges haben, die meisten*

---

720 Vgl. Justi: Hessische Denkwürdigkeiten, 1805, S. 91

721 Murr war Zollamtmann in Nürnberg, aber gleichzeitig literarisch überaus aktiv. Vernehmlich befasste er sich in seinen Veröffentlichungen mit Geschichte, Archäologie, Kunstgeschichte, aber auch mit der Geschichte der Mathematik, der Medizin und der Naturwissenschaften, betätigte sich aber auch als Sprachgelehrter. Er pflegte umfangreiche Kontakte in der Gelehrtenrepublik, u.a. mit Lessing. Vgl. Mummenhoff, Ernst, „Murr, Christoph Gottlieb von" in: Allgemeine Deutsche Biographie 23 (1886), S. 76–80 [Online-Version]; URL: https://www.deutsche-biographie.de/pnd11906362X.html#adbcontent. Von Baldinger wird er als *„weltberühmte[r] Gelehrte[r] und Polyhistor"* bezeichnet. Baldinger: Magazin für Ärzte, 16, 1794, S. 94

722 Es ist anzunehmen, dass hier einer der beiden Grégoires (Vater und Sohn) gemeint ist, die einen maßgeblichen Anteil an der Entwicklung der Geburtszange vor Levret gehabt hatten. Vgl. hierzu Hibbard: Obstretician´s armamentarium, 2000, S. 28 f.

723 Vgl. Universitätsbibliothek München 2 Cod.ms. 657(169: Brief von Georg Wilhelm Stein an Christoph Gottlieb von Murr(1777)

jedoch hauptsächlich nur dem Arbeiter Ehre machen.[724] Diese Sammlung scheint bereits in Kassel recht umfangreich gewesen zu sein und eine hohe Anziehungskraft besessen zu haben. Dies zeigt eine aktuelle Veröffentlichung von Andrea Linnebach, in der sie das Besucherbuch des Kunsthauses auswertete, in dem sich ebenfalls auch anatomische Präparate befanden und bei dem sich auffallend viele Mediziner und Geburtshelfer eingetragen hatten.[725] Dass diese auch die Steinsche Sammlung, die sich im Accouchirhaus befand, anschauten, darf angenommen werden.

Die Furcht vor der Sektion seitens der Gebärenden wird dabei offen von Osiander zugegeben, der bezüglich des Kasseler Accouchirhauses schrieb: *„Die verstorbenen Kinder wurden der Anatomie nach Verlangen übergeben; die verstorbenen Wöchnerinnen aber, um ein gefährliches Entsetzen bey den Lebenden zu verhüten, höchst selten. Sie wurden aber im Hause selbst meist zum Unterricht der Schüler und Schülerinnen geöffnet, obgleich die Oeffnung weit schicklicher auf der nahen Anatomie vorgenommen worden wäre, so mußte man doch hirinn [sic!] den wichtigen Begriffen des Volks von der Anatomie nachgeben.*[726]

Die *„wichtigen Begriffe des Volks"* waren zum einen christliche Werte, die der Sektion entgegenstanden. Aber auch die Stigmata, die mit der Sektion verbunden waren, spielten eine Rolle. So gab die Medicinalordnung vom 21. Dezember 1767 vor, dass alle *„in den Waysen-Findell-Zucht-Stock- und Gefangenenhäusern verstorbenen, auch unehelich gebohrnen Kinder, und der verstorbenen Dirnen, die sich drey und mehr Fornications Fälle zu Schulden kommen lassen, und besonders hingerichteter Delinquenten Cadavers"* zur Anatomie gebracht werden sollten.[727] Der Anatomie am Ende eines Lebens übergeben zu werden, zusammen mit Verbrechern und Delinquenten, bedeutete also eine große Schande.[728] Die Anatomie bedeutete die *„moralische Destruktion und die damit verbundene gesellschaftlich-soziale Stigmatisierung"*[729] am Ende eines Lebens.

---

724 Stein, Georg Wilhelm d. J.: Neue Annalen der Geburtshilfe überhaupt und der Entbindungsanstalt zu Marburg insbesondere. 1. Bd. Erstes Stück. Mannheim 1813, S. 35 f.

725 Linnebach: Museum der Aufklärung, 2014, S. 137 ff.

726 Osiander: Beobachtungen, Abhandlungen und Nachrichten, 1787, S. 262 f.

727 Vgl. HLO VI, 1767, S. 477 f.

728 Vgl. Sahmland, Irmtraut: Fordern und verweigern: der Körper als Zankapfel. Ein Beitrag zur Sozialgeschichte der Anatomie. In: Grundmann, Cornelia; Sahmland, Irmtraut [Hrsg.]: Concertino. Ensemble aus Kultur- und Medizingeschichte. Marburg 2008, S. 42–56

729 Sahmland, Irmtraut: Verordnete Körperspende – Das Hospital Haina als Bezugsquelle für Anatomieleichen (1786–1855). In: Friedrich, Arnd; Sahmland, Irmtraut; Vanja, Christina [Hrsg.]: An der Wende zur Moderne. Die hessischen Hohen Hospitäler im 18. und 19. Jahrhundert. Festschrift zum 475. Stiftungsjahr. Petersberg 2008, S. 65–105; S. 76

Dass das Accouchirhaus hier eine Sonderrolle einnahm, indem, wie oben von Osiander geschildert, die Sektionen der Wöchnerinnen im Haus vorgenommen wurden, belegt auch die Auswertung Vanjas, da im Untersuchungszeitraum von 1772–1778 nur zwei Wöchnerinnen und ein Kind der Anatomie übergeben wurden.[730] Von den darüber hinaus verstorbenen 9 Wöchnerinnen und 55 Kindern[731] ist anzunehmen, dass bei vielen eine Sektion direkt in den Räumen des Accouchirhauses vorgenommen wurde.

Diese Sonderrolle musste Stein gegenüber den Anatomen behaupten, die immer wieder über einen Mangel an Leichen klagten.[732] Diese Konflikte sind zumindest für die Universität Marburg dokumentiert[733], dass ähnliche Rivalitäten auch in Kassel bestanden, darf angenommen werden, nachdem Mey jüngst nachgewiesen hat, dass ein Defizit an Leichen auch in Kassel beklagt wurde.[734]

Dies war eine Folge des erhöhten Bedarfs an Leichen für die Medizinstudenten. So waren Sektionen und das Üben von Operationen an Leichnamen neben dem Unterricht am Krankenbett obligatorischer Bestandteil der um 1800 zunehmenden Praxisorientierung in der Lehre. Hinzu kam die durch die fehlende Kühlmöglichkeit kurze Aufbewahrungsmöglichkeit von Leichnamen.[735]

Erwähnenswert ist darüber hinaus eine weitere Sektion, an der Stein in Kassel wahrscheinlich in seiner Funktion als Mitglied des Collegium Medicum teilgenommen hatte. So wurde der Leichnam *„Sr. Excellenz des Herrn Generallieutenant von Bardeleben, Comandeur des Regiments Garde, Ritter der heßischen Orden vom goldnen Löwen und pour la vertu militaire, des königl. Preußischen Ordens pour le mérite, Gouverneur zu Cassel"* am 10. Apil 1784 nach dessen Tod am Vortage geöffnet – und zwar in Gegenwart des Ministers von Bürgel, Baldingers, Steins, Cornitius´, des Doktor Faber, Regimentschirurgus Drullmann

---

730 Vgl. Vanja: Kasseler Accouchier- und Findelhaus, 2004, S. 116
731 Vgl. Osiander: Beobachtungen, Abhandlungen und Nachrichten, 1787, S. 253 ff.
732 Vgl. hierzu: Mey: Medizinische Fakultät, 1994, S. 59
733 Vgl. Kolling, Hubert: „Damit es bei der Universität zu Marburg an Gelegenheit nicht fehlen möge, die Zergliederungskunst zu üben…". Die Abgabe von Leichen an das Anatomische Institut der Philipps-Universität Marburg. In: Zeitschrift des Vereins für hessische Geschichte (ZHG). 105. Bd. Kassel 2000, S. S. 149–169
734 Vgl. Mey: Medizinerausbildung, 2018, S. 107 ff.
735 Vgl. Sahmland: Verordnete Körperspende, 2008, S. 66 f.

und Regimentschirurgus Wolter auf „*Specialbefehl*" des Landgrafen.[736] Auf den Fall selbst soll hier nicht weiter eingegangen werden, er soll nur erwähnt werden, um aufzuzeigen, dass auch Sektionen an Personen vorgenommen wurden, die nicht zu dem oben genannten Personenkreis zählten. Die Umstände, warum diese Sektion durch den Landgrafen angeordnet worden war, bleiben in der vorliegenden Quelle leider unerwähnt. Diese Obduktion kann aber exemplarisch als Beweis gelten, dass nicht die Leichenöffnung selbst, sondern die Sektion in der Anatomie als Schande galt. Sektionen zur Klärung forensischer Sachverhalte waren indes kein Tabubruch.

---

736 Vgl. Baldinger, Ernst Gottfried: Neues Magazin für Ärzte. 6. Bd. Leipzig 1784, S. 440 ff.

6 Abwanderung nach Marburg

Nachdem der Regierungswechsel von Landgraf Friedrich II. zu seinem Sohn Wilhelm IX. bereits durch das Verbot der Freimaurerei Steins Leben nachhaltig beeinflusst hatte, ordnete dieser in mehreren Schritten die Versetzung der Kasseler Professoren an die Marburger Universität an, wodurch 1791 der Unterricht am Collegium Carolinum komplett zum Erliegen kam. Bereits im Januar 1784 waren die Professoren vom Landgrafen Friedrich II. zu einer möglichen Verlegung des Collegium Carolinum befragt worden, nachdem *„die Diskrepanz zwischen den relativ großen (Personal-)Kosten und dem geringen Interesse der Studenten"* aufgefallen war. Nachdem der Beschluss, dass *„die Translocation [...] überhaupt beruhen"* solle, am 27. Februar 1784 gefasst worden war, wurde diese Diskussion nach dem Tod Friedrichs II. am 31. Oktober 1785 durch seinen sparsamen Sohn Wilhelm IX. wieder aufgenommen, so dass bereits am 8. Dezember 1785 die meisten Professoren nach Marburg versetzt wurden. Nur diejenigen, die neben ihrer Professur noch weitere Aufgaben im Dienste des Landgrafen hatten, blieben. *„Das Carolinum sollte wieder ausschließlich auf die Universität vorbereiten, was aber kaum gelang, da die Professoren ihre Vorlesungsprogramme nicht entsprechend veränderten."*[737] Baldinger, der sich schon länger an dem Mißverhältnis von Professoren und Studenten gestört hatte, schlug nun dem Landgrafen am 29. November 1785 erneut vor, die medizinische Fakultät in Marburg durch die Versetzung von Michaelis, Brühl, Mönch, Baldinger, Stein und Stegmann zu verstärken. Alle bis auf Stein nahmen im Sommersemester 1786 ihre Tätigkeit in Marburg auf. 1787 wurden alle noch einmal zur Berufung Steins befragt. Christian Friedrich Michaelis meinte, *„selbst die größten Kenntnisse anderer Kollegen im Accouchement können uns nicht so viel nützen als Steins bloßer Name",* und auch Brühl und Busch bekräftigten, sie wollten mit dem *„größten jetzt lebenden Geburtshelfer"* zusammenarbeiten.[738]

Bezüglich der verspäteten Versetzung Steins schrieb sein Neffe Stein der Jüngere: *„Am Ende der achtziger Jahre war es, als der Landgraf die Marburger Universität, mit besonderer Berücksichtigung der medicinischen Fakultät, den Zeiten anzupassen suchte. Es gingen damals Baldinger, Mönch, Michaelis und Brühl sogleich, und zwar im Jahre 1789, nach Marburg. Baldinger drang darauf, dass*

---

737 Mey: Medizinische Fakultät, 1994, S. 47

738 Schröter, Peter: Frauenklinik und Hebammenlehranstalt der Philipps-Universität zu Marburg 1792–1967. Inaugural-Dissertation. Marburg 1969, S. 9

auch Stein mit dahin gehe, allein dieser hatte keine Lust dazu. Nach wiederholter Weigerung musste er zwar doch noch im Monat November 1789 ein Rescript zu dieser Versetzung annehmen, inzwischen wurde Baldingers Hoffnung erst im Jahre 1791 ganz erfüllt, wo sich Stein endlich bequemte, nach Marburg zu folgen. Brühl, der Anfangs für die Anatomie blos den Prosector machen sollte, hatte, vermuthlich wegen der Unsicherheit, ob Stein die Stelle in Marburg annehmen werde, sein Anstellungsrescript auf die Professur der Geburtshülfe ausgestellt erhalten und fing auch alsbald an, für dieselbige thätig zu seyn."[739] Auch Stein selbst verheimlichte seine Einstellung zu der Versetzung nicht: *„Und so bestand diese ersprießliche Einrichtung [das Kasseler Accouchirhaus – N.L.] geraume Zeit, bis nach einem Unstern, der jedoch kurze Zeit regierte, das Institut nach Marburg verlegt wurde, [...]"*[740]

Tatsächlich schaffte es Stein, noch bis 1791 in Kassel zu bleiben, obwohl das eigenständige Findelhaus und mit ihm das Accouchirhaus bereits 1787 geschlossen worden waren, die Räumlichkeiten wurden dem Waisenhaus zugeschlagen.[741] Er verhandelte in dieser Zeit ausgiebig über die Einrichtung eines neuen Accouchirhauses in Marburg.

Die Wertung Meys, dass Stein aufgrund seiner Tätigkeit im Accouchir- und Findelhaus in Kassel bleiben musste, erscheint wegen der Schließung beider Anstalten wenig plausibel. Zumindest ließ sich der heimatverbundene Stein danach noch vier Jahre Zeit, bis seine 54jährige Ära in Kassel endete.

6.1 Marburger Zeit (1791–1803)

Entsprechend der Fragestellung soll die deutlich kürzere Zeit Steins in Marburg, in der er erneut einem Accouchirhaus – diesmal ohne angeschlossenes Findelhaus – vorstand, nicht näher zur Analyse herangezogen werden. Er erhielt in Marburg das stattliche Gehalt von 800 Reichsthalern jährlich, ein erneuter Beweis seiner damaligen Reputation.[742] Da Stein in Marburg weder neue Instrumente vorlegte noch neue Publikationen herausgab (er veröffentlichte 1797 lediglich die fünfte Auflage der *„Practischen Anleitung zur Geburtshülfe"*, sowie 1801 den *„Katechismus zum Gebrauche der Hebammen in den hochfürstlichen Hessischen Landen"*, dessen Inhalt aber weitestgehend dem Inhalt seines ersten Hebammenkatechismus entsprach), darf konstatiert werden, dass die geburtshilfliche

---

739 Stein d. J.: Annalen der Geburtshilfe, 1808, S. 16
740 Stein: Hebammen-Catechismus, 1801, S. V f.
741 Vgl. Vanja: Kasseler Accouchier- und Findelhaus, 2004, S. 118
742 Vgl. Stark: Neues Archiv für die Geburtshülfe, viertes Stück, 1790, S. 192

Tätigkeit Steins in Marburg keine bedeutende Wendung mehr nahm. Zur Verortung der Person Steins in Bezug auf aktuelle Forschungsergebnisse wurde daher seine Schaffenszeit in Kassel ausführlich analysiert.[743]

6.1.1 Tod Steins

Das Testament (Abb. 27) und die Erinnerungsrede Creuzers anlässlich des Todes Steins bilden eine gute Grundlage zur Konturierung seiner Persönlichkeit.

Steins letzte Tage wurden durch Creuzer folgendermaßen beschrieben: *„Als er auf diese Weise 56 Jahre vollendet hatte und unsere Sache 10 Jahre unterstützt hatte, erkrankte er zu Beginn August an der schwarzen Krankheit des Hippokrates[744], die dann zur Tympanitis[745] umschlug. Und obwohl es fast niemanden gab, der den rüstigen Zustand des Mannes in fortschreitendem Alter kannte, was ihm Angst zu machen schien, erkannte jener doch, dass sich Lebensgefahr zeigte. Und er fürchtete nichts, sondern war gefasst und bereit dem Tod gegenüberzutreten (um über seinen eigenen Weggang zu scherzen), und er dachte an das Vergangene, ordnete die Gegenwart und schien sich sehr klug vor dem Zukünftigen in Acht zu nehmen. Daher war er in jeder Hinsicht gründlich vorbereitet und starb am 24. September.*

In einem öffentlichen Trauerzug, wie er es selbst vorgeschrieben hatte, wurde er hinausgebracht in Begleitung der Kollegen und einiger anderer Personen.

Wenn man nach dem Charakter unseres Freundes und nach seinem Leben fragt: im Sterben zeigte er dieselbe Gelassenheit eines unerschütterlichen Herzens, die er offenbar in allen Wechselfällen des Lebens hatte. […] Daher kam es, dass er geistig beweglich war sowie sprachgewandt und sich nicht sonderlich freundlich oder jemandem entgegen kommend zeigte, und so nicht wenigen Menschen reserviert erschien. Dieser Umstand führt die Menschen gewöhnlich eher zur Bewunderung der Klugheit, als dass er sie dazu einlädt, das Wohlwollen zu suchen. Und doch schreckte er nicht vor einem Treffen mit Freunden zurück: er verwöhnte sie manchmal mit einem

---

743 Bezüglich der Marburger Anstalt vgl. die ausführliche Dissertation Peter Schröters aus dem Jahre 1969: Frauenklinik und Hebammenlehranstalt der Philipps-Universität Marburg 1792–1967, in der auch die im Staatsarchiv befindlichen Unterlagen ausgewertet wurden. Auch Marita Metz-Becker berichtet in „Der verwaltete Körper" viele Einzelheiten der Gebäranstalt, so dass ein weiteres Forschungsdesiderat nicht zu erwarten ist.

744 Teerstuhl. Zusammen mit der Tympanitis (Gasansammlung im Darm) und der an anderer Stelle genannten Anasarka (Wassersucht) könnten die Symptome auf eine Leberzirrhose als Todesursache hinweisen.

745 An anderer Stelle findet sich eine Variante dieser Beschreibung, in der die Meläna in Anasarka übergegangen sein soll. Vgl. Justi: Hessische Denkwürdigkeiten, 1805, S. 89 f.

Gastmahl[746]*, wobei er sich selber zurückhielt, während er in Lebensart und -weise die Großzügigkeit und Eleganz zeigte, die die Würde der Gabe und der Werke, die mit reicher Kunstfertigkeit erworben waren, doch zu dulden schien.*"[747]

Tatsächlich soll Stein eine Stunde vor seinem Tod mit *„dem Sekretarius Claus, einem Manne, der sein Zutrauen besas [sic!]"*, folgende Konversation geführt haben: *„Nun haben wir doch noch etwas vergessen!" „Ich wüsste doch nichts!" „Ja! Meine Leichenbestattung!" „O! damit hats noch Zeit!" „Nein, es ist bald aus mit mir. Richten Sie alles einfach ein! [...] Das Detail überlasse ich Ihnen!"*[748]

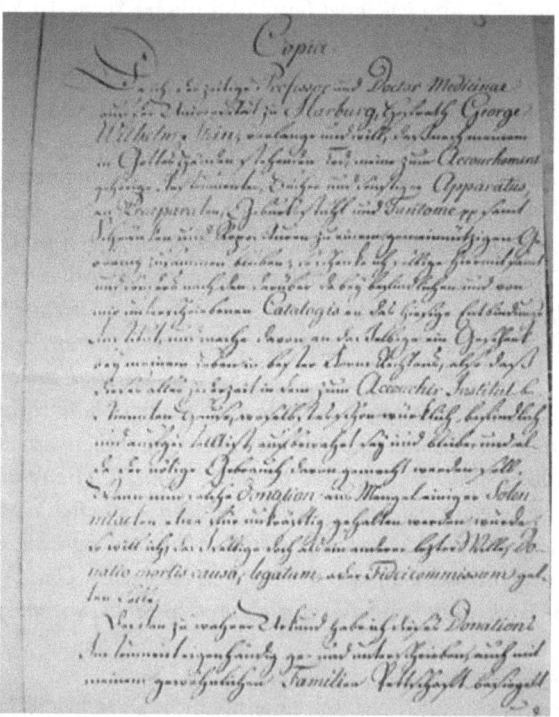

Abb. 27: Testament Steins (1. Seite) (privat)[749]

---

746 Tatsächlich heißt es in einem Brief von Glaß an Stein: *„Freund von Bandtenstein läßt Dir danken für die gute Nachricht wegen der Logencorrespondenz und wird sobald es sich schickt, den Saurenkohl abholen laßen, worauf er sich unendlich freut."*

747 Übersetzung von Creuzer: Memoria, 1803, S. 16 f.

748 Justi: Hessische Denkwürdigkeiten, 1805, S. 90

749 von Manfred Sinning, Nachfahre Steins und Familienforscher, freundlicherweise zur Verfügung gestellt

Stein starb am 23. September 1803 und hinterließ testamentarisch seine komplette Präparatesammlung, Geburtsstühle, geburtshilfliche Instrumente und etwa 500 Bücher dem Accouchirhaus in Marburg: *„Sein Leben? Ja er wollte, dass sogar sein Tod sich dieser Sache widmete. Das Schicksal sollte es nicht zulassen, dass er dieses Institut ständig leitete; so sorgte er klug und nicht minder großzügig dafür, soweit es ihm zu tun möglich war, dass seine Nachfolger ganz zweckmäßig dieses leiteten. Deshalb vermachte er das Gerät, Instrumente, Utensilien, Aufzeichnungen und solche Bücher, die er für sich während günstigen Gelegenheiten des literarischen Lebens und auf Reisen im Überfluss angehäuft hatte, eben diesem Institut zum Nutzen für die Gebärenden."*[750] Dies entsprach der Wertung Steins des Jüngeren: *„Da ward wohl das Leben eines Mannes im wahren Wort das Leben eines Fachs! Es, das Fach, und Er, der Mann, sind Eins [...]"*[751]

Tatsächlich zeugen der große Umfang der durch Stein veröffentlichten geburtshilflichen Schriften, die sicherlich nicht annähernd vollständig überlieferten Schriftwechsel mit Kollegen im Rahmen der Freimaurerei sowie die Erfindung zahlreicher geburtshilflicher Instrumente von einem außerordentlichen Fleiß zugunsten seiner Überzeugungen – und diese waren, die Geburtshilfe zu einer Wissenschaft zu machen und die Freimaurerei zu fördern. So entsprangen auch alle ihm nachweisbaren Kontakte und Freundschaften diesen beiden Bereichen.

---

750 Übersetzung von Creuzer: Memoria, 1803, S. 20 f.
751 Stein d. J.: Was war Hessen, 1819, S. 51

7 Fazit

Die medizinhistorische Perspektive auf die Person Georg Wilhelm Steins des Älteren offenbart das vielschichtige und in Teilen ambivalente Wirken eines die Geburtshilfe seiner Zeit nachhaltig prägenden Forschers und Wissenschaftlers. Dabei wurde an vielen Stellen deutlich, dass sich die Akteure des medizinischen Umbruchs, der sich im 18. Jahrhundert durch das Eindringen akademisch gebildeter männlicher Accoucheure in das traditionell von Hebammen geleitete Gebiet der Geburtshilfe vollzog, voneinander unterschieden – sei es in Hinblick auf die Indikationsstellung zur Zangengeburt oder bezüglich dessen, wie die nun an verschiedenen Orten Deutschlands aufkommenden Accouchirhäuser von den dort tätigen Geburtshelfern genutzt wurden.

Dementsprechend müssen verschiedene Darstellungen der Person Steins revidiert oder zumindest ergänzt werden.

Tatsächlich ist in Bezug auf die Hebammen auch für Stein der für die Zeit typische polemische Sprachstil gegen die Hebammen nachweisbar, es finden sich auch bei ihm massive Vorwürfe gegen das mündlich tradierte Erfahrungswissen dieser Berufsgruppe. Gleichzeitig zeigt die Analyse des Gerichtsstreits, in dem Stein gegen die Hebamme Siebert geklagt hatte, mehrere über diese laute Polemik hinausgehende Aspekte. Einerseits werden in dieser exemplarisch ausgewerteten Quelle große Handlungsspielräume der Hebammen und Schwangeren offenbar, die man bei einer Wertung des damaligen Umbruchs berücksichtigen sollte. So hatte sich der Bürgermeister Kassels auf das Einwirken der Schwangeren hin, die nur diese Hebamme zu ihrer Betreuung zulassen wollten, bewogen gesehen, den Landgrafen um Hilfe zu bitten. Aber auch bei der Bewertung von Stein in Bezug auf die Hebammen können neben der Diffamierung derselben auch lobende Worte in Bezug auf die Arbeit einiger Hebammen dokumentiert werden. Auch das Bemühen, sein geburtshilfliches Wissen weiterzugeben und so im Sinne der politisch motivierten „Wohlfahrtspflege" die Geburtshilfe zu verbessern, kann ihm nicht abgesprochen werden. Dabei hatte Stein durchaus die Bereitschaft, besonders geschickten Hebammen auch geburtshilfliche Instrumente wie den Roonhuynsischen Hebel anzuvertrauen. Das Urteil, dass *„die Hebammen zu bloßen Handlangern der männlichen Accoucheure"*[752] degradiert werden sollten, kann anhand des Beispiels Steins nicht nachvollzogen werden. Gleichzeitig gab es Konflikte, die sich durch die Hierarchisierung der Geburtshilfe und die

---

752 Frevert: Frauen und Ärzte, 1982, S. 202

Zuweisung der natürlichen Geburt als einzige geburtshilfliche Hebammenleistung ergaben. Die männlichen Accoucheure gewannen nur langsam an Zutrauen seitens der Patientinnen, wie sich am Beispiel der auf Wunsch der Gebärenden von Stein geleiteten „Geburt im Verborgenen" zeigte, bei der er der Geburt der Frau Rittmeisterin von Canitz zwar vorgestanden hatte, die Untersuchungen aber von einer Hebamme durchgeführt wurden. Tatsächlich boten in diesem Umfeld die Accouchirhäuser – auch für Stein – die Möglichkeit, durch Sektionen und Entbindungen das empirische Wissen über die Geburt zu vermehren, wie es im bürgerlichen Umfeld aufgrund der Gebärenden, die häufig einen männlichen Accoucheur ablehnten, nicht möglich gewesen wäre. Stein diente sein Accouchirhaus aber nicht – wie beispielsweise Osiander – als Plattform, auf der er die Kontrolle über jede einzelne Geburt ausüben wollte. Die Hebamme des Kasseler Accouchirhauses betreute auffallend viele Geburten alleine, Stein – der ja auch nicht wie Osiander im Accouchirhaus wohnte – wurde eher bei schwierigen Geburten hinzugezogen. Er war in erster Linie Wissenschaftler, der durch sein umfangreiches Werk und seine Instrumente glaubte, die Geburtshilfe nachhaltig zu bereichern – auch wenn die Hoffnung, die Geburt vorhersagbar zu machen, zumindest für die von ihm erfundenen Messinstrumente aufgrund ihrer Ungenauigkeit von der nachfolgenden Generation in weiten Teilen verworfen werden musste. Gleichzeitig muss kritisch hinzugefügt werden, dass die Auswertung der Geburtsberichte, die Steins Schüler Georg Philipp Lehr verfasst hatte, für die Zeit, in der Lehr im Accouchirhaus Student war, eine Bevorzugung der praktischen Lehre der Studenten gegenüber der der Hebammenschülerinnen nahelegt.

Auch der Vorwurf, dass das Erfahrungswissen der Hebammen durch die neue wissenschaftliche Geburtshilfe verloren ging, hat Bestand. Darauf weisen die kurze Dauer der Ausbildung im Accouchirhaus sowie die massive Kritik an den überlieferten Weisheiten der Hebammen deutlich hin.

Doch auch der Sicht der Gebärenden müssen – wie jüngst Schlumbohn zeigte – neue Aspekte hinzugefügt werden. *„Die öffentliche Geburt als Gipfel der Prostitution"*[753] im Accouchirhaus ist als Wahrheit nicht haltbar. Dass auf das *„Schamgefühl der den Ärzten anvertrauten Frauen [...] wenig oder keine Rücksicht genommen"*[754] wurde, kann für Stein nicht nachvollzogen werden. Er hatte sowohl bei allen von ihm erfundenen geburtshilflichen Instrumenten als auch durch die

---

753 Metz-Becker, Marita: Wie „die Doctoren (...) garstig mit den Weibsleuten umgingen (...)" Das Marburger Accouchirhaus aus der Sicht der Frauen. In: Zentralblatt für Gynäkologie 124. 2002 S. 389–394
754 Metz-Becker: Hebammen und medizinische Geburtshilfe, 2013, S. 41

im Geburtshaus vorhandene spanische Wand und in seinen Lehrbüchern immer wieder betont, wie die Scham der Frauen zu schützen sei, wobei einschränkend angemerkt werden muss, dass die schriftlich übermittelten Aussagen Steins als normative Zielvorgaben gelten müssen, die im Rahmen der Unterrichtspraxis sicherlich nicht immer eingehalten werden konnten. Zu den Bemühungen, den „Anstand zu wahren", gehörte auch das Reglement, das er für die Studenten im Accouchirhaus aufstellte. Er teilte dabei die Zuschauer in möglichst kleine Klassen und verlangte, dass sie bereits theoretisches Wissen hatten, bevor sie zu den Frauen gelassen wurden. Auch die Phantomübungen geschahen dem schriftlichen Zeugnis Steins zufolge nicht aus Mangel an Gebärenden – aufgrund des angeschlossenen Findelhauses fanden sich nach einigen Jahren durchaus genug Gebärende im Kasseler Accouchirhaus ein –, sondern als Vorbereitung, „damit man nicht aus Schaden klug" werden müsse. Dennoch wurden selbstverständlich auch bei den vergleichsweise kleinen Klassen und aufgrund der Anwendung der geburtshilflichen Instrumente sowie durch die Stigmatisierung der Schwangeren wegen der stattfindenden Sektionen und dem von der Hebamme Siebert überlieferten Glauben, im Accouchirhaus hole man sich „die Krätze", ein Umfeld geschaffen, das den Schwangeren keine vertrauensvolle Basis für ihre Geburt schaffen konnte. Dies galt insbesondere für das Kasseler Accouchirhaus, in dem zusätzlich das völlig überlastete Findelhaus untergebracht war und eine außerordentlich hohe Sterblichkeit der Kinder zu verzeichnen war. Gleichzeitig kann darüber hinaus festgestellt werden, dass Stein – wenn auch für die Indikationsstellung nicht nachweisbar – die Freiheiten im Accouchirhaus bezüglich der Beratung der Schwangeren tatsächlich ausnutzte. Er drängte die Frauen zu dem von ihm vorgeschlagenen Prozedere unter teilweise massiven Androhungen, wie die Frau hilflos zu verlassen, während er den Frauen im bürgerlichen Umfeld zumindest eine scheinbare Wahl bei aber auch hier nicht ergebnisoffener Information zu den verschiedenen Optionen ließ. Dieses Prozedere ließ sich zumindest anhand der drei Kaisergeburten nachweisen. Dennoch nutzte er das Accouchirhaus nicht im Sinne eines Experimentierfelds, dagegen sprechen der Kaiserschnitt im bürgerlichen Umfeld ebenso wie die Zangengeburten und Wendungen, die zu Beginn seiner Tätigkeit bereits im bürgerlichen Umfeld nachweisbar waren. Auch zu bürgerlichen Geburten nahm Stein einige seiner Schüler mit, im Falle der Kaisergeburt der Maria Sophia Dickscheidt waren alle drei zu der Zeit lernenden Studenten anwesend.

Der Befund Schlumbohms, dass es neben den Frauen, die dem Accouchirhaus durch verschiedene Wege zu entfliehen versuchten, wie Metz-Becker es nachgewiesen hat, auch Frauen gab, die mehrfach das Accouchirhaus zur Geburt in Anspruch nahmen, kann für das Kasseler Institut unter Stein verifiziert werden.[755] Doch auch die Berichte über die Angst vor der Anwendung der Instrumente seitens der Gebärenden scheinen gerechtfertigt, wenn man beispielsweise berücksichtigt, dass Hermann Friedrich Kilian einen fast unerträglichen Schmerz bei der Applikation des Steinschen Beckenmessers kritisierte.[756]

Dennoch kann Stein weder Inhumanität noch eine Operationswut nachgewiesen werden. Gerade im Falle des Accouchirhauses agierte er durchaus zurückhaltend, seine Indikation zur Zangengeburt war im Vergleich zu seinen Zeitgenossen moderat, und der dreimal an der lebenden Frau ausgeführte Kaiserschnitt kann den vorliegenden Unterlagen zufolge durchaus als Verzweiflungstat, keinesfalls aber im Sinne einer Selbstüberschätzung eines Arztes gewertet werden. Vielmehr betonte Stein selbst glaubhaft, dass sich ihm in den spezifischen Fällen wenige Alternativen boten. Eine Bewertung dieser Kaiserschnitte aus der heutigen Zeit heraus erscheint in Hinblick auf das fehlende Wissen Steins über die Antiseptik und die durchaus mangelnden Alternativen schwierig. Gleichzeitig darf in diesem Zusammenhang angemerkt werden, dass Stein seinen Glauben, dass diese Operation von den Frauen überlebt werden konnte, durch seine Erfahrung nicht revidierte. Obwohl alle drei Frauen starben, sah er den Fehler weder bei sich noch bei der Operation. Die eigentliche Durchführung der Kaiserschnitte als Selbstüberschätzung zu werten, erscheint aus oben genannten Gründen nicht zulässig, Steins eigene Bewertung der Situation erscheint durchaus fragwürdig. Der Vorwurf Justis, dass Stein „seine eigenen vorgetragenen Lehrsätze mit einer Standhaftigkeit vertheidigte, die bisweilen an Eigensinn gränzte"[757], erscheint in diesem Zusammenhang gerechtfertigt. Wie sehr in diesem Hinblick aber auch die Außendarstellung für die Wertung in den Fallberichten eine Rolle spielte und ob diese Wertung der tatsächlichen Meinung Steins entsprach, ist letztlich nicht klärbar.

In seinen Lehrbüchern vertrat Stein die Meinung, dass man die geburtshilflichen Instrumente nicht verwenden sollte, wenn man sich der eigenen Hände bedienen konnte.[758] Bei seinen Lehren war Stein hauptsächlich beeinflusst durch die französische Geburtshilfe seines Lehrers Levret, er hatte allerdings in seiner Studienreise England als weiteres wichtiges europäisches geburtshilfliches Zentrum nicht besucht, so dass fehlende persönliche Bezugspunkte mit verantwortlich sein könnten für seine Skepsis der englischen Geburtshilfe gegenüber.

755 Vgl. Schlumbohm: Lebendige Phantome, 2012, S. 432
756 Kilian: Operative Geburtshülfe, 1849, S. 111
757 Justi: Hessische Denkwürdigkeiten, 1805, S. 91
758 Stein: Practische Anleitung, 1797, S. 186

Er konnte sich aber im Laufe der Jahre ein zunehmendes Selbstverständnis als Geburtshelfer erarbeiten. Die Überzeugung, er helfe den Schwangeren in einer bedrängten Lage und befördere durch die Einführung einer rationalen, auf mathematischen und physikalischen Befunden gründenden Geburtshilfe die Fortschritte seiner Disziplin, wurde auch durch die aufklärerischen Ideen und seine Mitgliedschaft in der Freimaurerloge „Friedrich zur Freundschaft" befördert. Dass diesem Selbstbild aus heutiger Sicht eine kritische Perspektive bezüglich der in ihren Wahlfreiheiten deutlich eingeschränkten Gebärenden hinzugefügt werden muss, ist unstrittig. Gleichzeitig ist am Beispiel Steins an vielen Stellen eine größere Vielschichtigkeit zu beobachten, als die vereinfachte dichotome Darstellung Hebamme versus Geburtshelfer oder Patientin als Versuchsobjekt der männlichen Geburtshilfe versus von Hebammen geleitete glückliche Geburt dies nahelegt. Die Zusammenarbeit von Stein mit der Hebamme Siebert wurde durch diese in ihrer Zeugenaussage deutlich, ein bloßes Gegeneinander kann also nicht die einzige Wahrheit sein.

Die rationale Geburtshilfe, die Stein durchgehend verkörperte, führte wahrscheinlich tatsächlich zu einer statischen Betrachtung des Geburtsprozesses und der Gebärenden. Die diesbezügliche von Steins Nachfolgern formulierte Kritik zeigt, dass Stein dabei die dynamischen Aspekte der Geburt nicht berücksichtigte und die Indikationsstellung seines Instrumenteneinsatzes sicherlich fehlerhaft war. Gleichzeitig wollte der ehrgeizige Mann, der Stein unzweifelhaft war – das belegen seine Forschungsreisen, seine Publikationen, Erfindungen und der umfängliche fachliche Austausch mit Kollegen – die Geburtshilfe der Wissenschaftlichkeit zuführen, die für ihn eine Maxime war. Hemmungsloses Ausprobieren seiner Instrumente lässt sich nicht belegen, sicherlich war für Stein aber das Bestreben, die Geburtshilfe zu einer Wissenschaft zu machen, ein größerer Motor seines Wirkens als die Hilfeleistung für mittellose Gebärende. Die Verbreitung der Zangengeburt in Deutschland ist aber trotz dieser in Teilen zweifelhaften Motivation eine wichtige Errungenschaft seiner Zeit. Auch der von Stein erfundene Geburtsstuhl zeigt aufgrund der für die Sicherheit der Gebärenden und das Kind zuträglichen, aber der für geburtshilfliche Operationen nachteiligen niedrigen Höhe, die von seinen Zeitgenossen immer wieder kritisiert wurde, dass er keineswegs eine vornehmlich operative Geburtshilfe implementieren wollte.

Stein war trotz seiner Ehelosigkeit insbesondere durch die Freimaurerei vielfältig sozial eingebunden und pflegte langjährige Freundschaften – wie beispielsweise die zu Wagler und zu Baldinger. Die Ehelosigkeit könnte aber ein Grund sein, dass Stein in einem dichotomen Weltverständnis im Hinblick auf die Geschlechter verhaftet blieb, in dem die Frau als über eingeschränkte geistige

Fähigkeiten verfügende Hebamme von einer *„männlichen Geburtshilfe"* nur profitieren könne. Trotz dieser Sichtweise konnte Stein scheinbar das Vertrauen einiger Patientinnen gewinnen, so zumindest kann die ausgiebige Privatpraxis des Geburtshelfers gewertet werden, der seine großen finanziellen Mittel vornehmlich in Bücher und geburtshilfliche Instrumente investierte.

Stein stellte anders als einige seiner Kollegen trotz dieses Frauenbildes die Ausbildung der Hebamme und die des Studenten im Accouchirhaus als gleichwertig dar – wobei die Einschränkung geltend gemacht werden muss, dass in der praktischen Ausübung der Lehre die zahlenden Studenten vor den Hebammenschülerinnen bevorzugt wurden. Dabei war er, der selbst in den ersten Accouchirhäusern ausgebildet worden war, einer der Lehrer, der den klinischen universitären Unterricht in Deutschland verbreiteten. Gleichzeitig war er sicherlich ein selbstbewusster Wissenschaftler, der seine Bereiche notfalls auch mit einiger Rücksichtslosigkeit abzugrenzen wusste, wie die Streitigkeiten um die Milch- und Brustpumpe mit seinem Kollegen Stegmann und die Debatte um den Erfinder der inneren Pelvimetrie zeigen.

Insgesamt darf nicht unbemerkt bleiben, dass trotz des Einflusses, den Stein und die männlichen Accoucheure seiner Zeit ausübten, die Mehrzahl der Geburten in den Händen der Hebammen blieben.

Die wichtigsten Befunde der vorliegenden Arbeit sind die Komplexität der Ereignisse im Bereich der Periode dieses medizinischen Umbruchs, der sich mit der zunehmenden Einflussnahme der akademisch gebildeten Ärzte in der Geburtshilfe vollzog, und die zum Teil widersprüchlich zu beurteilende Position Steins in diesem wichtigen und durchaus heterogenen Prozess des 18. Jahrhunderts.

8 Anhang

8.1 Übersetzung der Memoria Steinii[759]

„Erinnerung
an Georg Wilhelm Stein,
an den Doktor der Medizin, der Chirurgie und der Geburtshilfe
an den Professor ordinarius
[gewidmet] dem Erlauchtesten und Erhabenen
(Landes-)Fürsten von Hessen von den führenden
Männern des Hofrates;
der Vorsitzende des Kollegiums der Mediziner,
der Literaturgesellschaft zu Gießen und Haarlem,
der Förderer der Geburtshilfe zu Göttingen, und
der Vereinigung der Naturfreunde zu Westphalen.
Mit dem Einverständnis der Akademie zu Marburg
schrieb
Georg Friedrich Creuzer[760] diese (Erinnerung),
Doktor der Philosophie, der griechischen Literatur,
der Redekunst und der Dichtung, Professor ordninarius
Marburg 1803
in den akademischen Kriegertypen
Geboren ist Georg Wilhelm Stein in Kassel am 3. April 1737 als Sohn des Nikolaus, der
Kammerdiener des Fürsten und Vorgesetzter der Hofschneider war. Um mit den Grund-
lagen der Wissenschaft in Berührung zu kommen, wurde er in die Obhut der Lehrer des
Paedagogeums dieser Stadt gebracht. Weil er offensichtlich zu weiteren Gelegenheiten der
Wissenschaften (=zur Vertiefung der Wissenschaften) zugelassen werden konnte, kam
er von dort aus zum Karolinum, das damals ebendort in Blüte stand (=einen guten Ruf
hatte).
Bei diesem Studium der Wissenschaften traf er die besten Mitschüler: außer Karl Wil-
helm Robert, an den wir uns neulich erinnert haben, (auch) unseren Johann Peter Bucher.

759 Creuzer, Georg Friedrich: Memoria Georgii Wilh. Steinii, Medicinae, Chirurgiae Artisque Obstetriciae Doctoris et Professoris P.O. Marburg 1803. Die Übersetzung stammt von Sabine Gassmann und liegt handschriftlich vor. Für die Hilfe danke ich ihr an dieser Stelle herzlich.

760 Offenbar verfasste Creuzer diese Art des Nachrufs für mehrere Marburger Profes- soren, die zwischen 1802 und 1804 verstorben waren, so auch für Ernst Gottfried Baldinger (1738–1804), Johann Wilhelm Dietrich Duysing (1759–1803), Michael Conrad Curtius (1724–1802), Carl Wilhelm Robert (1740–1803), Dietrich Tiedemann (1748–1803).

Dieser hochgelehrte Mann im höchsten Amt, dem er selbst unter dem Beifall aller Tüchtigen vorstand, sah schon dieses eine Begräbnis. Die Tränen waren nämlich kaum versiegt, die über den Tod des geliebten Tiedemann vergossen worden waren, als plötzlich jener erneut den Tod des besten Kommilitonen dieses Kollegen beklagte.

Diese Gemeinschaft bei den Studien im jungen Alter und ganz besonders dann im Amt schien Stein überaus zu schätzen. Und er begann dem Lehrbetrieb jener Akademie, dann aller Professoren beizuwohnen, ganz besonders dem Unterricht von Stegmann, den er in Logik, in Physik und in Mathematik hörte. Weil er daraufhin beschlossen hatte, die Heilkunst zu erlernen, kam er nach Göttingen und wurde 1756 von J.W. Feuerlein ins Bürgerregister eingeschrieben. Dort widmete er sich ganz den Medizinern, die schon damals diese Schule zierten, um sbei ihnen gründlich zu studieren, bei Zinn, Vogel, Richter, Brendel und besonders bei Röderer. In Physik hörte er Dr. Hollmann. Nachdem er dort vier Jahre studiert hatte, wurden ihm die höchsten Ehren in der Medizin zuteil, während eben dieser Röderer die medizinische Fakultät leitete (im Jahre 1760).

Vollends gab sich dort das Talent des weiter strebenden jungen Mannes zu erkennen. Die Kenntnis nämlich, die er aus dem Munde der Lehrer oder aus der Fülle der Vorlesungen geschöpft hatte, glaubte er durch Experimente bestätigen zu müssen, bevor er eine sichere Stellung im Amt erstrebte, völlig abgeneigt dem Ratschlag derer (soll ich sagen aus Dummheit?), die, obwohl sie kaum Fortschritte von den Bänken der Lehrmeister gemacht haben, gleichsam als Mediziner höchster Vollendung sich auf manches Bedeutende stürzen. Obwohl er sich daher der Seite seines Röderers angeschlossen hatte und die sichere Kenntnis dieses Mannes und die vielfache praktische Tätigkeit auf seine Sache ausgerichtet hatte (er hatte nämlich für sich die Kunst der Geburtshilfe gewählt), begann er dennoch sich besonders bei den Franzosen umzuschauen, bei denen eine recht gründliche Kenntnis dieser (Heil-)kunst aufblühte, wie er erfahren hatte. Deshalb bereitete er unmittelbar nach den akademischen Studien den Weg nach Frankreich vor. Diesen beschritt er und wurde, als er nach Straßburg gekommen war, von J.R. Spielmann in die Zahl der Schüler dieser Schule aufgenommen. Doch in der Meinung, dort nicht bleiben zu können, nahm er als Gast an den Vorlesungen der besten Lehrer einen Monat lang teil, besonders (an den Vorlesungen) von Fried dem Älteren, der Geburtshilfe lehrte. Schon dachte er an Paris: diese Stadt mit einem hochgebildeten Menschenschlag, gleichsam eine fruchtbare Mutter und Amme, brachte zahlreiche Nachkommen an guten Medizinern hervor. Und sie war damals besonders angesehen wegen der großen Anzahl der jungen Leute, die Medizin studierten, und auch wegen der Lehre der Magister, die diese weitergaben und wegen der guten Einrichtung der Krankenhäuser und der übrigen Dinge, mit denen für die Studien dieser Kunst gesorgt wird. Um so begeisterter steigerte Stein seinen Fleiß, weil er ganz berühmte Lehrer dieser Stadt hörte: den Abt Nollet, Sabatier und Levret, von denen jene in öffentlichen Gebäuden, diese zu Hause/privat lehrten. Nollet nämlich hatte im Museum eine Schule eröffnet, die Schule der vier Nationen genannt wird (Collége de quatre nations), Sabatier im Invalidendom (Hôtel des Invalides).

Obwohl unser Freund das Hauptgewicht der Studien und seines Lebens auf die Geburtshilfe gelegt hatte, so glaubte er doch andere Dinge nicht vernachlässigen zu dürfen, die, auch wenn sie weniger mit dem Vorhaben zusammenhängen, doch nützlich sind und einen Arzt wunderbar zieren. Weil er also von größtem Eifer gefesselt war, die Natur zu erforschen, nutzte er den günstigen Ort und investierte freie Zeit, um Physiklehrer zu hören oder derartige Bücher zu lesen. Dadurch kam es, dass er, als er während der freien Zeit im Herbst die benachbarten Niederlande besuchte, nach Leiden ging, wo er Muschenbroek, einen überragenden Naturforscher, kennenlernte, der Physikvorlesungen hielt. Später schien er dies zu den besonderen Glücksfällen bei seinen Studien zu zählen, dass es ihm möglich gewesen war, eine Weile an den Lippen des Mannes zu hängen, der nicht weniger wegen seines Alters als wegen seiner Lehre bewundernswert war.

Im Sommer 1761 kehrte er in seine Heimat zurück und schien endlich genug vorbereitet zu sein, dass er sich berufsmäßig der Heilkunst widmen könne. Nachdem er zwei Jahre diese Aufgabe ausgeübt hatte und weil er die Theorie sicher beherrschte und auch eine Praxis, die sich von allen anderen unterschied, erhielt er einen außerordentlichen Lehrstuhl, wodurch er nicht nur den Gebärenden durch Erleichterung der Geburt beistand, sondern auch jungen Männern durch Weitergabe grundlegender Kenntnisse der Geburtshilfe. Weil der junge Mann beide Dinge kenntnisreich zu verrichten schien, sodass fast nichts mehr zu wünschen übrigblieb, hielt das Ärztekollegium, das sich um die Gesundheit der Bürger öffentlich kümmerte, ihn für außerordentlich würdig in ihr Kollegium aufgenommen zu werden (im Jahr 1764). Diesem Beschluss stimmte der (Landes-)Fürst so sehr zu, dass er im selben Jahr für würdig befunden wurde, ihm die Professur der Medizin, der Chirurgie und der Geburtshilfe zu übertragen; später (im Jahre 1766) die Auszeichnung eines Hofmediziners hinzuzufügen. Nachdem der (Landes-)Fürst im Jahr 1763 in Kassel ein Hospital eingerichtet hatte, wo öffentlich auch den Gebärenden geholfen wurde und die Ausgesetzten ernährt wurden, wurde Stein der Leiter dieser Einrichtung.

Schon schien er dort in eine Lebensstellung gebracht worden zu sein, wo er – wie in einem ganz bedeutenden Theater – die Fülle seiner guten Gedanken und Lehren ausstreute. Denn ob man die Zeitspanne bedenkt, während derer er der Leiter der Einrichtung war, oder ob man die Menge der Instrumente oder der anderen nützlichen Dinge beachtet, die für die Geburtshilfe, für die Sorge und für die Ernährung des Kindes geeignet sind: 24 Jahre lang gelang es ihm dies in Kassel zu verwalten, sodass er niemals Mangel an diesen Dingen hatte und dies zu den Notwendigkeiten oder Vorteilen einer Mutter und eines Kindes gezählt wird. Von da kann man leicht die Anzahl der Gebärenden erkennen, denen er half, weil er in dieser Zeit 3000 Gebärende öffentlich entband, außerdem vielen anderen, denen er in Kassel und Umgebung auf private Weise half. Diese Zahl der Erfahrungen vergrößerte seine Kenntnis in vielerlei Hinsicht und festigte sie; es ist nötig, dass sie einem jedem deutlich ist und der hat verstanden, dass er dreimal zum Kaiserschnitt bei lebendigen Gebärenden hat greifen müssen.

Aber weil dieser geschickte und geistreiche Mann, unterstützt durch Theorie und Praxis, sich der Gelegenheit und Möglichkeit zu unterrichten widmete, ist es nicht verwunderlich, dass er das sah, was in dieser Hinsicht den übrigen Ärzte meistens entgangen war: womit die Anstrengungen für die Gebärenden verringert werden können, wie die Schmerzen der Geburt erleichtert werden können oder womit für das Wohl und die Gesundheit des Kindes gesorgt werden kann. Darunter sind die Dinge, die jener völlig neu erfand oder die er, nachdem er von anderen darüber in Kenntnis gesetzt worden war, vorteilhaft erneuerte. Jeder weiß, dass ich die Instrumente und Geräte aufzähle, die – von seinem Erfindungsgeist ausgedacht – nicht nur von denjenigen gebilligt werden, die sich in dieser recht gut auskennen, sondern, weil sie fast überall bekannt sind, von jedem in Anspruch genommen werden, dem das Wohlergehen der Menschen am Herzen liegt. Wer sich wünscht, dass es ihm in Theorie und Praxis erklärt werde, der soll zu den Büchern von Stein greifen, die jener als Leiter der Akademie in Kassel für den höchsten Amtsträger verfasst hat und später in einem Band im Krieger-Typ vervielfältigt und herausgegeben wurden; ein Band, der opusculorum minorum corpus (Sammlung kleinerer Schriften) überschrieben ist. Ich glaube, dass ich meinem Vorhaben Genüge tun werde, wenn ich die Anzahl und die Arten dieser Schriften mit wenigen Worten aufzähle. Er erfand das, was diejenigen kennen, die mit dem Umgang der Geräte vertraut sind:

- Baromacrometer
- Cephalometer
- Pelvimeter, und zwar den einfachen kleinen sowie den zusammengesetzten großen
- Cliseometer
- Milchpumpe (bei zusammengezogenen Brustwarzen, wodurch sie in der Lage sind, Milch zu geben. Diese wendet die Unannehmlichkeiten für die Gebärenden und die Neugeborenen ab.)
- Ein Instrument zum Zerreißen der Fruchtblase
  Von den Erfindungen anderer verbesserte er folgende:
- einen Stuhl, ebenso ein Bett für Gebärende, angepasst an die Notwendigkeiten;
- Ein Labimeter, dieses begann er als erster der Levretschen Zange anzupassen
- Ein Stäbchen, mit dem beim Drehen des Fötus die Fußfessel gerichtet wird

Weil durch die Geräte der Name „Stein" schon im Ausland allmählich bekannt wurde, wird sich niemand wundern, dass er von den reichen Honoratioren und Landesfürsten öfter gerufen wurde, um ihren Ehefrauen bei der Geburt zu helfen. Und weil Theorie und Praxis nicht weniger in schwierigen wie auch in mäßigen Angelegenheiten versagt hatten, pflegten viele zu Stein sich zu flüchten, für die es wichtig war, weil sie durch seinen Rat Hoffnung auf Heilung – eigentlich längst begraben – schöpften. So kam es, dass ihm von allen Seiten finanzielle Mittel zuflossen und die persönlichen Mittel auf wunderbare Weise vermehrt wurden. Dies war die Wirkung eines Mannes, der die (Heil-)Kunst ausübt: für einen vermutlich nicht unbedeutenden Lehrstuhl, durch dessen Lehre Männer in der Geburtshilfe besonders zahlreich hervorgingen. Es dauert zu lange, alle einzeln zu loben: ich will nur die Namen derer notieren, deren Erinnerungen er selbst bei seinen Angelegenheiten deutlich machen wollte: Osiander, ein Professor aus Göttingen, Lehr, ein Mediziner aus Frankfurt und Fischer, der beim Fürsten von Nassau-Weilburg auf dessen ureigensten Ratschlag hin Arzt war.

Und es fehlten auch nicht Prämien und Ehrungen, mit denen Vaterland und ausländische Staaten den Willen und die Fähigkeit eines Mannes auszeichneten, der öffentlich belohnt werden muss. Er stand nämlich an der Spitze des Ärztekollegiums, das 1790 in Kassel großes Ansehen hatte, dem er später, als er Professor in Marburg geworden war, vorstand. Nachdem er ehrenhalber im Jahr 1782 mit dem Titel „Hofrat" ausgezeichnet worden war, wurde er 1794 zum Amt des Höchsten Ratgebers zugelassen. Mehrere Vereinigungen von Gelehrten rechneten Unseren zu ihren Mitgliedern dazu, wie die Vereinigung der Literatur in Gießen und 1773 in Haarlem. Zum Kollegium der Ärzte in Göttingen, die der Geburtshilfe allgemeine wissenschaftliche Bedeutung zuerkannten, wurde er 1796 hinzugewählt. Endlich im Jahr 1799 wurde er Mitglied der westfälischen Naturforscher.

Es folgte dann eine Zeit, in der Fürst Wilhelm der Heitere an der Spitze des hessischen Staates stand. Während dieser denen, die bislang am Carolinum unterrichtet hatten, hierher zu kommen befahl, um unsere Lehranstalt zu vergrößern, musste Stein in Kassel bleiben, weil er die Häuser und Einrichtungen leitete, die zur Unterstützung der Gebärenden eingerichtet waren. Die Akademie schien diesen Mann schmerzlich zu vermissen und einige wollten ihr Interesse auf ihn richten. Daher traten sie an den Fürsten heran, damit er mit denselben Wohltaten den Höhepunkt hinzufügte, mit denen er unsere Sache wiederhergestellt hatte; diese sollten die Förderer der Geburtshilfe auf unser Geheiß dringend verlangen. Als jener dem Verlangen stattgegeben hatte, war Stein von 1792 an bei uns.

Nachdem er den Ort gewechselt hatte, ließ Eifer, Fleiß und Sorgfalt unseres Freundes nicht nach, außer dass er bei der Ausübung der Heilkunst dort sich mehr Mühe gab als in einer berühmten und mit Reichtum gesegneten Stadt: hier würde er sich in der Lehrtätigkeit mehr Mühe geben. Und damals machte er sich in dieser Hinsicht sehr um unsere Schule verdient, weil er jenen Zufluchtsort für die Gebärenden unseren Plänen anpasste, damit er dem Wohl der jungen Leute, die darauf bedacht waren, etwas zu lernen, am meisten nütze. Ich will alles andere übergehen, damit umso leichter eingeschätzt werden kann, wie es war, weil seit der Ankunft von Stein bis zu seinem Weggang die Zahl derer, die in diesem Haus entbanden, siebzig Personen betrug. Nicht weniger stand er dem Ärztekollegium Marburg vor.

Als er auf diese Weise 56 Jahre vollendet hatte und unsere Sache 10 Jahre unterstützt hatte, erkrankte er zu Beginn August an der schwarzen Krankheit des Hippokrates, die dann zu Wassersucht umschlug. Und obwohl es fast niemanden gab, der den rüstigen Zustand des Mannes in fortschreitendem Alter kannte, was ihm Angst zu machen schien, erkannte jener doch, dass sich Lebensgefahr zeigte. Und er fürchtete nichts, sondern war gefasst und bereit dem Tod gegenüberzutreten (um über seinen eigenen Weggang zu scherzen), und er dachte an das Vergangene, ordnete die Gegenwart und schien sich sehr klug vor dem Zukünftigen in Acht zu nehmen. Daher war er in jeder Hinsicht gründlich vorbereitet und starb am 24. September.

In einem öffentlichen Trauerzug, wie er es selbst vorgeschrieben hatte, wurde er hinausgebracht in Begleitung der Kollegen und einiger anderer Personen.

Wenn man nach dem Charakter unseres Freundes und nach seinem Leben fragt: im Sterben zeigte er dieselbe Gelassenheit eines unerschütterlichen Herzens, die er offenbar in allen Wechselfällen des Lebens hatte.

Quot quidem naturae beneficium confirmasse et auxisse putandus est multiplici hominum cujusque ingenii ordinisque usu, cujus copiam celebritatem prodire, inque honoratorum praecipue et Principum aedibus versari juberet. (Übersetzung dieses Satzes fehlt)

Dadurch wurde der Geist des Mannes frühzeitig unterdrückt und er hielt an folgendem Ausspruch fest „nichts bewundern". Daher kam es, dass er geistig beweglicher war als sprachgewandt und sich nicht sonderlich freundlich oder jemandem entgegen kommend zeigte, und so nicht wenigen Menschen reserviert erschien. Dieser Umstand führt die Menschen gewöhnlich eher zur Bewunderung der Klugheit, als dass er sie dazu einlädt, das Wohlwollen (eines Menschen) zu suchen. Und doch schreckte er nicht vor einem Treffen mit Freunden zurück: er verwöhnte sie manchmal mit einem Gastmahl, wobei er sich selber zurückhielt, während er in Lebensart und -weise die Großzügigkeit und Eleleganz zeigte, die die Würde der Gabe und der Werke, die mit reicher Kunstfertigkeit erworben waren, doch zu dulden schien, wenn er auch den Überfluss eniger zu fördern schien. Überdies enthielt er sich der Ehe, er hatte niemanden, den er als seinen Sohn ernähren konnte. Dies war das Leben eines Mannes, der in derartigen Schriften zu den führenden Männern hinzugefügt werden muss.

Die Ehrerbietung gegenüber den Eltern wird als Grundlage aller Tugenden geschätzt, weil wir denen auf Geheiß der Mutter aller, der Natur, das empfangende Leben selbst zurückgeben; nichts ist für jemanden angenehmer: so muss von allen, die auch immer angesehen werden als solche, die sich um das menschliche Leben verdient gemacht haben, denen der größte Dank abgestattet werden, die den Gebärenden dabei helfen, die Gefahren des beginnenden Lebens zu vertreiben und dessen schwachen und mühsam wachsenden Funken zu erwecken und zu schützen. Und wie die Hochgebildeten immer der Meinung waren, ein Vater müsse wie Gott verehrt werden (und nicht viel anders ein Vater von seinen Kindern), so wies das recht gebildete Alter die Zweckmäßigkeit jener Kunst, durch deren Mühe die meisten dieses äußerst angenehme Licht erblicken, der Erfindungsgabe der unsterblichen Götter zu. Von daher kommt in der Antike die größte Verehrung der Genitalis (=Geburtsgöttin, Beiname der Diana) oder der Lucina (=ebenfalls Geburtsgöttin), die die Griechen Ilithyia (=Göttin der Geburtshilfe) oder Genetyllis (=Beiname der Venus als der Schutzgöttin der Zeugung und der Geburt) nannten, [von daher kommt] die größte Gottesfurcht, diesen Gottheiten sollten sie entweder private Heiligtümer errichten oder in öffentlichen Heiligtümern vor den übrigen Gebete hören lassen und Gelübde einlösen.

Welcher Dank in den Augen der Bürger wird jenem Mann gebühren, der nicht zögerte für die heilbringende und wahrhaft göttliche Kunst der Geburtshilfe das aufzuwenden, was immer er an geistigen und körperlichen Fähigkeiten besaß, er richtete dorthin ununterbrochen alle seine Gedanken und widmete dieser Sache sogar sein Leben, weil er selbst angeordnet hatte, an jenem Haus, das – auf seinen Beschluss hin gestiftet – sogar jetzt noch unsere Schule ziert, die Inschrift anzubringen:

Zum Heil und zum Trost der Gebärenden

Sein Leben? Ja er wollte, dass sogar sein Tod sich dieser Sache widme. Das Schicksal sollte es nicht zulassen, dass er dieses Institut ständig leitete; so sorgte er klug und nicht minder großzügig dafür, soweit es ihm zu tun möglich war, dass seine Nachfolger ganz zweckmäßig dieses leiteten. Deshalb vermachte er das Gerät, Instrumente, Utensilien, Aufzeichnungen und solche Bücher, die er für sich während günstigen Gelegenheiten des literarischen Lebens und auf Reisen im Überfluss angehäuft hatte, eben diesem Institut zum Nutzen für die Gebärenden.

Daher wird es geschehen, dass wir als Zeitgenossen ihn wegen seiner herausragenden Verdienste in unserer Schule dankbar verehren, bei den nachfolgenden Generationen soll ein dauerhaftes Denkmal seiner Großzügigkeit bestehen bleiben.

Über das Leben des Stein und seine Schriften, die sich in der Kunst der Geburtshilfe verdient gemacht haben, hat Osiander, ein sehr guter Kenner dieser Materien, reichlich geschrieben, im Lehrbuch der Entbindungskunst, S. 352–257.

Dieser rühmt unter anderen auch unseren Freund überschwänglich und fügt noch hinzu: jener habe aus der Lehre des Röderer und des Levrets die Theorie gelernt, die die ungenaue und zuvor zweifelhafte Kunst der Geburtshilfe zur sicheren Lehre der Wissenschaft führen soll."

Abstract

The following thesis classifies but also questions the different and sometimes ambivalent, gender-orientated and institutional historical research perspectives on the obstetrician Georg Wilhelm Stein from the specific perspective of medical history. Stein was one of the first and most important obstetricians in Germany, when politics concerning the so called "welfare-caring" brought about a more academic profile of obstetrics in Europe and resulted in a confrontation of academic obstetrics with traditional midwifery. At the same time so called maternity hospitals were founded, where especially destitute women's babies were delivered. Stein was head of the maternity hospital in Kassel and later on in Marburg for many years. If located at a university, maternity hospitals also functioned as a place for academic education of male obstetricians in form of the innovative bedside-teaching, besides the training of female midwifes. Therefore, the mainly poor and unmarried patients were also supposed to serve the teaching. Furthermore the apprenticeship of the female midwifes was centralised and new hierarchies were created, which often resulted in conflicts.

Exactly these conflicts are surprisingly up to date – the conflict in competence between Stein and a female midwife, the intercollegial dispute over the fame due to the new inventions and the struggle between the patients' shame and the practical teaching.

The described medical historical perspective lead to a much more ambivalent picture of the obstetrician. Stein was not only one of the first scientific educated obstetrician, who became famous because of his inventions and publications, but also a freemason, a teacher of midwifes and students and in his position as a head of a maternity hospital an important participant of the former social policy.

On the one hand the analysis of the documents showed that Stein really treated his patients in his private practice and the maternity hospital quite differently in terms of giving medical advice. In some cases he put the destitute women under pressure in order to force them into special obstetric treatment. On the other hand it could be proved that his indication of these treatments was quite similar for both settings. It did not turn out that pregnant women were misused as test objects in Stein's case. Also in the maternity hospital he always justified the medical necessity for each intervention. At the same time he respected his patients' sense of shame in private practice more than in the maternity hospital, although in this setting there were protective measures like folding screens, too. Stein's relation towards female midwifes was comparably ambivalent. In addition to the loud polemic against the midwifes – this was very common in that time – Stein also worked closely with this professional group. The documents also illustrated the scope of action of the midwifes and pregnant women, an aspect which has been pointed out by current research works recently.

The complexity of events in that time of medical changes and the partly ambivalent role of Stein in this important and heterogeneous process of the 18th century were the most important results of this thesis.

Abbildungsverzeichnis

Literaturverzeichnis

Ungedruckte Quellen:

Universitätsarchiv Göttingen (UA) UA Nr. 5038: Götz von Selle: Die Matrikel der Georg-August-Universität zu Göttingen 1734–1837, Hildesheim und Leipzig.

Hessisches Staatsarchiv Marburg (HStAM) HStAM Bestand 5, Nr. 2919: Kassel: Bestallung des Dr. med. Stein zum Professor am Gymnasium Carolinum in Kassel, seine Ernennung zum Hofrat und seine Besoldung.

HStAM Bestand 40 a, Rubr. 4, Nr. 3975: Kassel: Bewilligung und Verabfolgung einer Besoldungszulage für den Hofmedikus Prof. Dr. Georg Wilhelm Stein zu Kassel.

HStAM Bestand 5, Nr. 2914: Jährliche Prorektorwahlen und Ernennungen der Prorektoren beim Collegium Carolinum zu Kassel.

HStAM Best. 5, Nr. 1249: Die Bestellung derer LandPhysicorum, desgleichen desselbigen zu verabreichende Besoldung betreffend.

HStAM Ki 46: Register der zum Findelhaus aufgenommenen Personen (Entbindungshaus Kassel).

HStAM Bestand 6 a, Nr. 2802 – 1: Freimaurerei: Korrespondenz des Professors Glaß mit Oberhofrat Stein betreffend: Funktion des Professors Klingender als Kassierer bei der Freimaurerloge; Beitragsentrichtung 1794 durch Baldinger, Stein, Harnier (Marburg), von Monroy (Kassel) an Klingender; Zusammenkünfte der Freimaurer (1795) – auch Korrespondenz Steins mit Harnier und Baldinger (Marburg) betreffend Casparson, Illuminaten

HStAM Bestand 26 a, Nr. 562: Visitation der Apotheken. Band 1.

HStAM Bestand 5, Nr. 15444: Collegium Carolinum. Band 2.

HStAM Bestand 17 II Nr. 1488: Anzeige der Doktoren Stein und Böttger gegen die Hebamme Siebert wegen Pfuscherei.

HStAM Bestand 73, Nr. 361: Erteilung des Hebammenunterrichts im Niederfürstentum durch Hofrat Stein zu Kassel und im Oberfürstentum durch den Prof. Busch in Marburg auf Kosten der Landstände 1789/1791.

Johann Wolfgang Goethe-Universität/Archivzentrum UBA Ffm Bestand Na 82, Nr. 18: Nachlass Georg Philipp Lehr. Geburtenbericht Kassel.

Universitätsbibliothek München Universitätsbibliothek München 2 Cod. ms. 657(169: Brief von Georg Wilhelm Stein an Christoph Gottlieb von Murr.

Werke Steins:

Stein, Georg Wilhelm (1763): De versionis negotio pro genio partus salubriet noxio vicissim agit et labores hac hyeme publice et privatim habendos indicit. In: Schulprogramme des Collegium Carolinum zu Cassel 1754–1770. Kassel.

Stein, Georg Wilhelm (1767): De mechanismo et praestantia forcipis levretianae agit et ad exercitia in arte obstetricia practica auditores suos publice invitat. In: Schulprogramme des Collegium Carolinum zu Cassel 1754-1770. Kassel.

Stein, Georg Wilhelm (1770): Theoretische Anleitung zur Geburtshilfe, zum Gebrauche der Zuhörer. Mit Kupfern. Kassel.

Stein, Georg Wilhelm (1772): Kurze Beschreibung eines neuen Geburtsstuhls und Bettes sammt der Anweisung zum vortheilhaften Gebrauche desselben, als Einladungsschrift zu Vorlesungen über die Entbindungskunst. Kassel.

Stein, Georg Wilhelm (1773): Kurze Beschreibung einer Brust- und Milchpumpe sammt der Anweisung zum vortheilhaften Gebrauch bei Schwangern und Kindbetterinnen. Kassel.

Stein, Georg Wilhelm (1775): Practische Abhandlung von der Kaisergeburt in zwo Wahrnehmungen. Kassel.

Stein, Georg Wilhelm (1775): Zur frohen Feyer des höchsten Namensfestes des Durchlauchtigsten Fürsten. Es wird die Beschreibung eines Baromacrometers und eines Cephalometers, als nützliche Werkzeuge der Entbindungskunst, vorausgeschickt. Kassel.

Stein, Georg Wilhelm (1775): Zur frohen Feyer des Fünfundfünfzigsten Geburtstagsfestes des Durchlauchtigsten Fürsten. Es wird eine Beschreibung eines Pelvimeters, als eines in der Entbindungskunst nützlichen Werkzeuges, vorausgeschickt. Kassel.

Stein, Georg Wilhelm (1776): Hebammen-Catechismus zum Gebrauch der Hebammen in der Grafschaft Lippe. Lemgo.

Stein, Georg Wilhelm (1776): Zu dem feyerlichen Antritte... Es werden einige Kaysergeburtsgeschichten beygefügt. Kassel.

Stein, Georg Wilhelm (1782): Kurze Beschreibung einiger Beckenmesser. Kassel.

Stein, Georg Wilhelm (1782): Zur frohen Feyer des höchsten Namensfestes des Durchlauchtigsten Fürsten...Vorher werden einige neue in der Geburtshülfe nützliche Werkzeuge bekannt gemacht. Kassel.

Stein, Georg Wilhelm (1782): Zur frohen Feyer des Zweyundsechzigsten Geburtsfestes des Durchlauchtigsten Fürsten...Voran gehet die Beschreibung eines Labimeters, sammt der Anwendung desselben in der Geburtshilfe. Kassel.

Stein, Georg Wilhelm (1783): Practische Anleitung zur Geburtshülfe. Zum Gebrauche der Vorlesungen. Mit zwölf Kupfertafeln. Dritte verbesserte und vermehrte Auflage. Kassel.

Stein, Georg Wilhelm (1783): Theoretische Anleitung zur Geburtshilfe. Zum Gebrauche der Vorlesungen. Mit Kupfern. Dritte vermehrte und verbesserte Auflage. Kassel.

Stein, Georg Wilhelm (1783): Zum feyerlichen Antritte des von Sr. Hochfürstlichen Durchlaucht unserm gnädigst regierenden Herrn Landgrafen Friedrich dem Zweyten für das Jahr 1783 ernannten Prorectors des Collegii illustris Carolini ladet hierdurch auf den 2ten Jänner 1783 um 10 Uhr in das große Auditorium des Carolini unterthänig und gehorsamst ein G.W.Stein, Dr. u. jetzt abgehender Prorector. Es wird eine merkwürdige Kaisergeburtsgeschichte bekannt gemacht. Kassel.

Stein, Georg Wilhelm (1796): Allgemeine und besondere Gesetze für das Auditorium bey dem praktischen Accouchement im Fürstl. Institut zu Marburg. In: Baldinger, Ernst Gottfried (Hrsg.): Neues Magazin für Aerzte. 18. Bd. Leipzig; S. 404–408.

Stein, Georg Wilhelm (1797): Geschichte einer schweren Zangengeburt. In: Loder, Justus Christian: Journal für die Chirurgie, Geburtshülfe und gerichtliche Arzneykunde. 1. Bd. Erstes Stück. Jena, S. 472–483.

Stein, Georg Wilhelm (1797): Practische Anleitung zur Geburtshülfe. Zum Gebrauche der Vorlesungen. Mit zwölf Kupfertafeln. Fünfte verbesserte und vermehrte Auflage. Marburg.

Stein, Georg Wilhelm (1798): Kleine Werke zur practischen Geburtshülfe. Marburg.

Stein, Georg Wilhelm (1801): Hebammen-Catechismus zum Gebrauche der Hebammen in den Hochfürstlichen Hessischen Landen, nebst Hebammen-Ordnung und Anlagen. Marburg.

Gedruckte Quellen (Primärliteratur):

Allgemeine Literatur-Zeitung vom Jahre 1789. 4. Bd. (1789). Jena; Leipzig; Wien.

Allgemeine Literatur-Zeitung, Intelligenzblatt. No. 169 (1801). Jena.

Auserlesene Bibliothek der neuesten deutschen Litteratur. 4. Bd. (1773). Lemgo.

Baldinger, Ernst Gottfried (1782–1798) Magazin für Ärzte. Kassel; Marburg.

Baldinger, Ernst Gottfried (1799): Neues Medizinisches und Physisches Journal. 2. Bd. Erstes Stück. Marburg.

Belli, Maria (1830): Leben in Frankfurt am Main. Auszüge der Frag- und Anzeigungs-Nachrichten (des Intelligenz-Blattes) von ihrer Entstehung an im Jahre 1722 bis 1821. 6. Bd. Frankfurt am Main.

Busch, Dietrich Wilhelm Heinrich (1797): Übersicht der Fortschritte in Wissenschaften, Künsten, Manufakturen und Handwerken, von Ostern 1795 bis Ostern 1796. 1. Bd. Erfurt.

Busch, Dietrich Wilhelm Heinrich (1829): Lehrbuch der Geburtskunde. Ein Leitfaden bei akademischen Vorlesungen und bei dem Studium des Faches. Marburg.

Busch, Dietrich Wilhelm Heinrich (1839): Das Geschlechtsleben des Weibes in physiologischer, pathologischer und therapeutischer Hinsicht. 1. Bd. Leipzig.

Busch, Dietrich Wilhelm Heinrich (1840): Handbuch der Geburtskunde in alphabetischer Ordnung. Berlin.

Busch, Dietrich Wilhelm Heinrich (1841): Atlas geburtshülflicher Abbildungen mit Bezugnahme auf das Lehrbuch der Geburtskunde. Marburg.

Carus, Carl Gustav (1820): Lehrbuch der Gynäkologie. Dresden.

Carus, Carl Gustav (1838): Lehrbuch der Gynäkologie, oder schematische Darstellung der Lehren von Erkenntniß und Behandlung eigenthümlicher gesunder und krankhafter Zustände… 1. Theil. 3. Auflage. Leipzig; Wien.

Casselische Policey- und Commercien-Zeitung. Ausgabe 29 (1761). Kassel.

Catalogus praelectionum publice et privatim in Academia Georgia Augusta habendarum. (1756–1760). Von http://resolver.sub.uni-goettingen.de/purl?PPN687592380 abgerufen am 17.4.2017.

Crantz, Heinrich Johann Nepomuk (1756): Einleitung in eine wahre und gegründete Hebammenkunst. Wien.

Creuzer, Georg Friedrich (1803): Memoria Georgii Wilhelmii Steinii, Medicinae, Chirurgiae, Artisque Obstetriciae Doctoris et Professoris. Marburg.

Creve, Carl Caspar (1794): Vom Baue des weiblichen Beckens. Leipzig.

D'Azyr, Victor (1827): Encyclopédie méthodique ou par ordre de matières, 12. Bd. Paris.

Fasbender, Heinrich (1906): Geschichte der Geburtshilfe. Jena.

Fielitz, Friedrich Gottlieb Heinrich (1790): Geburtsbettstuhl mit einigen Anmerkungen wider seine Tadler. In: Gruner, Christian Gottfried: Almanach für Aerzte und Nichtaerzte. Jena.

Frankfurter gelehrte Anzeigen vom Jahr 1772 (1772). Frankfurt am Main.

Göttingische Anzeigen von Gelehrten Sachen unter der Aufsicht der Königlichen Gesellschaft der Wissenschaften. (1772, 1773, 1774). Göttingen.

Göttingische Gelehrte Anzeigen unter der Aufsicht der königlichen Gesellschaft der Wissenschaften. 3. Bd. (1812). Göttingen.

Gräfe; Hufeland; Link; Rudolphi (1801): Encyclopädisches Wörterbuch der medicinischen Wissenschaften. Berlin.

Hirsching, Friedrich Carl Gottlieb (1809): Historisch-literarisches Handbuch. 13. Bd. Kassel.

Höpfner, Ludwig Julius Friedrich (1789): Deutsche Enzyklopädie oder Allgemeines Real-Wörterbuch aller Künste und Wissenschaften von einer Gesellschaft Gelehrten. 14. Bd. Frankfurt am Main.

Hufeland, Christoph Wilhelm (1796): Journal der practischen Arzneykunde und Wundarzneykunst. Jena.

Intelligenzblatt des Journals der Erfindungen No. XIV, Gotha 1796

Justi, Karl Wilhelm (1805): Hessische Denkwürdigkeiten. Vierter und letzter Theil. Zweite Abtheilung. Marburg.

Kilian, Hermann Friedrich (1840): Die Geburtslehre von Seiten der Wissenschaft und Kunst dargestellt. In zwei Theilen. Zweiter Theil. Erste Hälfte. Die geburtshülflichen Operationen. Frankfurt am Main.

Kilian, Hermann Friedrich (1849): Die operative Geburtshülfe. 1. Bd. Zweite Auflage. Bonn.

Kohlhaas, Johann Jacob (1792): Mathematik für Ärzte. Jena.

Krünitz, Johann Georg (1776/1789): Oeconomische Encyclopädie oder allgemeines System der Land-, Haus- und Staats- Wirtschaft in alphabetischer Ordnung. Berlin/Brünn.

Levret, André (1753): L´Art des accouchements démontré par des principes de physique et de mechanique. Pour servir de Base et de Fondement á des Lecons particuliére. Paris.

Levret, André (1785): Vom Stillen und von der ersten Erziehung der Kinder. Aus dem Französischen übersetzt. Leipzig.

Martini, Friedrich Heinrich Wilhelm (Hrsg.) (1774): Berlinische Sammlungen zur Beförderung der Arzneywissenschaft, der Naturgeschichte, der Haushaltungskunst, Kameralwissenschaft und der dahin einschlagenden Litteratur. 6. Bd. Berlin.

Münscher, Wilhelm (1850): Über kirchliches Leben und kirchliche Einrichtungen mit besonderer Rücksicht auf Kurhessen. Thatsachen, Erörterungen und Vorschläge. Erster Theil. Geschichte der hessischen reformirten Kirche. Kassel.

264

Osiander, Friedrich Benjamin (1787): Friedrich Benjamin Osiander´s Beobachtungen und Nachrichten welche vorzüglich Krankheiten der Frauenzimmer und Kinder und die Entbindungswissenschaft betreffen. Tübingen.

Osiander, Friedrich Benjamin (1790): Abhandlung von dem Nutzen und der Bequemlichkeit eines Steinischen Geburtsstuhls. Tübingen.

Osiander, Friedrich Benjamin (1794): Denkwürdigkeiten für die Heilkunde und Geburtshülfe aus den Tagebüchern der Königlichen practischen Anstalten zu Erlernung der Wissenschaften in Göttingen ausgehoben. 1. Bd. Göttingen.

Osiander, Friedrich Benjamin (1796): Lehrbuch der Hebammenkunst. Sowohl zum Unterricht angehender Hebammen als zum Lesebuch für jede Mutter. Göttingen.

Osiander, Friedrich Benjamin (1797): Neue Denkwürdigkeiten für Aerzte und Geburtshelfer. Göttingen.

Osiander, Friedrich Benjamin (1799): Lehrbuch der Entbindungskunst. Erster Theil. Göttingen.

Osiander, Friedrich Benjamin (1802): Grundriss der Entbindungskunst, zum Leitfaden bei seinen Vorlesungen. 2 Bände. Göttingen.

Osiander, Friedrich Benjamin (1821): Osiander´s Geburtsstelle, oder Beschreibung und Abbildung des Geburtsgestells, welches nach den in dem Handbuch des Hofraths und Professors der Entbindungskunst Friedrich Benjamin Osiander´s dargelegten Grundsätzen eingerichtet (…). Tübingen.

Pütter, Johan Stephan; Saalfeld, Friedrich; Oesterley, Georg Heinrich (1765): Versuch einer akademischen Gelehrten-Geschichte von der Georg-Augustus-Universität zu Göttingen. Göttingen. Von https://gdz.sub.uni-goettingen.de/id/PPN333024656 abgerufen am 27.11.2018.

Richter, August Gottlieb (1772-1783)): Dr. August Gottlieb Richters der Arzneygelahrtheit öffentlichen ordentlichen Lehrers auf der Georg Augustus Universität zu Göttingen und der Königlichen Gesellschaft der Wissenschaften daselbst Mitglieds Chirurgische Bibliothek. Göttingen; Gotha.

Riecke, von, Leopold (1846): Der Übungskursus in der geburtshilflichen Diagnostik. Anleitung zur methodischen Vornahme solcher Übungen. Stuttgart.

Rothe, Immanuel Vertraugott (1799): Handbuch für die medizinische Litteratur nach allen ihre Theilen; oder Anleitung zur Kenntniß der besten auserlesenen medizinischen Bücher, mit beygesetztem Inhalt, biographischen und andern Anmerkungen, in systematischer Ordnung. Leipzig.

Sammlung Fürstlich Hessischer Landes- Ordnungen und Ausschreiben, nebst dahin gehörigen Erläuterungs- und anderen Rescripten, Resolutionen, Abschieden, gemeinen Bescheiden und dergleichen. Sechster Theil (1760–1785). [HLO VI] Kassel.

Sammlung Fürstlich Hessischer Landes- Ordnungen und Ausschreiben, nebst dahin gehörigen Erläuterungs- und anderen Rescripten, Resolutionen, Abschieden, gemeinen Bescheiden und dergleichen. Siebter Theil (1785–1800). [HLO VII] Kassel.

Schotte, Johann Peter (1775): Herrn George Wilhelm Stein, Professors der Entbindungskunst zu Cassel, Abhandlung von dem wechselseitigen Nutzen und Schaden des Wendungsgeschäfts, je nach Beschaffenheit des Geburtsfalles. Aus dem Lateinischen übersetzt. In: Baldinger, Ernst Gottfried: Magazin vor Ärzte. Göttingen, S. 99–132.

Schotten, Dr. (1862): Vortrag über die Geschichte des Findel- und Entbindungshauses zu Kassel. In: Mitteilungen an die Mitglieder des Vereins für hessische Geschichte und Landeskunde. Nr. 5, S. 2–3.

Schreger, Bernhard Nathanael Gottlob (1799): Die Werkzeuge der alten und neuern Entbindungskunst, Erster Theil. Erlangen.

Siebold, Elias (1804): Abhandlung über den neuen von ihm erfundenen Geburtsstuhl. Weimar.

Skutsch, Felix (1886): Die Beckenmessung an der lebenden Frau. Jena.

Sommer, Johann Christoph (1791): Die Axe des weiblichen Beckens. Braunschweig.

Stark, Johann Christian (1801): D. Johann Christian Stark´s Neues Archiv für die Geburtshülfe, Frauenzimmer- und Kinderkrankheiten mit Hinsicht auf die Physiologie, Diätetik und Chirurgie. 2. Bd. Jena.

Stegmann, Johann Gottlieb (1774): Kurze Beschreibung einer Saug- und Druck-Pumpe, wie beyde angewendet und gebraucht worden zu einer Brust- oder Milch- Pumpe, verschiedenen Arten von Spritzen, Schröpf- und Rauchtobaksklistir-Instrument. Kassel.

Stein, Georg Wilhelm der Jüngere (1805): Lehrbuch der Geburtshülfe. Zwey Theile. Marburg.

Stein, Georg Wilhelm der Jüngere (1805): Georg Wilhelm Stein´s Anleitung zur Geburtshülfe, zum Gebrauche bey Vorlesungen. Zweiter Theil. Marburg.

Stein, Georg Wilhelm d. J. (Hrsg.) (1807): Georg Wilhelm Stein´s nachgelassene geburtshülfliche Wahrnehmungen. Erster Theil. Marburg.

Stein, Georg Wilhelm d. J. (1809): Eine der Publicität bisher entgangene Kaisergeburtsgeschichte vom Jahre 1775; aus den Papieren des Oberhofrath Stein, nebst dessen damaligen, von dem die Operation dirigirenden Arzt, abgeforderten Gutachten. In: Ders.: Annalen der Geburtshülfe überhaupt und der Entbindungsanstalt zu Marburg insbesondere. 3. Stück. Leipzig, S. 55–70.

Stein, Georg Wilhelm d. J. (1813): Neue Annalen der Geburtshilfe überhaupt und der Entbindungsanstalt zu Marburg insbesondere. 1. Bd. 1. Stück. Mannheim.

Stein, Georg Wilhelm d. J. (1819): Was war Hessen der Geburtshülfe, was die Geburtshülfe Hessen? Gelegenheitsschrift bey Georg Wilhelm Stein´s Abgange von Marburg nach Bonn. Mit dem Brustbilde Georg Wilhelm Stein´s des ältern. Marburg.

Stein, Karl (1923): Das Waisenhaus zu Kassel („Das große Armen-, Waysen, und Arbeitshaus, auch Accouchir- und Findelhaus") von seiner Entstehung bis zum Ende der Kurhessischen Herrschaft 1690-1866. Ein Beitrag zur Geschichte des Fürsorge-, Erziehungs- und Schulwesens. Frankfurt.

Strieder, Friedrich Wilhelm (1806/1812/1819): Grundlage einer hessischen Gelehrten und Schriftstellergeschichte seit der Reformation bis auf gegenwärtige Zeiten. Marburg.

Tenon, Jacques René (1789): Mémoires sur les hôpitaux de Paris. In: Allgemeine Literatur-Zeitung vom Jahre 1789. 4. Bd., Jena; Leipzig; Wien; S. 521–527.

Trampel, Johann Erhard (1775): Beschreibung der Meinberger Mineralquellen in der Grafschaft Lippe nebst einem Sendschreiben des Herrn D. Johann Friederich Zückert. Zweyte vermehrte Auflage mit Kupfern. Lemgo.

Vogt, Johann Heinrich (1786): Magazin für das Neueste aus der Physik und Naturgeschichte. 4. Bd. Gotha.

Wellenbergh, J. H. J. (1831): Abhandlungen über einen Pelvimeter, nebst Wahrnehmungen über die Anwendung desselben. Haag.

Wieland, Christoph Martin (Hrsg.) (1774): Der teutsche Merkur. 5. Bd. Weimar.

Sekundärliteratur

Balde, Joachim Heinrich; Biermer, Leopold (1973): Medizin in Kassel. Daten, Fakten, Bilder. Kassel.

Beisswanger, Gabriele (2004): Das Accouchierhospital in Braunschweig 1767 bis 1800: Tempel der Lucina oder Pflanzschule für Ungeziefer? In: Schlumbohm, Jürgen; Wiesemann, Claudia (Hrsg.): Die Entstehung der Geburtsklinik in Deutschland 1751-1850. Göttingen; S. 127–143.

Böhme, Ernst; Denecke, Dietrich; Kühn, Helga-Maria; Von Thadden, Rudolph; Trittel, Günther; Vierhaus, Rudolf (Hrsg.) (2002): Göttingen: Geschichte einer Universitätsstadt. Vom Dreissigjährigen Krieg bis zum Anschluss an Preussen – Der Wiederaufstieg als Universitätsstadt (1648-1866). Göttingen.

Demandt, Karl (1980): Geschichte des Landes Hessen. 2. Auflage. Kassel.

Deutsche Biographie – Elektronische Allgemeine Deutsche Biographie (E-ADB), herausgegeben von der Historischen Kommission bei der Bayerischen Akademie der Wissenschaften und der Bayerischen Staatsbibliothek. (Juli 2010). Von http://www.ndb.badw/adb.htm abgerufen am 25.4.2017.

Eulner, Hans-Heinz (1970): Die Entwicklung der medizinischen Spezialfächer an den Universitäten des deutschen Sprachgebietes. (Studien zur Medizingeschichte des neunzehnten Jahrhunderts. 4. Bd.) Stuttgart.

Fischer-Homberger, Esther (1977): Geschichte der Medizin. 2. Auflage. Berlin; Heidelberg: New York.

Frevert, Ute (1982): Frauen und Ärzte im späten 18. und frühen 19. Jahrhundert – zur Sozialgeschichte eines Gewaltverhältnisses. In: Kuhn, Anette; Rüsen, Jörn (Hrsg.): Frauen in der Geschichte II. Fachwissenschaftliche und fachdidaktische Beiträge zur Sozialgeschichte der Frauen vom frühen Mittelalter bis zur Gegenwart. Düsseldorf, S. 177–210.

Füssel, Marian (2015): Lehre ohne Forschung? Zu den Praktiken des Wissens an der Universität der Frühen Neuzeit. In: Kinziger, Martin; Steckel, Sita (Hrsg.): Akademische Wissenskulturen. Praktiken des Lehrens und Forschens vom Mittelalter bis zur Moderne. Basel, S. 59–88.

Gercke, Peter; Naumann, Friederike (1979): Aufklärung und Klassizismus in Hessen-Kassel unter Landgraf Friedrich II. 1760-1875. Ausstellung aus Anlass des 200jährigen Bestehens des Museum Fridericianum 1779-1979 Kassel, Orangerie, 7.Juli bis 7. Oktober 1979. Kassel.

Hibbard, Bryan (2000): The obstetrician's armamentarium. Historical obstetric instruments and their inventors. San Anselmo.

Gruber, Georg (1955): Naturwissenschaftliche und medizinische Einrichtungen der jungen Georg-August-Universität in Göttingen. Göttingen.

Hader, Sigrid (1988): Geburtshilfe in Frankreich im Spiegel ihrer Einrichtungen (1500-1900). Dissertation. Köln.

Hakemeyer, Uta; Keding, Günther (1986): Zum Aufbau der Hebammenschulen in Deutschland im 18. und frühen 19. Jahrhundert. In: Beck, Lutwin (Hrsg.): Zur Geschichte der Gynäkologie und Geburtshilfe. Aus Anlaß des 100jährigen Bestehens der Deutschen Gesellschaft für Gynäkologie und Geburtshilfe. Heidelberg, S. 63–88.

Hartwig, Theodor (1908): Mitteilungen aus der Geschichte des Collegium Carolinum in Cassel. Sonderdruck der Zeitschrift des Vereins für hessische Geschichte und Landeskunde. 41. Bd. Kassel.

Heinzelmann, Elke (2007): Kontroverser Diskurs im 18. Jahrhundert über die Natur der Frau, weibliche Bestimmung, Mädchenerziehung und weibliche Bildung. Berlin.

Homburg, Herfried (1985): Ein gesunder Zufluchtsort für Kranke: die Charité. In: Balde, Joachim Heinrich; Homburg, Herfried; Schäfer, Wolfgang; Schmoll, Winfried; Streubelt, Monika; Zinganell, Klaus: 200 Jahre Charité – Städtische Kliniken Kassel. Beiträge zur Entwicklungsgeschichte des Krankenhauswesens von 1785 bis 1985. Kassel, S. 7–48.

268

Kallweit, Adolf (1966): Die Freimaurerei in Hessen Kassel. Königliche Kunst durch zwei Jahrhunderte von 1743-1965. Baden-Baden.

Kathan, Bernhard (2003): Das Elend der ärztlichen Kunst. Eine andere Geschichte der Medizin. Berlin.

Kolling, Hubert (2000): „Damit es bei der Universität zu Marburg an Gelegenheit nicht fehlen möge, die Zergliederungskunst zu üben…". Die Abgabe von Leichen an das Anatomische Institut der Philipps-Universität Marburg. In: Zeitschrift des Vereins für hessische Geschichte. 105. Bd. Kassel, S. 149–169.

Kowalski, Michael (2009): Künstliche Hände. Geschichte und Schicksal geburtshilflicher Instrumente und Sammlungen. In: Ruisinger, Marion Maria (Hrsg.): Auf Leben und Tod. Zur Geschichte der Entbindungskunst. Ingolstadt, S. 35–44.

Kuhn, Walter; Tröhler, Ulrich (1987): Armamentarium obstetricium Gottingense. Eine historische Sammlung zur Geburtsmedizin. Göttingen.

Kuntner, Lieselotte (2000): Geburt und Mutterschaft im Kulturvergleich. In: Metz-Becker, Marita; Schmidt, Stephan (Hrsg.): Gebärhaltungen im Wandel. Marburg, S. 52–87.

Lehmann, Volker (2006): Der Kayserliche Schnitt. Die Geschichte einer Operation. Stuttgart.

Linnebach, Andrea (2014): Das Museum der Aufklärung und sein Publikum. Kunsthaus und Museum Fridericianum in Kassel im Kontext des historischen Besucherbuches (1769-1796). Kasseler Beiträge zur Geschichte und Landeskunde. 3. Bd. Kassel.

Löwenstein, Uta (2001): Höfisches Leben und höfische Repräsentation in Hessen-Kassel im 18. Jahrhundert. In: Zeitschrift für hessische Geschichte und Landeskunde 106, S. 37–50.

Makowski, Hans Michael (1979): Georg Wilhelm Stein und die frühe Geburtshilfe in Bonn. Dissertation. Bonn.

Meinhardt, Günther (1977): Die Universität Göttingen. Ihre Entwicklung und Geschichte von 1734-1974. Göttingen.

Metz-Becker, Marita (1997): Der verwaltete Körper. Die Medikalisierung schwangerer Frauen in den Gebärhäusern des frühen 19. Jahrhunderts. Göttingen.

Metz-Becker, Marita (2000): Die Kaisergeburt der Sophie Gräter – Kulturhistorische Betrachtungen zur sectio caesaria im frühen 19. Jahrhundert. In: Metz-Becker, Marita; Schmidt, Stephan (Hrsg.): Gebärhaltungen im Wandel. Kulturhistorische Perspektiven und neue Zielsetzungen. Marburg, S. 31–51.

Metz-Becker, Marita (2002): Wo „die Doctoren (…) garstig mit den Weibsleuten umgingen (…)" Das Marburger Accouchirhaus aus der Sicht der Frauen. In: Zentralblatt für Gynäkologie 124, S. 389–394.

Metz-Becker, Marita (2013): Hebammen und medizinische Geburtshilfe im 18./19. Jahrhundert. In: Pasternack, Peer (Hrsg.): Die Hochschule. Journal für Wissenschaft und Bildung. Halle-Wittenberg, S. 33–42.

Metz-Becker, Marita (2014): Die „Kaisergeburtsgeschichte" der Maria Sophia Dickscheidt (1782). G.W. Steins Kaiserschnittbistouri im Marburger Museum Anatomicum. In: Sahmland, Irmtraut; Grundmann, Kornelia (Hrsg.): Tote Objekte, lebendige Geschichten. Exponate aus den Sammlungen der Philipps-Universität Marburg. Marburg, S. 176–188.

Metz-Becker, Marita; Schmidt, Stephan (Hrsg.) (2000): Gebärhaltungen im Wandel. Kulturhistorische Perspektiven und neue Zielsetzungen. Marburg.

Mey, Eberhard (1994): Die medizinische Fakultät des Collegium Carolinum in Kassel, 1709-1791. In: Wenzel, Manfred (Hrsg.): Samuel Thomas Soemmering in Kassel (1779-1784). Beiträge zur Wissenschaftsgeschichte der Goethezeit. Mainz, S. 25–73.

Mey, Eberhard (2000): Der zukünftige Gelehrte und der Hofmann. Lehrangebot und Studenten am Collegium Carolinum in der Regierungszeit Friedrichs II. In: Wunder, Heide; Vanja, Christina; Wegner, Karl-Hermann (Hrsg.): Kassel im 18. Jahrhundert. Residenz und Stadt Kassel. Kassel, S. 191–211.

Mey, Eberhard (2005): Rudolph Erich Raspe als Professor am Collegium Carolinum. In: Linnebach, Andrea (Hrsg.): Der Münchhausen-Autor Rudolph Erich Raspe. Wissenschaft-Kunst-Abenteuer. Kassel, S. 98–104.

Mey, Eberhard (2018): Medizinerausbildung am Collegium Carolinum Kassel. In: Sahmland, Irmtraut; Aumüller, Gerhard (Hrsg.): Karrierestrategien jüdischer Ärzte im 18. und frühen 19. Jahrhundert. Symposium mit Rundtisch-Gespräch zum 200. Todestag von Adalbert Friedrich Marcus (1753-1816). (Beiträge zur Wissenschafts- und Medizingeschichte. Marburger Schriftenreihe. 4. Bd.). Frankfurt (Main), S. 97–130.

Niedermeyer, Hans (1975): Die Regensburger Hebammenordnung von 1452. In: Verhandlungen des Historischen Vereins für Oberpfalz und Regensburg 115. Regensburg, S. 253–266.

Platte, Annika (2018): Das Ereignis der Geburt. Medizinisches Wissen und Deutung des Geburtsaktes vom ausgehenden 18. bis zur Mitte des 19. Jahrhunderts. (Beiträge zur Wissenschafts- und Medizingeschichte. Marburger Schriftenreihe. 5. Bd.). Frankfurt (Main).

Pyenson, Lewis; Gauvin, Jean-Francois (2002): The art of teaching physics. The Eighteenth-Century Demonstration Apparatus of Jean Antoine Nollet. Sillery.

Richard-Klein, Klaus (1983): Geburtshilfliche Zangen und der Wandel ihrer Merkmale. Ein historisch-statistischer Überblick über die Sammlung in Marburg. Dissertation. Marburg.

Sahmland, Irmtraut (1988): Auf der Suche nach dem Stein der Weisen – Samuel Thomas Soemmerring und Georg Forster als Rosenkreuzer in Kassel. In: Wenzel, Manfred (Hrsg.): Samuel Thomas Soemmerring. Naturforscher der Goethezeit in Kassel. Kassel, S. 96–125.

Sahmland, Irmtraut (1991): Der Gesundheitskatechismus – ein spezifisches Konzept medizinischer Volksaufklärung. In: Sudhoffs Archiv. 75. Bd., S. 58–73.

Sahmland, Irmtraut (1992): Bernhard Christoph Faust 1755-1842. Bückeburg.

Sahmland, Irmtraut (1994): Soemmerring als Freimaurer und Rosenkreuzer in Kassel. In: Wenzel, Manfred (Hrsg.): Samuel Thomas Soemmerring in Kassel (1779-1784). Beiträge zur Wissenschaftsgeschichte der Goethezeit. Stuttgart; Jena; New York, S. 353–422.

Sahmland, Irmtraut (2000): Gebärpositionen aus Sicht der akademischen Medizin um 1800. In: Metz-Becker, Marita; Schmidt, Stephan (Hrsg.): Gebärhaltungen im Wandel. Kulturhistorische Perspektiven und neue Zielsetzungen. Marburg, S. 9–30.

Sahmland, Irmtraut (2007): Fürsorge zwischen Ordnung, Ökonomie und Moral: Ausweisungen von Hospitalitinnen aus Merxhausen im 18. Jahrhundert. In: Aumüller, Gerhard; Grundmann, Kornelia; Vanja, Christina (Hrsg.): Der Dienst am Kranken. Krankenversorgung zwischen Caritas, Medizin und Ökonomie vom Mittelalter bis zur Neuzeit. Geschichte und Entwicklung der Krankenversorgung im sozioökonomischen Wandel. Marburg, S. 201–225.

Sahmland, Irmtraut (2007): Das „Universitäts-Entbindungshaus" in Gießen. In: Enke, Ulrike (Hrsg.): Die Medizinische Fakultät der Universität Gießen: Institutionen, Akteure und Ereignisse von der Gründung 1607 bis ins 20. Jahrhundert. Stuttgart. S. 99–124.

Sahmland, Irmtraut (2008): Fordern und verweigern: der Körper als Zankapfel. Ein Beitrag zur Sozialgeschichte der Anatomie. In: Grundmann, Kornelia; Sahmland, Irmtraut (Hrsg.): Concertino. Ensemble aus Kultur- und Medizingeschichte. Marburg, S. 42–56.

Sahmland, Irmtraut (2008): Verordnete Körperspende – Das Hospital Haina als Bezugsquelle für Anatomieleichen (1786-1855). In: Friedrich, Arnd; Sahmland, Irmtraut; Vanja, Christina (Hrsg.): An der Wende zur Moderne. Die hessischen Hohen Hospitäler im 18. und 19. Jahrhundert. Festschrift zum 475. Stiftungsjahr. Petersberg, S. 65–105.

Schlumbohm, Jürgen (2004): Die Schwangeren sind der Lehranstalt halber da: Das Entbindungshospital der Universität Göttingen, 1751 bis ca. 1830. In: Schlumbohm, Jürgen; Wiesemann, Claudia (Hrsg.): Die Entstehung der Geburtsklinik in Deutschland 1751-1850. Göttingen, Kassel, Braunschweig. Göttingen, S. 31–62.

Schlumbohm, Jürgen (2012): Lebendige Phantome. Ein Entbindungshospital und seine Patientinnen 1751-1830. Göttingen.

Schlumbohm, Jürgen (2018): Verbotene Liebe, verborgene Kinder. Das Geheime Buch des Göttinger Geburtshospitals 1794-1857. Göttingen.

Schlumbohm, Jürgen; Duden, Barbara; Gélis, Jaques; Veit, Patrice (Hrsg.) (1998): Rituale der Geburt. Eine Kulturgeschichte. München.

Schlung, Franz (1987): Sozialgeschichte des Schulwesens in Hessen-Kassel. Kassel.

Schröter, Peter (1969): Frauenklinik und Hebammenlehranstalt der Philipps-Universität zu Marburg 1792-1967. Inauguraldissertation. Marburg.

Spitzer, Beatrix (1999): Der zweite Rosengarten, eine Geschichte der Geburt. Hannover.

Van Berkel, Klaas; Van Helden, Albert; Palm, Lodewijk (1999): A History of Science in the Netherlands. Survey, Themes and Reference. Leiden; Bosten; Köln.

Vanja, Christina (2000): Institutionen aufgeklärter Wohlfahrt und mittelalterlicher Karitas. In: Wunder, Heide; Vanja, Christina; Wegner, Karl-Hermann (Hrsg.): Kassel im 18. Jahrhundert. Residenz und Stadt. Kassel, S. 104–142.

Vanja, Christina (2004): Das Kasseler Accouchier- und Findelhaus 1773 bis 1787. Ziele und Grenzen „vernünftigen Mitleidens" mit Gebärenden und Kindern. In: Schlumbohm, Jürgen; Wiesemann, Claudia (Hrsg.): Die Entstehung der Geburtsklinik in Deutschland 1751-1850. Göttingen, S. 96–126.

Von Bultzingsloewen, Isabelle (2004): Die Entstehung des klinischen Unterrichts an den deutschen Universitäten des 18. Jahrhunderts und das Göttinger Accouchirhaus. In: Schlumbohm, Jürgen; Wiesemann, Claudia (Hrsg.): Die Entstehung der Geburtsklinik in Deutschland 1751-1850. Göttingen, S. 15–30.

Wörner-Heil, Ortrud (2000): „Extreme Familiarität und Gleichheit". Freimaurerlogen in Kassel von 1766 bis 1794. In: Wunder, Heide; Vanja, Christina; Wegner, Karl-Hermann (Hrsg.): Kassel im 18. Jahrhundert. Residenz und Stadt. Kassel, S. 229–261.

Beiträge zur Wissenschafts- und Medizingeschichte
Marburger Schriftenreihe

Herausgegeben von Irmtraut Sahmland

www.peterlang.com

Zeitfracht Medien GmbH
Ferdinand-Jühlke-Straße 7
99095 Erfurt, Deutschland
produktsicherheit@kolibri360.de

Druck:
CPI Druckdienstleistungen GmbH
im Auftrag der
Zeitfracht Medien GmbH
Ein Unternehmen der Zeitfracht - Gruppe
Ferdinand-Jühlke-Str. 7
99095 Erfurt